The Search for Wellbeing and Health between the Middle Ages and Early Modern Period

The search for wellbeing and health between the Middle Ages and Early Modern Period

Edited by

Javier López Rider

Archaeopress Archaeology

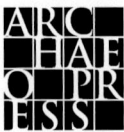

Archaeopress Publishing Ltd
Summertown Pavilion
18-24 Middle Way
Summertown
Oxford OX2 7LG
www.archaeopress.com

ISBN 978-1-80327-577-2
ISBN 978-1-80327-578-9 (e-Pdf)

© the individual authors and Archaeopress 2023

Cover image from Vienna, Österreichische Nationalbibliothek, ms. Series Nova 2644, c. 40, fructus mandragolae.

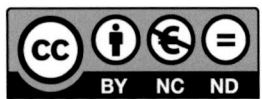

This work is licensed under the Creative Commons Attribution-NonCommercial-NoDerivatives 4.0 International License. To view a copy of this license, visit http://creativecommons.org/licenses/by-nc-nd/4.0/ or send a letter to Creative Commons, PO Box 1866, Mountain View, CA 94042, USA.

This book is available direct from Archaeopress or from our website www.archaeopress.com

Contents

Foreword ii

Cosmética, salud y belleza en la medicina hebrea medieval 1
    Meritxell Blasco Orellana

Obras maestras de la farmacología andalusí 12
    Ana María Cabo-González

Galen's impact: wound treatment in *De compositione medicamentorum per genera*
    and beyond 22
    Manuela Marai

Trading beauty. Commerce and cosmetic recipes in medieval and early modern ages ... 46
    Rafael María Girón Pascual and Javier López Rider

El negocio del bienestar: una cuenta de farmacia del siglo XVI 64
    Efrén de la Peña Barroso

Serving the Eye, Serving the Soul: Religion and Healing in Georg Bartisch's
    Ophthalmodouleia (1583) 80
    Wenrui Zhao

Manducare irrationabiliter: pica o apetito irracional en los textos médicos latinos
    medievales 98
    Victoria Recio Muñoz

Mantenersi in salute nell'Alto Medioevo: Il ruolo terapeutico dell'esercizio fisico
    nel Manuale medico di Paolo di Nicea 110
    Irene Calà

Restaurar la salud: Recetas para enfermos y remedios en los libros de cocina
    mexicanos de los siglos XVIII y XIX 121
    Susana Phelts Ramos

The Health of Body and Soul in the Monastic Tradition 136
    Gabriele Archetti

Ricettari per la bellezza e per la cura femminile 147
    Simona Gavinelli

Immagini, ricette e salute nei Tacuina sanitatis 161
    Francesca Stroppa

Dieta y alimentación desde el Medievo hasta la Modernidad: el caso del Castillo
    de Torreparedones (Baena, Córdoba) 174
    Alejandro Beltrán Ruiz, José A. Riquelme Cantal and Juan Manuel Garrido Anguita

List of contributors 200

Foreword

Modern society pays a good deal of attention to body care, in terms of both appearance and personal health, which are closely interrelated. The need to look good and be healthy, however, is hardly new, and was especially apparent in the 15th and 16th centuries, when the written and archaeological records reflect widespread concern for personal appearance and healthy lifestyles.

This book is framed by research project 1381195-R. *Recetarios, Experimentación y Ciencia. Los cuidados del cuerpo en la Edad Media y su aplicación en el siglo XXI*, funded by the European Regional Development Fund and the Ministry of Economy and Knowledge of the Andalusian Regional Government. The book compiles several monographic studies about cosmetic and personal health practices from the early Middle Ages to the 19th century, with special emphasis in the Middle Ages and the early modern Age. The contributors include university and independent researchers from several countries (Spain, Italy, Germany, United Kingdom, and the USA).

Many of the chapters are based on the written sources, including medical treatises in Latin, Hebrew, and Arabic, most of which are dated to the Late Middle Ages and the early Renaissance. These manuscripts describe the vegetal, animal, and mineral ingredients used in medical and cosmetic concoctions, many of which were widely traded. The recipes compiled by these documents were prescribed to treat a wide array of bodily ailments and to improve personal health, but others were simply aesthetic recommendations. Other chapters adopt a more practical approach, with the archaeological interpretation of faunal remains, a direct indication of dietary practices.

The chapters included in this book present a useful section of ongoing international research. Several chapters address medical knowledge and cosmetic practices as reflected in the written sources, most notably concerning the influence of Galen's pharmacopeia in later periods (Manuela Marai); Andalusi pharmacological works (10th-13th centuries) (Ana Cabo); so-called *Tacunim Sanitatis* and their role in beauty and personal health practices (Francesca Stroppa); and cosmetic treatises targeted at women (Simona Gavinelli). Other chapters focus on medical and cosmetic practices, for instance concerning eye ailments in the 16th century (Wenrui Zhao); hair dyes, anti-aging creams, depilatories, and mouthwashes in medieval Jewish culture (Meritxell Blasco); and medieval eating disorders, such as the so-called "pica" (Victoria Recio). In turn, other chapters focus on dietary practices, such as the interesting study of faunal remains in the late medieval hamlet of Castro el Viejo (Torreparedones, Córdoba) (Alejandro Beltrán, José Antonio Riquelme, and Juan Manuel Garrido); physical and spiritual wellbeing in monastic institutions (Gabriele Archetti); and Mexican cookbooks dated to the 18th and 19th centuries (Susana Phelts). Nutrition was not everything, however, as reflected on the physician Paolo de Nicea's advocacy of physical exercise (Irene Calà). The book closes with two chapters that address the issue from a commercial perspective, including the accounts and prices of a 16thcentury apothecary (Efrén de la Peña); and the commercialisation of cosmetic ingredients between the Crown of Castile and Spanish America in the first half of the 16th century (Rafael M. Girón and Javier López).

The ultimate aim of this monograph is to emphasise the importance of beauty and personal health in the past, and the use past societies made of medical and cosmetic knowledge that remain valid today. Medieval and early modern recipe collections give detailed instructions to prepare certain products (ointments, creams, cordials, poultices, perfumes, etc.) or eat healthy. These results impact on many fields (history of medicine, aesthetics, everyday life, social history, economic history, the history of science and technology, and archaeozoology), and are first-rate contribution to the state of our knowledge. The book shares one of our forebears' concerns: the need to look good and be healthy. Certainly, in the 21st century, this has not gone out of fashion.

Javier López Rider
Córdoba, May 2023

Cosmética, salud y belleza en la medicina hebrea medieval

Meritxell Blasco Orellana[1]
Universitat de Barcelona

1. La conciencia de la mujer de su propio cuerpo

En el s.XII aparecen los tratados *Trotulae curandarum aegritudinum mulierorium ante et post partum* más conocido como *Passionibus Mulierum Curandorum* (Las dolencias de la mujer) y el *Ornatu mulierum o Trotula minor* ambos atribuido a Trota de Salerno, de la Escuela Médica Salernitana.[2] El primero, también conocido como *Trotula major*, consta de setenta capítulos, en el que se trata la menstruación, la concepción, el embarazo, el parto, el control de natalidad, además de diversas enfermedades ginecológicas. Este tratado se utilizó como texto médico básico hasta el s. XVI. El *Ornatu mulierum o Trotula minor* está dedicado a la cosmética, cuidado de la piel e higiene y como el anterior, gozo de una gran difusión.

Se desprende de estos tratados la preocupación por la salud femenina entendida en su totalidad. La mujer es distinta al hombre fisiológicamente y tiene unas necesidades específicas, de ahí el éxito de estas obras "sistematizadas" que llenan un vacío y una necesidad del público femenino atendido normalmente por matronas que, muchas veces, desconocían los tratamientos adecuados a las posibles complicaciones de los partos y de la ginecología en general. Estas obras se extendieron por todo el ámbito medieval y fueron traducidas a otras lenguas, total o parcialmente, llegando también de forma más o menos directa a la producción textual médica hebrea. No cabe duda de que su difusión entre las comunidades judías pudo estar promovida en mayor o menor medida por el interés de las propias mujeres.

Como es sabido, durante la Edad Media los médicos judíos adaptaron, tradujeron y ampliaron gran número de tratados farmacológicos y médicos, añadiendo aspectos novedosos o suprimiendo aquellos que pudieran entrar en contradicción con sus creencias religiosas.[3] Hasta el momento, el único ms. hebreo solamente dedicado al ámbito femenino es el *Sefer*'ahabat našim (Libro de amor de mujeres).[4] Se trata de una compilación anónima de la segunda mitad del s. XIII, recoge tanto los tratamientos dirigidos a la ginecología como a la magia amorosa, la cosmética, el adorno del cuerpo y el bienestar general y tiene sus paralelos latinos en *De curis mulierum* atribuido a Trota y al tratado catalán *Tròtula* del Mestre Joan de Reimbamaco.

---

[1] Email: meritxell.blasco@ub.edu. Orcid: https://orcid.org/0000-0001-5691-8847.
[2] Green, M., *The Trotula. A Medieval Compendium of Women's Medicine* Philadelphia: University of Pennsylvania Press,2001, 96.
[3] Caballero Navas, C., "Mujeres, cuerpos y literatura médica en hebreo", *Asclepio,* 60 (2008), 37-61.
[4] Caballero Navas, C., "El "Libro de Amor de mujeres o "Libro del Régimen de las Mujeres": un compendio de saberes femeninos escrito en hebreo", *Miscelánea de Estudios* Árabes *y Hebraicos,* 48 (1999), 77-93.

En otros tratados médicos hebreos, como es el caso del ms. Firkóvitch I Heb-338 de la Biblioteca Nacional de Rusia,[5] titulado *Sefer Refu͗ ot* o 'Libro de medicinas', se tratan dolencias de diversas índoles y recogen problemas médicos más variados no sólo femeninos, aunque estos últimos están ampliamente desarrollados y tratados. Normalmente las recetas están ordenadas a *capite ad calcem*. Este *Sefer Refu͗ ot* es un manuscrito de 43 folios que contiene un total de 397 recetas dedicadas a un gran número de dolencias. Muchas de las fórmulas de este *Sefer Refu͗ ot* tienen estrecha relación con otros tratados como los manuscritos hebreos como el *Sefer 'ahabat našim* o el *Sefer ha-Nisyonot*, así como con los catalanes *Trotula* de mestre Joan y *Flos del tresor de beutat*,[6] con recetas idénticas o parecidas. Como en otros libros de medicina de la época, hay también recetas de carácter mágico-supersticioso[7] que ponen de manifiesto una muy arraigada tradición de estas prácticas y creencias en el seno de las juderías medievales y la consiguiente tradición libresca, copiada y transmitida de generación en generación.

Los tratados y recetas que tratan de la belleza femenina tuvieron una gran popularidad a partir del s. XII y especialmente durante los siglos XIV y XV. Circulaban diversas obras, estrechamente emparentadas entre sí, compuestas tanto en latín como en lenguas vernáculas y recogidas también por las obras médicas hebraicas. Las recetas destinadas a la cosmética y belleza de estas obras están muy ligadas a la salud como ya ocurría en la tradición grecolatina y después en la medicina árabe. Esta concepción se extendería más tarde al mundo cristiano y judío. Esta belleza, se enmarcará dentro del prototipo o ideal de belleza femenina de esta época, ideal que, a grandes rasgos será compartido en la Sefarad medieval, tanto por la sociedad musulmana,[8] cristiana[9] y judía, por lo que se desprende, entre otras fuentes,[10] de los tratados de medicina hebreos de la época. La mujer es verdaderamente hermosa cuando su cuerpo está bien formado y todos sus miembros bien proporcionados. Su piel ha de ser fina, suave, joven y blanca. El rostro sin arrugas, vello, ni imperfecciones como granos, impurezas o manchas. La tez ha de ser pálida, aunque con las mejillas llenas y rosadas. La frente ancha, cejas finas, poco pobladas pintadas o teñidas de negro como las pestañas. Los ojos grandes, rasgados, resaltados con antimonio. Labios carnosos, rojos y apretados, las encías también rojas y sanas, los dientes pequeños, juntos sin ningún hueco, muy blancos. El cabello rubio o moreno, limpio, suave espeso y brillante, liso o rizado. El cuello largo, las manos blancas y lisas y los pechos pequeños, duros y redondos. Además, tenía de tener las carnes prietas, el sexo estrecho aparentando virginidad y su cuerpo tenía que desprender un olor agradable. Este canon de belleza pervivió hasta el siglo XVI, como recogen algunas obras de la época dedicadas al embellecimiento del cuerpo.[11]

---

[5] Blasco Orellana, M., *Recetario médico hebraicocatalán del siglo XIV*, Barcelona: PPU, 2015.
[6] Cabré i Pairet, M., *La cura del cos femení i la medicina medieval de tradició llatina els tractats "De ornatu" i "De decorationibus mulierum" atribuïts a Arnau de Vilanova, "Tròtula" de mestre Joan, i "Flos del tresor de beutat", atribuït a Manuel Díeç de Calatayud*, Barcelona: Publicacions Universitat de Barcelona, 1996.
[7] Estudiadas en Blasco Orellana, M., "Magia médica o medicina mágica en los manuscritos hebreos medievales", *El Prezente. Studies in Sephardic Culture*, 5 (2011), 35-54.
[8] Tena, P., "Mujer y cuerpo en Al-Ándalus", *Studia historica. Historia medieval*, 26, (2008), 45-61.
[9] Véase Puig Rodríguez-Escalona, M., "La bellesa femenina a l'Edat Mitjana segons els tractats de cosmètica", en *Bellesa escrita en femenino*, Carabí, A. y Segarra, M. (coords.), Barcelona: Edicions Universitat de Barcelona, 1998, 39-48 donde se estudia el ideal de belleza femenino a través de los textos médico-cosmetológicos cristianos en latín y catalán.
[10] No podemos obiar la iconografia relacionada con la mujer que aparece en las *Haggadot* medievales hispanas.
[11] Liébaut, J., *Trois Livres de l'embellissement et ornement du corps humain, pris du latin de M. Jean Liebaut Docteur medecin a Paris et faict François*, Paris : chez Jacques Du Puys, 1582.

Sobre el cuidado del cabello hay tres cuestiones sobre las que se hace especial hincapié: su crecimiento y salud y los tintes y la depilación. Tan importantes son las recetas para hacer desaparecer el pelo como las que favorecen su crecimiento. Muchas de estas últimas tratan problemas dermatológicos como la tiña y también problemas de parásitos que debilitaban el pelo y su crecimiento. Estas iban destinadas tanto a mujeres como a hombres. En el ms. Firkóvitch I Heb-338 encontramos un total de 25 recetas, 10 para hacer crecer el cabello, 3 para volverlo fino y limpio, 6 para ennegrecerlo, 2 para amarillearlo, 1 para rizarlo y 3 para eliminarlo. El pelo tenía que ser abundante, brillante, liso o rizado, para ello la higiene era importante:

> 'Para volverlos finos y limpios. Toma piedra de *nitro* o en su mayor medida *espuma marina* y mezcla con agua caliente y se lavará juntamente con zumo de *malva* o de *acelga*'.[12]

Esta receta es una clara combinación de medicamentos simples. El nitro, como todas las sales, es caliente, seco, astringente y limpiador; la espuma de mar tiene una potencia detergente y resolutiva; la acelga es limpiadora y disolvente como la malva, que además es emoliente;[13] como en otros tratados médicos de la época,[14] el ms. Firkóvitch I Heb-338 ofrece un número importante de fórmulas para hacer crecer el cabello. Aunque en el ms. no se indica para quien estaban destinadas, sabemos que la caída de cabello o alopecia era una afección que afectaba tanto a hombres como mujeres.[15] Algunas de las recetas que aparecen en nuestro *Sefer refu'ot* tienen sus fórmulas paralelas en otros libros de medicina, he aquí algunos ejemplos.

> 'Medicinas para hacer crecer el cabello; toma sanguijuelas, que son orugas y cuécelas muy bien en lejía y unta el lugar pelado'.[16]

En el *Sefer Hanisyonot*, se recomienda una medida similar contra la alopecia: 'Dijo el experimentador: si quemas una sanguijuela y mezclas las cenizas con aceite de oliva y untas sobre el lugar pelado, saldrá el pelo'.[17] Otra receta del ms. que también tiene sus paralelos en otros tratados médicos es:

> 'Otra receta. Toma un *lacerto* y mátalo y cuélgalo de su cola para ahumarlo y esté allí hasta que salga todo su excremento de las entrañas y luego ponlo en una sartén con aceite de oliva para que se cubra y cuécelo muy bien al fuego. Y después vacía el aceite en un recipiente limpio y unta con él el lugar y no se toque durante muchos días'.[18]

---

[12] Blasco Orellana, M., *Recetario médico* 296.
[13] Ibn Rušd, Abú-l-Walíd, *El libro de las generalidades de la medicina [Kitáb al-Kulliyyát fíl-tibb] Abú-l-Walíd Ibn Rušd (Averroes)*, editado y traducido por C. Vázquez de Benito and C. Álvarez Morales, Madrid: Editorial Trotta, 2003, 331, 319, 327 y 337.
[14] Tanto en los tratados hebreos como el *Sefer 'ahabat našim* como en los latinos y catalanes *De ornatu mulierum*, *De decoratione*, *Tròtula del Mestre Joan* como en *Flos del Tresor de Beautat*, véanse Caballero Navas, C., *The Book of Women'sLove and Jewish Medieval Medical Literature on Women: Sefer Ahavat Nashim*, London, New York, Bahrain: Kegan Paul, 2004, 120-122 y Cabré i Pairet, M., *La cura del cos femení*, 197, 241, 271-272 y 364-365.
[15] En *De ornatu mulierum* se dice que: "El cabello a veces cae de la cabeza en las mujeres, a veces de las cejas". En *Tròtula del Mestre Joan*, se explica "Moltes dones hi à a qui caen los cabels del cap e de les seyles, e fan-se calves o alopiscioses", véase Cabré i Pairet, M., *La cura del cos femení*, 198 y 268.
[16] Blasco Orellana, M., *Recetario médico*, 286.
[17] Ibn Ezra, Abraham ben Meïr, 1089-1164. *Sefer hanisyonot: The book of medical experiences attributed to Abraham ibn Ezra medical theory, rational and magical therapy a study in medievalism*, editado, traducido y comentado por J. Otto, Leibowitz y M. Shlomo, Jerusalem: The Magnes Press, The Hebrew University, 1984, 172-173.
[18] Blasco Orellana, M., *Recetario médico*, 286.

El mismo procedimiento lo encontramos en el *Tratado de patología general*, (s. XV), fol. 9v.42:[19] 'toma el lagarto del fonsari e salgalo e frielo con azeyte'. Y la misma receta en *Tròtula del Mestre Joan*,[20] pero para enegrecer el cabello: 'O fetz coure un luert o dos en oli, mas coetz primerament lo cap e la coa, e d'aquel oli ontatz lo cabeils que volretz fer negres sovén, e fara'ls negres e loncs e beils'. Las fórmulas para teñir el pelo son frecuentes y ofrecen una variedad de diversos colores: blanco, rubio claro y oscuro y de negro, aunque el ideal cristiano medieval era tener el cabello rubio,[21] moda que sin duda influenció al mundo judío. La abundancia de tintes para ennegrecer el cabello, de nuestro *Sefer refu'ot* y de otros recetarios, podría reflejar la influencia del mundo musulmán, que prefería el cabello negro.[22] Y como citan algunos de estos recetarios, estos tintes, además daban luminosidad al cabello y los hacían más gruesos y largos.[23]

Algunas recetas para ennegrecer el cabello del ms. Firkóvitch I Heb-338 utilizaran como base alheña y nuez de agallas combinadas con distintos elementos.

'Y para ennegrecerlos tomaremos *alheña*, cáscara de alubias, agallas, y haremos con ellas un polvo y se disolverá con zumo de acelga'.[24]

Esta receta combina las cualidades para teñir de la alheña y las agallas. Tal vez estas últimas fueran utilizadas antes que la alheña para teñir el cabello ya que, por ejemplo, Dioscórides no cita en su *Materia Médica* ninguna cualidad relevante de la alheña como tinte o reforzante del cabello. Sobre las agallas, afirma que 'remojadas en vinagre o en agua ennegrecen los cabellos'.[25] Ibn Wafid cita el uso de la alheña para teñir el pelo:

'Cuando se muele y se macera en el agua de la hierba jabonera y se embadurna sobre el pelo, lo enrojece'.[26] Sobre esto último, en *Lilio de medicina* (1495) se dice: 'deues notar que la alheña es de tal virtud que si la desfacen con azeite añejo ennegrece los cabellos e si la desfacen con vino tinto facelos bermejos (fol. 43v80)'.[27]

---

[19] Herrera Hernández, M. T., *Diccionario español de textos médicos antiguos*, Madrid: Arco Libros, 1996, en lo sucesivo DETEMA, sv. 'lacerto'.
[20] Cabré i Pairet, M., *La cura del cos femení*, 256.
[21] Roig, J., en su obra recoge el ideal de mujer: "molt rossa, / blanca, polida / e ben sabida… / ab tots rien / e solacera, / ab tots parlera" en Roig, J., *Espill*, Valencia: Institució Alfons el Magnànim-Centre Valencià d'Estudis i d'Investigació, 1981, 66. Asimismo, Liébaut, cuando describe a la mujer realmente bella dice que tiene: "… los cabellos rubios, largos, crespados, rizados, ondulados y relucientes" en Liébaut, J., *Trois Livres de l'embellissement et ornement du corps humain*, Paris : chez Jacques Du Puys, 1582, 20-21.
[22] Tena, P., "Mujer y cuerpo", 52-53. En *Flos del tresor de beautat*, en el enunciado de una fórmula para teñir el cabello de negro, encontramos: "Pintura bona per fer negres cabels on que sien… E aquest ussen moros molt", en Cabré i Pairet, M., *La cura del cos femení*, 366.
[23] Puig Rodríguez-Escalona, M., *La bellesa femenina*, 44 y Cabré i Pairet, M., *La cura del cos femení*, 194 y 216.
[24] Blasco Orellana, M., *Recetario médico*, 290.
[25] Dioscórides I, 107.
[26] Tena, P., "Mujer y cuerpo", 60.
[27] DETEMA sv. 'alheña'.

El uso de esta planta como tinte fue muy común en el s. XVI en algunos territorios peninsulares, por ejemplo, en Valencia.[28] Las mujeres lo utilizaban como un tinte muy asequible y popular, la mayoría para cubrir las canas y el pelo blanco. Esta planta se utilizó también para teñir otras partes del cuerpo, como pezones, cejas y uñas.[29] Sobre el uso de la acelga, en *Tròtula del Mestre Joan,* se utiliza una hoja como emplasto, en una receta para ennegrecer el pelo de las pestañas y cejas: '…e fetzne emplaste e estia sobre les seyles e les pastanyes tota I nit o I ia ab fuyla de bleda ligat'.[30]

Hay una fórmula para ennegrecer el cabello blanco que, y cito textualmente, que 'crece antes de tiempo'. Según nuestro *Sefer refu'ot,* esto es debido 'a una flema blanca que sale del estómago o de la cabeza y para ello, los médicos que quieran mudar el blanco de los cabellos emplearán tratamientos que limpian la flema blanca'. En otros tratados, como *Tròtula del Mestre Joan* y *Flos del tresor de beautat* aparecen recetas también para que el pelo no se vuelva blanco a causa de la vejez.[31]

Hay una receta para ennegrecer o 'amarillear' el cabello y para ennegrecer el cabello que nace blanco. Para obtener uno u otro resultado, después de la aplicación de los productos y en la fase final de la receta, se debía proceder de modos distintos: '…por la mañana lávese su cabeza con vino blanco y sus cabellos serán rubios, o con agua fría y serán negros… Y al cabello que crezca blanco se hará así y ennegrecerá'.[32] Curiosamente, solo encontramos una fórmula para teñir exclusivamente de rubio el cabello:[33]

> 'Para amarillearlos. Quema posos de vino cocido y quema *hiedra* y machaca hasta hacer polvo y mezcla con aceite de *esquenanto* durante 5 días'.[34]

Hallamos también una receta para rizar el cabello. Básicamente se pulverizaba zumo de arrayan con cal, litargirio y agallas, después se tenía de atar el cabello con un hilo, para que se fijara la forma del rizo y esperar tres días antes de lavar el cabello con alheña.[35]

La depilación era un hábito frecuente.[36] La mayoría de las recetas ofrecen la desaparición definitiva del pelo, aunque normalmente no especifican a que partes del cuerpo van destinadas, aunque se sabe que había un especial interés por la depilación facial. Por otras fuentes[37]

---

[28] Las ordenaciones de Valencia de 1566 prohibían que las mujeres utilizaran la alheña: "…que les dones no s puguen fer senyals en ses persones dels que usaven en temps que eren moros, ni permetre que sos fills e filles se alquenen…" lo que demuestra que era una práctica muy extendida, en Vocabulari de la llengua catalana medieval de Ll. Faraudo de Sant Germain. Institut d'Estudis Catalans. http://www.iecat.net/faraudo/, en lo sucesivo Faraudo, véase sv.'alquenar-se'.
[29] Iradiel Murugarren, P., "Tenir cura del cos, tenir cura de la imatge: els paradigmes de la bellesa femenina a la València de la Baixa Edat Mitjana", *Debats,* 16 (1986), 7-8.
[30] Cabré i Pairet, M., *La cura del cos* femení, 257.
[31] Puig Rodríguez-Escalona, M., *La bellesa femenina,* 43 y Cabré i Pairet, M., *La cura del cos* femení, 267 y 366.
[32] Blasco Orellana, M., *Recetario médico,* 294.
[33] En el *Sefer 'ahabat našim* aparecen 6 fórmulas para teñir el cabello, todas para hacerlo rubio, véase Caballero Navas, C., *The Book of Women's Love,* 122-124.
[34] Blasco Orellana, M., *Recetario médico,* 294.
[35] Blasco Orellana, M., *Recetario médico,* 296.
[36] Según Puig Rodríguez-Escalona, M., *La bellesa femenina,* 41, en las obras cristianas *De decoratione* se recogen dos recetas, en el *Flos del tresor de beautat* cuatro, y finalmente en *De ornatu mulierum* y *Tròtula del Mestre Joan* aparecen trece. En el *Sefer 'ahabat našim* aparecen 6 fórmulas, véase Caballero Navas, C., *The Book of Women's Love,* 118-120.
[37] Iradiel Murugarren, P., "Tenir cura del cos", 4-19.

sabemos que se depilaban las cejas con pinzas y '*peladors*',[38] que gustaban poco pobladas y también, en algunas ocasiones, la parte frontal del cuero cabelludo, para ampliar la frente y también parte del pelo para alargar el cuello.[39] Estos tratados, también ofrecían ungüentos para paliar las pústulas y quemazones que producían estos depilatorios, ya que eran muy agresivos. En nuestro *Sefer refu'ot*, aparecen solo tres recetas para eliminar el pelo de cualquier lugar. Estas, tienen numerosos paralelos y recetas iguales o muy parecidas en otros recetarios médicos, ofrecemos aquí un ejemplo:

> 'Para eliminar el cabello. Pasa la navaja primeramente y después toma huevos de hormigas y *hiedra* y *arsénico*, que es *oropimente* y quema estos dos y mezcla todo con los huevos y ponlo allí'.[40]

El mismo procedimiento lo encontramos en el *Sefer'ahabat našim,* en el *Séfer Hanisyonot* y en el *Tròtula del Mestre Joan,*[41] antes de aplicar los productos se tenía que rasurar o afeitar la cabeza. Sobre los componentes de esta fórmula, tanto los huevos de hormigas, la hiedra como el arsénico, se utilizan en numerosas recetas para eliminar el cabello, unas veces combinados entre sí y otras unidos a otros elementos. Por ejemplo, hay una fórmula casi idéntica en *Tròtula del Mestre Joan*: 'O prenetz suc de edra, orpiment e vinagre e ous de formigues e sia comfit ensemps e ja més no s'i faran pèls'.[42] También existe un paralelo de esta receta en *El libro de recetas de Gilberto*, (s. XV): '...toma el laudano e la simjente de la yedra e los huebos de las formjgas' (fol. 3v.23).[43]

> 'Otra receta. Toma cal y envuélvela en un paño y pon a cocerla en agua como la carne de toro y después se tomará arsénico y mezcla allí y vuelve a envolverlo y asimismo, lo cocerás una segunda vez removiendo y fíltralo y pon a secar lo filtrado y guárdalo y cuando quieras aplicarlo mezcla con aceite de rosas como un ungüento y toque en la carne allí donde haya cabello y caerá el cabello de inmediato'.[44]

Hay fórmulas prácticamente idénticas de esta receta en el tratado *De ornatus* y en el *Tròtula del Mestre Joan.*[45] Este tipo de recetas eran muy agresivas para la piel y algunos tratados ofrecen recetas para curar las quemaduras y abrasiones de la piel que estas fórmulas depilatorias producían.[46]

---

[38] Peladores o depilatorios.
[39] Metge, B., ya critica esta práctica en su obra *Lo somni*: "algunes fembres que els fan escorxaments, e els pelen les celles e lo front, e los raen ab vidre subtil les galtes e lo coll, llevant-se certs pels, qui a llur parer hi estan mal, e los fan diverses maneres de pelador", véase Iradiel Murugarren, P., "Tenir cura del cos", 4-19.
[40] Blasco Orellana, M., *Recetario médico*, 296.
[41] Caballero Navas, C., *The Book of Women's Love*, 124; Ibn Rušd, *El libro de las generalidades*, 172-173 y Cabré i Pairet, Montserrat, *La cura del cos femení*, 251.
[42] Cabré i Pairet, M., *La cura del cos femení*, 251.
[43] Véase DETEMA, sv. 'huevos'.
[44] Blasco Orellana, M., *Recetario médico*, 298.
[45] En *De ornatus*, fols.126rss: "Alio modo sic fit mirabiliter quia removet pilos ab ómnibus locis: accipiantur IIIIor partes aque in quadam sutella ferrea et II de calce viva et totum stet per III dies et coletur et colature addatur iterum VI partes calcis vive. Deinde ponatur ad solem cum VI partibus auripigmenti". Cabré i Pairet, M., *La cura del cos femení*, 176. En *Tròtula del Mestre Joan*, fols. 2ra-2rb: "primerament lex la cals en una escudella de terra en VI parts d'aigua e así estia III dies e aprés sia colat en una ola, e en aquela aygua mit la VI part de cals e la VII d'orpiment; Amb altres quel fan pus ensenyadament, que prenen la cals e l'orpiment e lo comí e tot picat meten-ho en bel drap e fan-ho bulir e d'aquella aygua en què és bulit fan lo pelador", en Cabré i Pairet, M., *La cura del cos femení*, 248-249.
[46] Puig Rodríguez-Escalona, M., *La bellesa femenina*, 42 y Cabré i Pairet, M., *La cura del cos femení*, 207, 214, 281-282 y 368.

Otra parte del cuerpo que merecía especial atención era el rostro. Tenía que estar libre de cualquier imperfección como granos, pecas, manchas, cicatrices, etc. Asimismo, encontramos también muchos productos para afinar el cutis y mantener la piel joven libre de arrugas. En el ms. Firkóvitch I Heb-338 aparecen 8 recetas dedicadas a distintas afecciones del rostro, la mayoría están dedicadas a aclarar el rostro y eliminar *pupas*, *verrugas* y erupciones que pudieran aparecer, lo que nos permite afirmar que el ideal de belleza era la piel blanca[47] sin manchas ni imperfecciones. Algunas de las recetas del ms. son sencillas y utilizan uno o dos simples:

> 'Para las cosas que hay en la cara: toma hierba de gallocresta y córtala en dos partes machácala y mézclala con vinagre fuerte y unge continuamente'.[48]

Se combinan la acción antiinflamatoria de la gallocresta[49] con la del vinagre[50] que enfría y astringe.

> 'Para suavizar la cara de las *brolladuras*.[51] Toma zumo de raíz de pepinos amargos y mézclalos con una tercera parte de cuajada tierna y amásalo todo y ponlo en la cara mientras se está acostado y por la mañana retíralo con agua caliente'.[52]

El pepino,[53] y en este caso su raíz, tienen una propiedad antiinflamatoria, y es un remedio casero utilizado aun hoy en día. La cuajada[54] también es antiinflamatoria y usada como emplasto es beneficiosa para eliminar las excrecencias carnosas.

Para destacar la palidez de la cara también tendrán gran importancia el maquillaje de las cejas, ojos[55] y labios. En los ojos es frecuente la aplicación de antimonio o tutía, que además de tener una función cosmética era una aplicación oftalmológica que mantenía los ojos libres de afecciones oculares como los ojos lagrimosos, etc. En el ms. Firkóvitch I Heb-338 hay un total de 65 recetas de oftalmología. Están destinadas a un gran número de dolencias: para, y cito textualmente 'la mancha y el tumor', para la pesadez de los ojos, para aclarar los ojos, para el oscurecimiento del ojo, para el dolor del ojo, para la nube que hay en el ojo, para los ojos lacrimosos, para el dolor de ojos y la inflamación, para aclarar los ojos, para la *tela* que hay en el ojo y para el tumor, para los ojos lacrimosos, salados y párpados legañosos y húmedos, para las pestañas peladas y para la debilidad de las pestañas.

---

[47] Aunque también las hay en otros textos latinos y catalanes para oscurecer y amarillear el rostro, véase Puig Rodríguez-Escalona, M., *La bellesa femenina*, 42.
[48] Blasco Orellana, M., *Recetario médico*, 236.
[49] Dioscórides III, 129.
[50] Dioscórides V, 13.
[51] La receta también ha sido documentada en el *Sefer ha-seter* en Caballero Navas, C., *The Book of Women's Love* y de la misma autora, "Algunos 'secretos de mujeres' revelados. El Šeʾar yašub y la recepción y transmisión del *Trotula* en hebreo", *Miscelánea de Estudios Árabes y Hebraicos. Sección Hebreo*, 55 (2006), 381-425, 394-395 y 412.
[52] Blasco Orellana, M., *Recetario médico*, 238.
[53] Dioscórides II, 135.1.
[54] Dioscórides II, 71.
[55] En otros libros de medicina como el *De ornatu mulierum* y el *Tròtula del mestre Joan*, se encuentran recetas para maquillar los ojos de verde y de distintos colores, véase Puig Rodríguez-Escalona, M., *La bellesa femenina*, 42. Otros autores medievales critican esta práctica cosmética, por ejemplo, Eiximenis: "La cara pintada, los huylls alcofoylats e pintats ab altra figura pus gran e pus longa que no han los huylls que Déu los ha dats", véase Eiximenis, F., *Lo libre de les dones* Barcelona: Universitat de Barcelona, 1981, 43.

También hay recetas de ungüentos, para 'quitar tumor o carne que crece por encima del ojo' y para toda rojez; polvos, destinados excrecencias de la carúncula lagrimal y una gran variedad de colirios. Entre estos últimos destacan el colirio de plomo, destinado para el 'oscurecimiento del ojo, la esclerótica, las erupciones y incrementar el blanco del ojo'; el colirio blanco' y el colirio de rosas, que se utilizaba para el dolor de ojo, la ictericia, el ojo prominente y la rojez crónica.

Si bien no encontramos ninguna fórmula exclusivamente cosmética, la mujer debería tener los ojos libres de cualquier afección ocular, con pestañas fuertes y espesas. Ofrecemos algunos ejemplos de estas fórmulas oftalmológicas:

> 'Remedios para los ojos, para librarlos de todo lo que nace en ellos: Toma semilla de gallocresta, y la hallarás en el mes de ʾab o de ʾelul[56], y pon la semilla en los ojos y duerme con ella por la noche'.[57]

Esta fórmula estaba muy extendida y el mismo Dioscórides cita en su *Materia medica*: 'El hormino (gallocresta) con miel elimina las manchas de la córnea (árgema) y leucomas'.[58] Encontramos la misma receta en *Tresor dels pobres*: 'Dijo el experimentador que tomes de la simiente de la gallocresta 9 granos, y échalos en los ojos y limpiarlosha'[59] y también en *El libro de recetas de Gilberto*, (s. XV).[60] Hay también recetas destinadas a la 'rojez de ojos', posiblemente conjuntivitis: 'Para la rojez de los ojos y las lágrimas.

> 'Toma raíz de hinojo y cuécela mucho en vino blanco o en agua y mezcla en ello polvo de comino y aplícalo como colirio en los ojos'.[61]

En el ms. Firkóvitch I Heb-338 encontramos 11 recetas para la nariz, 6 para las hemorragias y el resto destinadas a eliminar la fetidez u ozena.[62] Teniendo en cuenta que casi la mitad de fórmulas que aparecen en el manuscrito están destinadas a esta enfermedad, podemos afirmar que esta sería una enfermedad bastante común en la época.[63] Aunque estas últimas no son directamente cosméticas, influían en el buen aspecto de la mujer que tenía que desprender siempre un buen olor. Estas recetas combinan elementos como ruda y alliaria cuyo cocimiento se aplicaba en gotas. También se utilizan gotas de zumo de satureia, polvo de costo amasado con miel y aplicado como emplasto, que también era beneficioso para la inflamación de la boca; apio cocido con miel que bebido también era beneficioso para las hemorragias nasales y una receta muy curiosa que literalmente dice: 'poner hierba de betónica[64] machacada sobre su cabeza'.[65]

---

[56] Los meses hebreos de ʾab o ʾelul, corresponden, más o menos, a agosto-septiembre.
[57] Blasco Orellana, M., *Recetario médico*, 158.
[58] Dioscórides III, 129.
[59] Vilanova, A. de, *Libro de medicina, llamado tesoro de los pobres: en que se hallaran remedios muy aprobados para la sanidad de diversas enfermedades*, Valladolid: Editorial Maxtor, 2012, 24.
[60] DETEMA sv. 'gallocresta'.
[61] Blasco Orellana, M., *Recetario médico*, 172.
[62] Blasco Orellana, M., *Recetario médico*, 220-222.
[63] Ozena, fetidez patológica de la membrana pituitaria. En la obra de B. de Granollachs, *Llunari* aparece un remedio para la fetidez de la nariz: "Si la ventosa sera posada en lo mig del cap, val a tota infladura de cara e a pudor de nas e a pruija de ulls". f. sign. fiij, véase Faraudo sv. 'pudor'.
[64] La betónica, según Dioscórides IV, 1, es beneficiosa para las heridas supurantes, aunque es muy curioso su modo de aplicación en la receta.
[65] Blasco Orellana, M., *Recetario médico*, 222.

El cuidado de los dientes también era importante, tal como ya se cita en el *De decoratione*, (*Sobre el embellecimiento*), breve tratado de cosmética y limpieza erróneamente atribuido a Arnau de Vilanova: 'La belleza de los dientes no tiene que ser menor que su utilidad y por eso no tiene que ser menor su cuidado que el del rostro; para que no nos falte ningún cuidado, refirámonos un poco a estos, porque si faltan afean la persona. Hace falta, igualmente, reforzar las encías porque de ellas vienen a menudo los problemas de los dientes'.[66] En el ms. Firkóvitch I Heb-338 hay 25 recetas para afecciones de boca y dientes. Una gran mayoría de ellas, un total de 19 están destinadas para del dolor de dientes, 2 para blanquearlos, 2 para fortalecer los dientes que tienen enfermedad, 1 para los dientes débiles con raíces podridas, 1 para los dientes descarnados. Encontramos también en este apartado una receta para la inflamación de la boca.

Como en otros tratados médicos, se tiene especial cuidado con la higiene bucodental, ya que esta asegura una mejor conservación y estado de la dentadura, y tal vez por ello, estas fórmulas están incluidas en el apartado 'para prevenir el dolor de dientes'.

'Lavar su boca cada mañana durante un año entero con agua fría y no le dolerán nunca jamás en su vida'.[67]

Otra receta con este mismo fin aconseja 'frotar con vinagre cocido con pimienta'.[68] Esta sencilla fórmula combina la acción de dos simples, la pimienta y el vinagre. Sobre el vinagre[69] según Dioscórides es adecuado para las encías apostemadas y sangrientas, si se enjuagan con él caliente, contra la odontalgia y la pimienta[70] en es analgésica y sanativa. Otras fórmulas están destinadas para fortalecer y blanquear los dientes utilizan para la limpieza el método por abrasión.

'Toma un cuerno de chivo macho para varón y al contrario y quémalo y frota con él los dientes'.[71]

Dioscórides ya habla de este método de limpieza por abrasión. Según él, 'el cuerno de ciervo limpia los dientes si se frotan con él. Hecho hervir con vinagre y enjuagado, alivia los dolores de muelas'.[72] Se encuentra otra receta que combina el polvo de pezuñas de macho cabrío y huesos de dátiles quemados con corteza de granadas agrias, nueces de agallas, pelitre alumbre, jengibre y azafrán para limpiar y fortalecer los dientes.[73] Se combina, como en la

---

[66] Puig Rodríguez-Escalona, M., *La bellesa femenina*, 40.
[67] Blasco Orellana, M., *Recetario médico*, 228. En *Flos del tresor de beutat*, aconsejan lavar la boca con vinagre, mietras que *Tròtula del Mestre Joan*, fol. 18vb, da el consejo de que les lavetz ab del vin, quan auretz menjat, en Cabré i Pairet, M., *La cura del cos femení*, 389 y 306.
[68] Blasco Orellana, M., *Recetario médico*, 228.
[69] Dioscórides V, 13.
[70] Dioscórides II, 159.
[71] Blasco Orellana, M., *Recetario médico*, 224. En el *Sefer ahabat našim*, Caballero Navas, C., *The Book of Women's Love*, 136- 137, hay una receta similar, aunque más compleja: "Para blanquear los dientes, otra receta: <toma> cuerno de ciervoquemado, almástiga, rosas rojas y semilla de yusquiamo, de cada uno la misma cantidad, y mucílago de árboles de trementina. Reduce <todo> a polvo y que se frote los dientes".
[72] Dioscórides II, 59.
[73] En *Flos del tresor de beutat*, fol. 168v, encontramos una receta similar: "si vols ffer les dens blanques, prin los ossos de les ungles del porc, e creme-les, e fen pólvora. Puys frega-te'n les dens, effer-les t'à blanques". Cabré i Pairet, M., *La cura del cos femení*, 393. Sobre los huesos de dátil quemados, en el *Sefer 'ahabat našim*: "Otra receta: que aplique el polvo de las semillas de dátiles quemadas sobre los dientes y se curará", en Caballero Navas, C., *The Book of Women's Love*, 134-

receta anterior, la acción erosiva del polvo de las pezuñas de macho cabrío y los huesos de dátil quemados, con la acción beneficiosa para los dientes de todos los demás componentes. De esta fórmula también tenemos recetas parecidas en otros tratados médicos, tanto hebreos como latinos o catalanes.

Desgraciadamente, a diferencia de otros tratados médicos tanto hebreos como latinos y escritos en lengua vernácula, en el ms. Firkóvitch I Heb-338 no se habla de los tratamientos de belleza que afectan a otras partes del cuerpo femenino, como, por ejemplo: buen aliento,[74] olor corporal,[75] cuidado del cuerpo, manos,[76] pechos,[77] vientre, sexo, etc.[78]

2. Conclusión

En conclusión, este *Sefer refu'ot*, a pesar de no ser exclusivamente un tratado de belleza femenina, nos da una idea muy clara de los intereses, en cuanto a salud y cosmética de las mujeres medievales, enmarcados dentro de los cánones de belleza establecidos en esa época. También nos habla de las enfermedades más habituales y que elementos, tanto vegetales, animales como minerales, se empleaban para su curación. Nos describe las formas de aplicación y las prácticas utilizadas y, sobre todo, nos confirma que todo este conocimiento tuvo una gran transmisión intercultural, textual y oral.

Bibliografía

Blasco Orellana, M. (2009), "Magia médica o medicina mágica en los manuscritos hebreos medievales", *El Prezente. Studies in Sephardic Culture,* 5, 35-54.
- (2015), *Recetario médico hebraicocatalán del siglo XIV*, Barcelona: PPU.

Caballero Navas, C. (1999), "El "Libro de Amor de mujeres" o "Libro del Régimen de las Mujeres": un compendio de saberes femeninos escrito en hebreo", *Miscelánea de Estudios Árabes y Hebraicos,* 48, 77-93.
- (2004), *The Book of Women's Love and Jewish Medieval Medical Literature on Women: Sefer Ahavat Nashim*, London, New York, Bahrain: Kegan Paul.
- (2006), "Algunos 'secretos de mujeres' revelados. El *Še'ar yašub* y la recepción y transmisión del *Trotula* en hebreo", *Miscelánea de Estudios Árabes y Hebraicos. Sección Hebreo,* 55, 381-425.
- (2008), "Mujeres, cuerpos y literatura médica en hebreo", *Asclepio,* 60, 37-61.

Cabré i Pairet, M. (1994), *La cura del cos femení i la medicina medieval de tradicio llatina. Els tractats d'ornatu i de decorationibus atribuits a Arnau de Vilanova, trotula de mestre Joan i Flos del tresor de*

[135.] También en el *Receptari de Micer Johan*, la receta casi idéntica: "... e pux pren una onça de cera e pinyols de datills e ungles de cabres cremades, una onça..." en Faraudo sv. 'ungla'.

[74] En el *Sefer 'ahabat našim* hay tres recetas para ese fin, en Caballero Navas, C., *The Book of Women's Love*, 138.

[75] *Sefer 'ahabat našim*, dos recetas Caballero Navas, C., *The Book of Women's Love*, 138.

[76] Solo el *Flos del tresor de beautat* contiene una fórmula específica para las manos, Puig Rodríguez-Escalona, M., *La bellesa femenina*, 47 y Cabré i Pairet, M., *La cura del cos femení*, 380-381.

[77] Hay cinco recetas para "empequeñecer los pechos grandes y hacerlos duros" en el *Sefer 'ahabat našim*, en Caballero Navas, C., *The Book of Women's Love*, 138-140. También hay recetas para empequeñecer los pechos en *Tròtula del Mestre Joan y Flos del tresor de beautat*, en Puig Rodríguez-Escalona, M., *La bellesa femenina*, 47 y Cabré i Pairet, M., *La cura del cos femení*, 316-318 y 381.

[78] En el *Sefer 'ahabat našim* encontramos cinco interesantes recetas para "restituir a una mujer su virginidad", Caballero Navas, C., *The Book of Women's Love*, 142-144. También en los tratados *Tròtula del mestre Joan y Flos*, Puig Rodríguez-Escalona, M., *La bellesa femenina*, 47 y Cabré i Pairet, M., *La cura del cos femení*, 335-338, 360-362 y 381.

beutat atribuit a Manuel Díez de Calatayud. Tesis doctoral, Departamento de Historia Medieval, Paleografía i Diplomática. Facultad de Geografía e Historia, Universitat de Barcelona.

Dioscórides (1998), *Plantas y remedios medicinales: De Materia Medica*, Madrid: Gredos. Eiximenis, F. (1981), *Lo libre de les dones*, Barcelona: Universitat de Barcelona.

Faraudo, Ll., *Vocabulari de la llengua catalana medieval de Lluís Faraudo de Sant-Germain.* Institut d'Estudis Catalans. https://www.iec.cat/faraudo/autors.asp.

Herrera Hernández, M. T. (1996), *Diccionario español de textos médicos antiguos,* Madrid: Arco Libros.

Ibn Rušd, Abú-l-Walíd (2003), *El libro de las generalidades de la medicina [Kitáb al-Kulliyyát fíl-tibb] Abú-l-Walíd Ibn Rušd (Averroes)*, editado y traducido por Vázquez de Benito, C. y Álvarez Morales, C., Madrid: Editorial Trotta.

Ibn Ezra, Abraham ben Meïr. (1984). *Sefer hanisyonot: The book of medical experiences attributed to Abraham ibn Ezra medical theory, rational and magical therapy a study in medievalism*, editado, traducido y comentado por J. Otto, Leibowitz y M. Shlomo, Jerusalem: The Magnes Press, The Hebrew University.

Iradiel Murgarren, P. (1986), "Tenir cura del cos, tenir cura de la imatge: els paradigmes de la bellesa femenina a la València de la Baixa Edat Mitjana", *Debats*, 16, 4-19.

Liébaut, J. (1582), *Trois Livres de l'embellissement et ornement du corps humain, pris du latin de M. Jean Liebaut Docteur medecin a Paris et faict François*, Paris : chez Jacques Du Puys.

Puig, Rodríguez-Escalona, M. (1998), "La bellesa femenina a l'Edat Mitjana segons els tractats de cosmètica", en *Belleza escrita en femenino*, Carabí, A. y Segarra, M. (coords.), Barcelona: Edicions Universitat de Barcelona.

Tena, P. (2008), "Mujer y cuerpo en Al-Ándalus", *Studia historica. Historia medieval*, 26, 45-61.

Vilanova, A. de (2012), *Libro de medicina, llamado tesoro de los pobres: en que se hallaran remedios muy aprobados para la sanidad de diversas enfermedades*, Valladolid: Editorial Maxtor.

Obras maestras de la farmacología andalusí[1]

Ana María Cabo-González[2]
Universidad de Sevilla

1. Introducción

Entre los siglos X y XIII al-Andalus fue el centro de los estudios farmacológicos del occidente musulmán, y en la península Ibérica se concentraron los más importantes investigadores medievales. Los resultados de los trabajos llevados a cabo en estas tierras se tradujeron en un importantísimo corpus de obras científicas, únicas en este periodo histórico, cuya importancia fue tal que las traducciones que se realizaron al latín y al hebreo cruzaron las fronteras peninsulares para convertirse en el germen y, enseguida, la piedra angular para el posterior desarrollo y florecimiento del Renacimiento en Europa en los siglos posteriores. Entre los autores de estas obras maestras de la farmacología andalusí podemos destacar a Ibn Ŷulŷul (s. X), Ibn Wāfid (s. XI), al-Idrīsī (s. XII) e Ibn al-Bayṭār (s. XIII).

En este trabajo se pretenden poner en valor las más importantes aportaciones farmacológicas de estos investigadores, que no las únicas, para que seamos conscientes de la verdadera y legítima contribución de los andalusíes al conocimiento y al desarrollo científico medieval. Para ello, hemos realizado una selección de algunas de las obras más importantes y representativas de este género, vamos a describir el contenido de las mismas y lo vamos a acompañar de una serie de textos que ejemplifiquen adecuadamente lo que encierran cada una de ellas entre sus páginas.

2. Ibn Ŷulŷul (332/943-3-384/994-5)[3]

Cordobés de nacimiento, vivió en esta ciudad durante los reinados de ʿAbd al-Raḥmām III, al-Ḥakam II y Hišām II. Su formación como médico y farmacólogo en el esplendor del Califato

---

[1] Este trabajo se ha realizado en el marco del Proyecto de Investigación *Recetarios, Experimentación y ciencia. Los cuidados del Cuerpo en la Edad media y su aplicación en el siglo XXI*, con referencia 1381195-R, financiado con Fondos Europeos de Desarrollo Regional (FEDER) y la Consejería de Economía y Conocimiento de la Junta de Andalucía y con una Ayuda del *Plan de Recualificación, Transformación y Resiliencia del Ministerio de Universidades para el profesorado funcionario o contratado*, financiado por la Unión Europea, en una estancia de investigación en el Instituto de Estudios Medievales y Renacentistas (IEMYR) de la Universidad de La Laguna (España).
[2] Email: acabo@us.es. Orcid: https://orcid.org/0000-0002-0197-3977.
[3] Sobre este autor y su obra véase Brockelmann, C., *Geschichte der Arabischen Litteratur*, 2 vols., más 3 vols. de suplementos, Leiden: Brill, 1937-194, vol. I, 237, SI, 422; Dietrich, A., s.v. "Ibn Djuldjul", *Encyclopédie de l'Islam*, 2ª ed., XIII vols., Leiden: Brill, 1960-2009, vol. III, 778-9; al-Gāfiqī, *The abridged version of "The book of simple drugs", by Gregorius Abū' l-Farāg (Barhebraeus)*, editado y traducido por M. Meyerhof y G. P. Sobhy, 4 fasc., Cairo: Egyptian University, 1932-40, fasc. 1, 19; Ibn Abī ʿUṣaybiʿa, *ʿUyūn al-anbāʾ*, Müller, A. (ed.), 2 vols., Kairo-Königsberg, 1299/1882, vol. II, 46-48; Leclerc, L., *Histoire de la médicine arabe*, 2 vols., New-York: Burt Franklin, 1961, vol. I, 430-32; Meyerhof, M., "Esquisse d'histoire de la pharmacologie et botanique chez les musulmans d'Espagne", *Al-Andalus*, III (1935), 1-41, 8-13; Pons Boigues, F., *Ensayo bio-bibliográfico sobre los historiadores y geógrafos arábigo-españoles*, Madrid: F.S. de Sales, 1898, nº 49; al-Qifṭī, *Taʾrīj al-ḥukamāʾ*, Lippert, J. (ed.), Leipzig, 1903, 190; Sarton, G., *Introduction to the History of Science*, 3 vols., Baltimore: Williams & Wilkins for the Carnegie Institution, 1927-48, vol. I, 682; Sezgin, F., *Geschichte des Arabischen Schrifttums*, IX Band, Leiden: Brill, 1967-84, vol. III, 309-10, vol. IV, 345; Ullmann, M., *Die Medizin im Islam*, Leiden-Köln:

Omeya le proporcionó fama y posición en la corte, formando parte del nutrido grupo que atendía las necesidades del acompañamiento califal. Igualmente, y en paralelo, dedicó toda su vida a la investigación teórica, fundamentalmente a la de los medicamentos simples y compuestos y a sus propiedades, así como al estudio de la botánica, fuente fundamental de estos estudios e imprescindible apoyo para los mismos.

Durante el reinado de ʿAbd al-Raḥmām III (921-961), período en el que van a tener lugar importantes misiones diplomáticas con las principales cortes del mundo conocido, el emperador de Bizancio, Constantino VII, regaló a ʿAbd al-Raḥmām III un ejemplar en griego de la *Materia Médica* de Dioscórides. Esta obra había sido traducida del griego al árabe, por primera vez, en Bagdad, en la primera mitad del siglo IX, y se había convertido en el libro de cabecera de todos los médicos y farmacólogos árabes en Oriente y Occidente. Sobre el manuscrito griego regalado por Constantino VII a ʿAbd al-Raḥmām III se llevó a cabo, en Córdoba, una profunda revisión del texto, y se consiguió una nueva versión adaptada a la naturaleza, la geografía, la botánica y la medicina de al-Andalus. Y uno de los que colaboraron en la ejecución de esta nueva versión de la *Materia Médica* de Dioscórides fue Ŷulŷul.[4] De este autor se han escogido pasajes de dos de sus obras, de manera que podamos apreciar el nivel de conocimiento y formación de los científicos de esta primera etapa de al-Andalus.

2.1. *Maqāla fī adwiyat al-Tiryāq (Tratado sobre los medicamentos de la Triaca)*[5]

Antes de comenzar con la descripción de esta primera composición y su importancia, sería conveniente exponer algunas aclaraciones sobre el concepto "triaca". La triaca es una confección farmacéutica indicada como antídoto contra toda clase de venenos mortales y otras enfermedades; por lo tanto, está concebida como una auténtica panacea.

El propio autor, en la introducción de la obra, nos dice que es un medicamento de suma importancia y de gran poder en el tratamiento de las enfermedades del cuerpo humano, especialmente las que sobrevienen repentinamente a causa del daño de los animales ponzoñosos y los medicamentos letales, y las que sobrevienen por el perjuicio que causan los aires pestilentes o la ingestión de aguas corrompidas.[6]

Una vez expuestas las propiedades de la triaca, el autor continúa su disertación hablando de las diferentes recetas que se conocen de este compuesto y de los elementos que cada una de ellas contiene. A continuación, describe la manera de confeccionar distintas triacas: de carne de víbora, de cebolla albarrana o las pastillas de Andros.[7] Para seguir con un capítulo dedicado a dar explicaciones sobre los medicamentos que son ignorados por los médicos y farmacéuticos de su tiempo, enumerando, detalladamente, cuáles son esos elementos y dando las aclaraciones suficientes para su correcta identificación.[8] Finalmente, la obra culmina con

---

Brill, 1970, 263 y 333.
[4] Los detalles de estas embajadas diplomáticas y de la nueva versión de la *Materia médica* de Dioscórides se pueden leer en: Cabo González, A. M., "Action et interaction entre les peuples de la Méditerranée. La traduction en arabe de textes scientifiques grecs dans le Califat de Cordove: la version revisée du *Materia Medica* de Dioscorides", *Re-defining a Space of Encounter. Islam and Mediterranean: Identity, Alterity and Interactions, Orientalia Lovaniensia Analecta*, 283 (2019), 415-425.
[5] Ibn Ŷulŷul, *Tratado sobre los medicamentos de la Triaca*, Garijo, I. (ed.), Córdoba: Universidad de Córdoba, 1992.
[6] Ibn Ŷulŷul, *Tratado sobre los medicamentos de la Triaca*, 35.
[7] Ibn Ŷulŷul, *Tratado sobre los medicamentos de la Triaca*, 41-43.
[8] Ibn Ŷulŷul, *Tratado sobre los medicamentos de la Triaca*, 45-55.

un catálogo de enfermedades para las que la triaca puede ser remedio, precisando, en cada caso, la cantidad exacta que ha de ingerirse y el agua que la debe acompañar.[9]

Hemos elegido el texto en el que se describe cómo se elaboran las tabletas de carne de víbora para ilustrar esta obra:

> "Te diriges a las víboras hembras y no a los machos. Su señal distintiva es la abundancia de colmillos y que tengan el abdomen de color amarillento. Que no se encuentren en lugares húmedos, ni cercanos al mar ni a las arenas, sino las que se capturan en los lugares en los que crece el hinojo, el eneldo y otras hierbas aromáticas. La coges, le cortas la cabeza y la cola de un solo tajo, y deja que fluya la sangre. A continuación, la despellejas, las limpias de entrañas y la cueces en agua con sal y ramas de eneldo. Después de la cocción, pones la carne a secar a la sombra sobre unos cedazos de esparto. Acto seguido, coges un rosco de pan de buena harina, lo majas y lo tamizas. En un mortero de piedra juntas la carne y el pan, rocías la mezcla con una sopa grasa y lo majas todo hasta que quede una masa compacta. A continuación, extiendes la masa y haces con ellas pastillas delgadas y las ponen a secar a la sombra sobre cedazos de esparto. Cuando se hayan secado, se untan con pomada de bálsamo, y se guardan para cuando se necesiten".[10]

2.2. Maqāla Ṯāmina (Tratado octavo)[11]

Esta segunda obra está compuesta por la enumeración y el estudio, en orden alfabético, de sesenta y dos medicamentos simples de origen vegetal, animal y mineral, ninguno de ellos descrito en la *Materia médica* de Dioscórides, como así consta en el subtítulo. Un buen número de estas drogas son insólitas y singulares, y el propio autor deja constancia, en esos casos, del origen extranjero de las mismas, dando detalles de su lugar de procedencia. Las descripciones son cortas y precisas: el nombre del simple, el origen de este y sus propiedades medicinales, fundamentalmente. Por lo tanto, esta composición viene a completar la larga lista de drogas conocidas hasta ese momento, y sitúa a la farmacología andalusí en el primer nivel. Para ilustrar la obra hemos elegido los siguientes dos pasajes. El primero, sobre el banano:

> "Banano: es un árbol con aspecto de palmera. Tiene unas hojas que le salen desde el tronco, con un tallo verde y liso. Estas hojas son muy anchas, a rayas, lisas y de aspecto hermoso. Tiene unas ramas como las de las palmeras, en las que salen las bananas como cohombros. Cuando salen, son verdes, después adquieren el color amarillo y, luego, el negro, cuando maduran. En su interior hay un alimento como la crema, dulce, blando, agradable, que es como con azúcar. Humedece el estómago seco con un frescor agradable, suaviza el pecho y sirve para curar la tos seca".[12]

El segundo texto que he elegido se corresponde con la descripción de las propiedades farmacológicas de la sangre de drago:

---

[9] Ibn Ŷulŷul, *Tratado sobre los medicamentos de la Triaca*, 56-58.
[10] Ibn Ŷulŷul, *Tratado sobre los medicamentos de la Triaca*, 41-42.
[11] Ibn Ŷulŷul, *Tratado octavo*, Garijo, I. (ed.), Córdoba: Universidad de Córdoba, 1992.
[12] Ibn Ŷulŷul, *Tratado octavo*, 43.

"La sangre de drago:[13] es la goma de un árbol que hay en la India. Tiene aspecto de palmera y es el que produce esta resina, que es de color rojo, brillante. Va bien contra las hemorragias del pecho y del ano, y cicatriza las heridas cuando sangran, pues las suelda rápidamente. Hay dragos en al-Andalus, en la península de Cádiz. Eso me lo dijo un verdulero que lo vio con sus propios ojos, pero no hay muchos allí, sino que hay solo un único árbol".[14]

3. Ibn Wāfid (389/999–467/1075)[15]

Era natural de Toledo, donde se formó estudiando la obra de Galeno y Aristóteles y pasó parte de su vida. Posteriormente, viajó a Córdoba, donde completó su formación, para, luego, regresar a Toledo hasta el final de sus días. En ambas ciudades practicó la medicina y escribió sus obras. Pocos más son los datos que se conservan sobre su vida. En cuanto a sus composiciones, se le atribuyen hasta un total de ocho, aunque solo tenemos certeza de tres: una sobre agricultura, la más conocida de todas, otra sobre medicina y una tercera, la que aquí nos interesa, sobre fármacos.

3.1. Kitāb al-adwiya al-mufrada (Libro de los medicamentos simples)[16]

La obra consta de dos secciones: la primera se ocupa de generalidades sobre los medicamentos y está estructurada a modo de introducción, y la segunda contiene un listado de unas 450 drogas simples de origen vegetal, animal y mineral, de las que describe la morfología, las fuerza, las cualidades, las preparaciones, los usos terapéuticos y todo tipo de observaciones médico-botánicas. En ocasiones, ofrece sinónimos de los simples en diversas lenguas, entre ellas el romance andalusí. Sobre los testimonios que nos proporciona, Ibn Wāfid siempre incorpora el nombre de la fuente de donde los toma.

La obra de Ibn Wāfid fue tempranamente traducida al latín por Gerardo de Cremona en el siglo XII (solo la introducción) y en la segunda mitad del siglo XIII por Abraham de Tortosa y Simón de Génova (en su totalidad). También se tradujo al hebreo. El éxito de estas traducciones en la Europa cristiana lo remarcan los más de medio centenar de manuscritos latinos conservados, así como las diez ediciones de la misma desde la princeps de Milán en1473 hasta la de Venecia de 1550. De esta composición, hemos elegido dos pasajes:

---

[13] Sobre la sangre de drago y sus propiedades medicinales, véase Cabo González, A. M., "Algunas aportaciones sobre las diferentes especies vegetales de las que se extrae la sangre de drago", Al-Andalus Magreb, III (1995), 231-240; Cabo González, A. M. y Bustamante Costa, J., "En torno al drago: Dracaena draco L. Notas de fitonimia árabe", Al-Andalus Magreb, VIII-IX/2 (2001), 325-352.
[14] Ibn Ŷulŷul, Tratado octavo, 41.
[15] Sobre la vida y la obra de este autor véase Álvarez de Morales, C., "La medicina hispano-árabe en el siglo XI, a través de la obra del toledano Ibn Wāfid", en Actas del IV Coloquio Hispano-Tunecino, Madrid: Instituto Hispano-Arabe de Cultura, 1983, 29-41; Brockelmann, C., Geschichte der Arabischen Litteratur, SI, 888; Al-Gāfiqī, The abridged version of "The book of simple drugs", fasc. 1, 23; Coulston Gillispie, Ch., Dictionary of Scientific Biography, 16 vols. en 8 tomos, New-York: Simon & Schuster Publisher, 1981, vol. XIV, 112-13; Hopkins, J. F. P., s.v. "Ibn Wāfid", Encyclopédie de l'Islam, vol. III, 987; Ibn Abī `Uṣaybi`a, `Uyūn al-anbā', vol. II, 49; Leclerc, L., Histoire de la médicine arabe, vol. I, 545-47; Meyerhof, M., "Esquisse d'Histoire de la Pharmacologie et Botanique chez les Musulmans d'Espagne", 13-14; Millás Vallicrosa, J. M., Estudios sobre historia de la ciencia Española, Barcelona: Instituto "Luis Vives" de Filosofía, 1949, 184-86; Peña Muñoz, C. et al., "Corpus medicorum arabico-hispanorum", Awraq, 4 (1981), 79-111; Sarton, G., Introduction to the History of Science, vol. I, 728; Ullmann, M., Die Medizin im Islam, 210, 173 y 306. Una detallada biografía y estudio de sus obras se encuentra en: "Ibn Wāfid", Villaverde Amieva, J. C., Real Academia de la Historia: https://dbe.rah.es/biografias/16521/ibn-wafid.
[16] Ibn Wāfid, Kitāb al-adwiya al-mufrada (Libro de los medicamentos simples). Edición, traducción, notas y glosario de L. F. Aguirre de Cárcer, Madrid: CSIC, 1995.

"Arroz. Galeno: hay en su sabor algo de astringencia y, por eso, contiene el vientre de forma equilibrada. (*Los medicamentos*): su astringencia es poca, siendo más evidente en la cáscara del rojo que en su masa. Es menos nutritivo que el trigo. Cuando se necesite un caldo para una abrasión que se produzca en el vientre o para el desarreglo de abundantes superfluidades en los que predomina lo amargo o cosas parecidas, cuece el arroz hasta que esté preparado y se vuelva como el agua de cebada y sórbelo, pues es lo más conveniente que hay cuando el aire está húmedo y el estómago desea el alimento intensamente. Dioscórides: es de poco alimento, estriñe el vientre y aumenta el semen. Al comerlo, disminuyen las superfluidades, la orina y la ventosidad seca. Es bueno para las úlceras de los intestinos cuando se ingiere. El rojo es más astringente para el vientre".[17]

"Cardamomo. Isḥāq b. ʿImrān. Hay dos tipos: pequeño y grande. El grande tiene peciolos y cáscara. Es un grano grande próximo a la azufaifa, o un poco más grande. En su interior hay granos pequeños y cuadrados, de olor perfumado, que son grasientos, grisáceos y de olor más fragante y naturaleza más abrasiva que el pequeño. En su sabor hay picante y astringencia. Cuando se compara con el pequeño, su picante es menor y su astringencia más abundante. Sus cáscaras y sus peciolos son más astringentes que su masa. Su primera fuerza es caliente y seca en primer grado. Su fuerza segunda es una fuerza que disuelve y vigoriza. Su fuerza tercera vigoriza el estómago y ayuda a la digestión. [54v] Es útil contra las náuseas y el vómito, especialmente cuando se ingiere con sus peciolos y su cáscara junto con almáciga y palo áloe en agua de hierba buena o jarabe de granada, es decir, el que se prepara con agua de hierba buena o se mezcla con agua de granadas. El pequeño no tiene peciolo ni cáscara y el color de sus granos tiende al color del cardamomo grande, siendo su sustancia más sutil que la del grande, más beneficioso en la digestión y con mayor capacidad para absorber la humedad de la garganta, el pecho y el estómago".[18]

4. Al-Idrīsī (493/1099-1100)[19]

Geógrafo, botánico y polígrafo de origen andalusí, del que se tienen escasos datos biográficos: su probable nacimiento en Ceuta y su muerte en Sicilia. Lo único cierto que podemos saber de él es que aceptó la invitación del rey normando de Sicilia, Roger II, para establecerse en Palermo y redactar allí la obra geográfica que le ha valido la celebridad, el *Kitāb nuzhat al-muštāq fī ḫtirāq al-āfāq*. La otra obra, la farmacológica, es la que aquí nos interesa.

4.1. Kitāb al-ǧāmiʿ li-ṣifāt aštāt an-nabāt wa-ḍurūb anwāʿ al-mufradāt (*Libro compendio de la descripción de diferentes plantas y las diversas especies de simples medicinales*)[20]

Se trata de una ingente composición enciclopédica que, además de informar sobre las propiedades curativas de los medicamentos que enumera, ofrece un interesante apartado de

---

[17] Ibn Wāfid, *Kitāb al-adwiya al-mufrada*. 116-117.
[18] Ibn Wāfid, *Kitāb al-adwiya al-mufrada*, 182-83.
[19] Sobre este autor y su obra, véase Casiri, M., *Bibliotheca Arabico-Hispana Escurialensis*, vol. II, Madrid: Antonius Perez imprimebat, 1770, 13 y ss.; Leclerc, L., *Histoire de la médecine árabe*, vol. II, 65-70; Meyerhof, M., "Über die Pharmakologie und Botanik des arabischen Geographen Edrisi", *Archiv für Geschichte der Mathematik, der Naturwissenschaften und der Technik,* 12 (1930), 45-53; "Die allgemeine Botanik und Pharmakologie des Edrisi", *Archiv für Geschichte der Mathematik, der Naturwissenschaften und der Technik,* 12 (1930), 225-236. Una detallada biografía y estudio de sus obras se encuentra en: "Al-Idrīsī", Bustamante Costa, J., *Real Academia de la Historia*: https://dbe.rah.es/biografias/8899/al-idrisi.
[20] Desgraciadamente, todavía no contamos con una edición y traducción de la obra. Véase la edición Facsímil de Sezgin, F., Amawi, M. y Neubauer, E. (eds.), *Al-Idrîsî (d. c. 1165). Kitâb al-Jâmi' li-sifât ashtât al-nabât wa-durûb anwâ' al-*

sinonimia, al comienzo de cada droga, en diversas lenguas: árabe, griego, persa, latín, siriaco, hindú e incluso diferentes dialectos de al-Andalus y del norte de África.

La disposición es alfabética y contiene la descripción de simples vegetales, animales y minerales, de los que, además del término o términos por los que son conocidos, expone una detallada descripción física, que completa con los detalles de sus efectos terapéuticos. Generalmente, cita las fuentes de las que toma su información. Para ilustrar el contenido de esta obra hemos seleccionado los siguientes pasajes:

"Jazmín de huerto. Dioscórides omite su mención en su libro; en persa es *yāsmān* y en indio *ful*. Es una planta conocida, que se cultiva en huertos y jardines; se hace frondosa a partir de un solo pie, del que parten muchas ramas lisas y largas, que se entrelazan; tiene hojas pequeñas que se asemejan a las del arrayán de hoja pequeña, pero son incluso mucho menores; si se las prueba, halla en ellas un sabor amargo, astringente; son muy verdes. Tiene flores blancas, con rayas rojas; es cálido y seco en tercer grado, bueno para los flemáticos, abre oclusiones y es provechoso para las humedades en casos de flema salada; remedia el dolor de cabeza originado por flema viscosa. Si se machaca jazmín, fresco o seco, y se coloca sobre las pecas, las elimina; disuelve todo residuo frío; si se mastican sus hojas frescas y se mantienen en la boca, es un buen remedio contra la piorrea; si se trituran frescas y se aplica en emplasto sobre los tumores, los disuelve. En cuanto al ungüento de jazmín, que es el ungüento de *rāziqī*, a veces llamado *duhnu zanbaq*, es cálido y suave; remedia los dolores de nervios y riñones, cuando les da frío, así como la hemiplejia, los estremecimientos y todas las enfermedades frías; tiene la virtud de fortalecer los órganos internos. Si se cogen sus flores, se trituran y bebe su jugo tres días, a onza diaria, corta la hemorragia del útero, cosa probada; si se tritura y espolvorea sobre el pelo negro, lo encanece, y eso también es cosa probada".

"Cigüeña. Es el ave llamada *laqlaq* en árabe, o sea, *balāriǧ*, en bereber *ʔšfšāq*, en hebreo *ʔnāfā* y en curdo *hlālh*. Es un ave que frecuenta tejados y torres, y gusta de sitios poblados; si se cogen cinco o siete de sus polluelos y se degüella uno cada día, se guisa con aceite y almorí y se da de comer a quien sufre de escrófulas que nadie ha conseguido tratar, es su mejor cura; esto es cosa probada; si se cogen dos huevos de cigüeña, se vacían y se unta con ellos el cabello, lavándolo una vez que se ha secado, lo ennegrece maravillosamente; si se cogen palos de su nido y se sahúman con ellos los lugares en los que haya serpientes, huyen de allí; si a la cigüeña se le saca la membrana verde, se deseca y tritura, y se bebe de ella como una cucharada con tres escudillas de vino, aprovecha contra las picaduras de sabandijas y los medicamentos mortales; también es cosa probada".

5. Ibn al-Bayṭār (1180-1248)[21]

Está considerado como uno de los farmacólogos más notables de la historia de la ciencia medieval. Nació en la segunda mitad del siglo XII en la provincia de Málaga. Sobre los 20 años

---

mufradât. Compendium of the Properties of Diverse Plants and Various Kinds of Simple Drugs, I-III, Frankfurt am Main, Johann Wolfgang Goethe-Universität: Institut für Geschichte der Arabisch-Islamischen Wissenschaften, 1995.
[21] Sobre este autor y su obra, véase Brockelmann, C., *Geschichte der Arabischen Litteratur*, vol. I, 492, SI, 896-97; Cabo González, A. M., "Ibn al-Baytar", *Biblioteca de al-Andalus. Enciclopedia de la cultura andalusí*, Lirola, J. y Puerta, J. M. (eds.), 7 vols., Almería: Fundación Ibn Tufayl, 2004-12, vol. II, 619-24; Carrillo, J. L y Torres, M. P., *Ibn al-Baytar y el arabismo español del siglo XVIII*, edición trilingüe del prólogo de su 'Kitāb al-chami', Benalmádena-Málaga: Ayuntamiento, 1982,

se trasladó a Sevilla, donde conoció y disfrutó de la enseñanza de los botánicos musulmanes más destacados y, partir del año 1220-1, inició su largo viaje a Oriente, viaje del que nunca regresó a al-Andalus. Este dilatado recorrido terminaría en las costas de Egipto, lugar en el que se instalaría definitivamente, bajo el amparo y la protección del sultán ayyubí al-Mālik al-Kāmil, que lo nombró "Jefe de los herboristas".

Ibn al-Bayṭār murió en Damasco, según nos cuentas las fuentes, como resultado, probablemente, de haber ingerido una droga tóxica durante el proceso de verificación de las cualidades farmacológicas de la misma. Esto ocurría en los últimos días del mes de octubre o los primeros de noviembre del año 1248. La obra de Ibn al-Bayṭār es muy extensa y está dedicada al estudio de la farmacología. En este caso solo vamos a hablar de la más importante de todas ellas:

5.1. El Kitāb al-Ŷāmiʿ li-mufradāt al-adwiya wa-l-agdiya (Colección de medicamentos y alimentos)[22]

Este compendio es el más completo y conocido de cuantos se escriben en la Edad Media sobre farmacología. Es una obra colosal, organizada en forma de enciclopedia, ordenada alfabéticamente, donde se recoge prácticamente todo el saber farmacológico de su tiempo sobre alimentos y medicamentos simples extraídos de los reinos vegetal, animal y mineral.

En esta composición, Ibn al-Bayṭār ofrece referencias de unos 1.400 simples, de los cuales más de 300 son aportaciones árabes a la farmacología, muchas de ellas propias de nuestro autor. Fue una obra muy conocida en su tiempo y, prueba de ello, son las numerosas copias manuscritas que se conservan en la actualidad, y que podemos encontrar repartidas por las principales ciudades del mundo: un total de 86.

La estructura que sigue cada simple descrito es muy sistemática: nos da el nombre por el que es más conocido el simple y que encabeza la descripción; los sinónimos que el autor conoce (persa, en griego, en hindú, en latín, en beréber e incluso en andalusí o incipiente español); a continuación, se describe el elemento, si es una planta, detalla las hojas, las flores, el tronco, las raíces, etc.; después, reseña sus propiedades farmacológicas y las enfermedades a las que puede combatir; y termina la descripción con las formas de aplicación del medicamento y las dosis que han de aplicarse, todo ello especificando siempre la fuente de la que toma la información. Para ilustrar esta composición, hemos seleccionado dos pasajes, en los que se describen las propiedades medicinales que los simples elegidos tienen:

> "Ranas. Dioscórides II. Si las ranas de río se cocinan con sal y aceite de oliva y se utilizan, constituyen un bezoar contra todas las alimañas y, cuando su piel se trabaja de esta forma y se mezcla con cera y aceite de rosas, es conveniente contra las enfermedades crónicas aparecidas en los tendones y las úlceras con pus. Si las ranas se queman y se esparcen sus cenizas sobre el lugar del que mana sangre, corta la afluencia de esta y la hemorragia nasal y, mezcladas dichas cenizas con brea y untada sobre la zona afectada por la alopecia, la cura. La sangre de las ranas verdes, instilada sobre los pelos de las cejas, los arranca, impidiendo que vuelvan a crecer y, cocidas con agua y vinagre y empleado su cocimiento

---

15-20; Cola Alberich, J., *Los naturalistas hispano-musulmanes de al-Andalus,* Tetuán: Artes Gráficas Boscá, 1947, 74-77; Coulson Gillespie, Ch., *Dictionary of Scientific Biography*, 538-39.

[22] Una detallada información sobre las ediciones, traducciones y estudios llevados a cabo sobre esta obra puede encontrarse en *Biblioteca de al-Andalus. Enciclopedia de la cultura andalusí*. vol. II, 619-24.

como enjuague bucal, es útil contra el dolor de muelas. Galeno. Se dice que los sesos de las ranas quemados cortan la hemorragia si se esparcen sobre ella, y afirman que, cuando se sigue un tratamiento con esto junto con brea, cura la alopecia. También creen que, si se arranca el pelo sobrante de las cejas y se pone en su lugar la sangre de ranas verdes y pequeñas, dicho pelo no volverá a crecer, pero, al experimentarlo, encontré que era una falsedad. Al-Rāzī. Dice Isḥāq que un hombre fue alcanzado [T 204v] por una flecha que se le adhirió al hueso de la frente y así permaneció mucho tiempo sin que ningún tratamiento lo curara. Todo fue inútil hasta que colocó sobre la zona una rana que había despellejado y de la que había desechado la cabeza y las extremidades y, efectivamente, cuando la puso sobre la herida de la flecha, extrajo [A 139v] la lanza en veinticuatro horas, saliendo de su interior hasta que apareció la carne blanda que había en la boca de la herida. Yo creo que la rana tiene un eficaz poder de absorción y, prueba de ello, es que arranca los dientes. Otro autor. La rana terrestre es letal y, si las bestias la comen al pastar, se les caen los dientes. Su grasa se emplea para arrancar las muelas, sus cenizas son formidables contra la alopecia y su carne es útil contra las mordeduras de alimañas".[23]

"Arsénico. Es "el polvo que mata" y "el veneno de los ratones" para los iraquíes y, para los magrebíes es "el polvo de los ratones". Al-Rāzī. El arsénico es una sustancia traída de las minas de plata del Jurasán [T 180v]. Hay dos variedades: uno blanco y otro amarillo. Si se pone en una pasta, se echa en una habitación y comen de ella los ratones, mueren, y muere también todo ratón que se tope con el olor de estos, hasta que perecen todos. Esto es cierto y yo doy fe de ello. Afirma en *Al-Manṣūrī* que el cinabrio y el arsénico provocan, a quien los toma, el mismo efecto que el polvo de mercurio, salvo que el arsénico es mucho más poderoso y no puede uno librarse de él. Su tratamiento es el mismo que cuando se ingiere mercurio".[24]

6. Conclusiones

Una vez descritas las principales obras maestras de la farmacología andalusí, se hace necesario plantear un examen objetivo del indiscutible papel que al-Andalus jugó en el desarrollo de las ciencias medievales y, en particular, en la farmacología. La península ibérica fue el foco central del desarrollo del conocimiento entre los siglos X y XIV. Este conocimiento, fruto del esfuerzo de muchas generaciones, aunan el saber de Oriente y de Occidente, y se encuentra contenidos en una larga lista de obras que arranca más allá de las culturas asirio-babilónica y egipcia, se consolida con los griegos, se fortalece con los persas, los hindúes y los chinos, para ser todo ello recogido por los árabes y transformado y reelaborado en al-Andalus. Desde estas tierras, este conocimiento parte para el resto de Europa en forma de traducción latina o hebrea, y colabora de manera extraordinaria en el posterior desarrollo del Ranacimiento. Los responsables de esta transmisión son los árabes y su expansión de Oriente hacia Occidente, y al-Andalus será el territorio que acoja y cobije tamaña revolución.

---

[23] Descripción tomada de Ibn al-Bayṭār al-Mālaqī, *Kitāb al-Ŷāmiʿ li-mufradāt al-adwiya wa-l-agdiya (Colección de medicamentos y alimentos)*, introducción, edición crítica, traducción e índices de las letras ṣād y ḍād por Cabo González, A. M., Sevilla: Mergablum, 2002, 196-98.

[24] Descripción tomada de Ibn al-Bayṭār al-Mālaqī, *Kitāb al-Ŷāmiʿ li-mufradāt al-adwiya wa-l-agdiya (Colección de medicamentos y alimentos)*, introducción, edición crítica, traducción e índices de la letra šīn por Cabo González, A. M., Sevilla: Mergablum, 2005, 238.

Los ejemplos que hemos expuesto en este trabajo no son más que un acercamiento discreto y moderado. La verdadera y auténtica aportación del trabajo científico realizado en al-Andalus, especialmente el farmacológico, hay que ir descubriéndolo, poco a poco, en los centenares de páginas que contienen las obras maestras de esta disciplina, para entender, verdaderamente, la aportación real de estas obras al renacer europeo y su expansión al resto del orbe.

Bibliografía

Al-Gāfiqī, (1932-1940), *The abridged version of "The book of simple drugs", by Gregorius Abū' l-Farāg (Barhebraeus)*, editado y traducido por M. Meyerhof y G. P. Sobhy, 4 fasc., Cairo: Egyptian University.

Al-Qiftī (1903), *Ta'rīj al-ḥukamā'*, Lippert, J. (ed.), Leipzig.

Álvarez de Morales, C. (1983), "La medicina hispano-árabe en el siglo XI, a través de la obra del toledano Ibn Wāfid", *Actas del IV Coloquio Hispano-Tunecino*, Madrid: Instituto Hispano-Arabe de Cultura, 29-41.

Brockelmann, C. (1937-1942), *Geschichte der Arabischen Litteratur*, 2 vols., más 3 vols. de suplementos, Leiden: Brill.

Bustamante Costa, J., "Al-Idrīsī", *Real Academia de la Historia*: https://dbe.rah.es/biografias/8899/al-idrisi.

Cabo González, A. M. (1995), "Algunas aportaciones sobre las diferentes especies vegetales de las que se extrae la 'sangre de drago'", *Al-Andalus Magreb,* III, 231-239.

- (2004-2012), "Ibn al-Baytar", *Biblioteca de al-Andalus. Enciclopedia de la cultura andalusí*, Lirola, J. y Puerta, J. M. (eds.), 7 vols., Almería: Fundación Ibn Tufayl, 2004-12, vol. II, 619-24.

- (2019), "Action et interaction entre les peuples de la Méditerranée. La traduction en arabe de textes scientifiques grecs dans le Califat de Cordove: la version revisée du Materia Medica de Dioscordies", *Re-defining a Space of Encounter. Islam and Mediterranean: Identity, Alterity, and Interactions, Orientalia Lovaniensia Analecta*, Belgium: Peeters, vol. 283, 415-425.

Cabo González, A. M. y Bustamante Costa, J. (2001), "En torno al drago: *Dracaena draco* L. Notas de fitonimia árabe", *Al-Andalus Magreb,* VIII-IX/2, 325-352.

Carrillo, J. y Torres, M. (1982), *Ibn al-Baytar y el arabismo español del siglo XVIII. Edición trilingüe del prólogo de su 'Kitāb al-chami'*, Málaga: Ayuntamiento de Benalmádena.

Casiri, M. (1770), *Bibliotheca Arabico-Hispana Escurialensis*, Madrid: Antonius Perez imprimebat.

Cola Alberich, J. (1947), *Los naturalistas hispano-musulmanes de al-Andalus*, Tetuán: Artes Gráficas Boscá.

Dietrich, A., (1960-2009), "Ibn Djuldjul", *Encyclopédie de l'Islam*, 2ª ed., XIII vols., Leiden: Brill, 1960-2009, vol. III, 778-9.

Gillespie, Ch. (1981), *Dictionary of Scientific Biography*, vol. 16. New-York: Simon & Schuster Publisher.

Ibn Abī `Uṣaybi`a (1299/1882), *`Uyūn al-anbā'*, Müller, A. (ed.), vol. 2. Kairo-Königsberg.

Ibn al-Bayṭār al-Mālaqī (2002), *Kitāb al-Ŷāmiʿ li-mufradāt al-adwiya wa-l-agdiya (Colección de medicamentos y alimentos)*, introducción, edición crítica, traducción e índices de las letras ṣād y ḍād por Cabo González A. M., Sevilla: Mergablum.

- (2005). *Kitāb al-Ŷāmiʿ li-mufradāt al-adwiya wa-l-agdiya (Colección de medicamentos y alimentos)*. Introducción, edición crítica, traducción e índices de la letra šīn por Cabo González A. M., Sevilla: Mergablum.

Ibn Wāfid (1995), *Kitāb al-adwiya al-mufrada (Libro de los medicamentos simples)*, edición, traducción, notas y glosario de L. F. Aguirre de Cárcer, Madrid: CSIC.

Ibn Ŷulŷul (1992), *Tratado sobre los medicamentos de la Triaca*, Garijo, I. (ed.), Córdoba: Universidad de Córdoba.
- (1992), *Tratado octavo* Garijo, I. (ed.), Córdoba: Universidad de Córdoba.

Leclerc, L. (1961), *Histoire de la médecine arabe*, vol. 2, New York: Burt Franklin.

Meyerhof, M. (1930), "Über die Pharmakologie und Botanik des arabischen Geographen Edrisi", *Archiv für Geschichte der Mathematik, der Naturwissenschaften und der Technik,* 12, 45-53.
- (1930), "Die allgemeine Botanik und Pharmakologie des Edrisi", *Archiv für Geschichte der Mathematik, der Naturwissenschaften und der Technik,* 12, 225-236.
- (1935), "Esquisse d'Histoire de la Pharmacologie et Botanique chez les Musulmans d'Espagne", *Al-Andalus,* III, 1-41.

Millás Vallicrosa, J. M. (1949), *Estudios sobre historia de la ciencia española*, Barcelona: Instituto Luis Vives de Filosofía.

Peña Muñoz, C. *et al.* (1981), "Corpus medicorum arabico-hispanorum", *Awraq*, 4, 79-111.

Pons Boigues, F. (1898), *Ensayo bio-bibliográfico sobre los historiadores y geógrafos arábigo-españoles*, Madrid: F.S. de Sales.

Sarton, G. (1927-48), *Introduction to the History of Science*, 3 vols. Baltimore: Williams & Wilkins for the Carnegie Institution.

Sezgin, F. (1967-84), *Geschichte des Arabischen Schrifttums*, IX Band. Leiden: Brill.

Sezgin F., Amawi M. y Neubauer E. (eds.) (1995), *Al-Idrîsî (d. c. 1165). Kitâb al-Jâmi' li-sifât ashtât al-nabât wa-durûb anwâ' al-mufradât. Compendium of the Properties of Diverse Plants and Various Kinds of Simple Drugs,* I-III, Frankfurt am Main, Johann Wolfgang Goethe-Universität: Institut für Geschichte der Arabisch-Islamischen Wissenschaften.

Ullmann, M. (1970), *Die Medizin im Islam*. Leiden-Köln: Brill.

Villaverde Amieva, J. C., "Ibn Wāfid", *Real Academia de la Historia*: https://dbe.rah.es/biografias/16521/ibn-wafid.

Galen's impact:
wound treatment in *De compositione medicamentorum per genera* and beyond

Manuela Marai[1]
University of Warwick

As Galenic pharmacology, especially the art of compounding medicines, is seldom discussed, this article will offer a reappraisal of Galen's ideas and its late antique posterity. Early Byzantine pharmacology is represented by medical compilers such as Oribasius (AD 325-403), Aetius of Amida (fl. first half of the 6th century AD) and Paul of Aegina (c. AD 625-690). Given the nature of this medical literature, scholarship has been focusing on the method of extraction and abridgement of their sources, and philology has provided textual comparisons to understand the operations performed or any possible originality of these authors.[2]

A more general and less philological investigation on pharmacological, aspects such as the method of synthesis of compound remedies (multi-ingredient formulations) and the use of natural substances (even on a selected condition used as case study), requires some gaps in Galen's pharmacological ideas to be filled in.

In this discussion, I will first describe the general structure and content of Galen's pharmacological work *De compositione medicamentorum per genera*; then I will provide a detailed analysis of Galen's wound healing treatments, a topic widely discussed in his *corpus*; finally, I will attempt a comparison with the same topic in early Byzantine pharmacology, in particular the *Seven Books* of Paul of Aegina.[3]

In an early study on Byzantine compilers, John Scarborough pointed out the ability of later medical authorities relying on Galen to clarify, compact and edit what in their source was 'muddled, scattered and repeated', developing a method of extraction capable of capturing the

---

[1] Email: manuela.marai@warwick.ac.uk.
[2] Late antique compilers have been explored, among others, by P. van der Eijk, Ch. Salazar, M. Martelli, I. Calà, A. Guardasole. See e.g., Lehmhaus, L. and Martelli, M. (eds.), *Collecting recipes: Byzantine and Jewish pharmacology in dialogue*, Boston, Berlin: De Gruyter, 2017; Van der Eijk, P. and Salazar, Ch., "Aetius of Amida's abbreviations of his Galenic source texts", in *Epitome. Abréger les textes antiques*, Boehm, I. and Vallat, D. (eds.), Lyon: Maison de l'Orient et de la Méditerranée, 2020, 17-26; Van der Eijk, P. *et al.*, "Canons, authorities and medical practice in the Greek medical encyclopaedias of late antiquity and in the Talmud", in *Wissen in Bewegung: Institution - Iteration - Transfer*, Traninger, A. and Cancik-Kirschbaum, E. (eds.), Wiesbaden: Harassowitz, 2015, 195-222; Van der Eijk, P., "Principles and practices of compilation and abbreviation in the medical 'encyclopaedias' of late antiquity", in *Condensing Texts-Condensed Texts*, Reitz, Ch. and Horster, M. (eds.), Stuttgart: Steiner, 2010, 519-54; Garzya, A.; De Lucia, R. and Guardasole, A., *Medici bizantini: Oribasio di Pergamo, Aezio d'Amida, Alessandro di Tralle, Paolo d'Egina, Leone medico*, Torino: UTET, 2006; Scarborough, J., "Early Byzantine pharmacology", *Dumbarton Oaks Papers*, 38 (1984), 213-232.
[3] This investigation arises from my doctoral dissertation, which is an exploration of Galen's pharmacological texts as a potential source of naturally derived antimicrobial agents (hence the focus on wound healing formulations). The project is funded by a Chancellor's scholarship at the University of Warwick.

essence of Galen's drug theory.⁴ Nowadays, there is a clear attempt to detect a certain level of innovation in these authors.⁵ A few years ago, a study by Paula de Vos⁶ revealed that there was a significant continuity in the use of medicinal plants in Europe and the Mediterranean from the 5th century BC up to the 19th century. This study, however, focuses on simple remedies, that is naturally derived substances considered singly and not in combination.

In 2020, a new book by Paula de Vos attempted to reconstruct a global history of compound remedies and of the formulary genre, from Galenic medicine and ancient Mediterranean to early modern America and beyond.⁷ If 'compound remedies' refers to multi-ingredient drugs, the expression 'formulary genre' refers to 'recipe books', that is texts collecting pharmacological formulations with therapeutic indication, ingredients and amounts, preparation, and methods of administration. To date De Vos' work is the only publication attempting to outline an history of compound remedies from antiquity to modern times, and she highlights some turning points in the evolution of the formulary genre, which she finds in the Arabic medical tradition: the *Grabadin* of John Mesue from the 13th century and even earlier in the *Small Dispensatory* of Ibn Sahl from the 9th century.⁸ According to the author, Galen's treatises on compound remedies have limitations that may have limited their overall impact, such as: 1) the fact that they deal with a narrow set of types of compounds; 2) sporadic discussions of technique or rationale for compounding; 3) despite Galen's intention in *Types*, discussions on the different kinds of preparation is largely unsystematic; 4) the chapters do not each consistently treat a different kind of compound but focus on individual recipes randomly, with prevalence of plasters; 5) some chapters are still organised around the disease to be treated; 6) they do not explain how simples work together; 7) they are long, filled with digressions and polemical discussion against his enemies, and that is the reason why later compilers like Oribasius and Paul of Aegina felt the need to condense them in their medical encyclopaedias.

Although some of the above considerations do stand, I believe that a detailed analysis of Galen's pharmacological texts can bring clarity to his pharmacological approach and help understand the developments in both direct and indirect tradition, including the alleged novelties and expansions attributed to later authors. Galen's works on compound remedies are much more than mere recipe books. The Galenic *corpus* contains four major pharmacological works: one on simple remedies (*De simplicium medicamentorum termperamentis et facultatibus*) and three on compound remedies: *De compositione medicamentorum per genera* (which I will refer to as *Types*), *De compositione medicamentorum secundum locos* (*Places*) and *De Antidotis*.

The latter is a relative short treatise that discusses pharmacological matters related to theriac (a formulation which will have an immense influence in the history of pharmacology) and antidotes against poisonous substances. *Types* and *Places* are two massive treatises (around 700

---
⁴ Scarborough, J., "Early Byzantine pharmacology", 225.
⁵ See, for instance, Salazar, Chr., "Continuity and Innovation in Paul of Aegina's Chapters on Headaches and Migraines", in *Collecting recipes: Byzantine and Jewish pharmacology in dialogue*, Lehmhaus, L. and Martelli, M. (eds.), Boston, Berlin: De Gruyter, 2017, 175-94.
⁶ De Vos, P., "European materia medica in historical texts: longevity of a tradition and implications for future use", *Journal of ethnopharmacology*, 132 (2010), 28-47.
⁷ De Vos, P., *Compound Remedies: Galenic Pharmacy from the Ancient Mediterranean to New Spain*, Pittsburgh: University of Pittsburgh Press, 2020.
⁸ De Vos, P. *Compound Remedies: Galenic Pharmacy*, 113-20.

and 1000 pages respectively in the 19th century Kuhn's edition)⁹ which have never been edited nor translated into any modern language. *Places* contains pharmacological recipes organised by affected parts listed *a capite ad calcem*, while the content of *Types* is less straightforward. It is not instantly clear what Galen means by 'types': the work does not discuss a wide variety of pharmaceutical forms and conditions but covers only plasters (*emplastroi*) – adhesive topical remedies for external affections such as wounds and other diseases that Galen would classify as 'abnormal swellings'.¹⁰

Significant scholarship on Galen's works on compound remedies has been focussing on epistemological issues, the important and problematic relation between *logos* and *peira* (reason and experience) in Galen, the concept of efficacy, and the author's sources. The studies by Jean-Marie Jacques and Cajus Fabricius are so far the most exhaustive analyses of not only the theoretical but also some practical aspects of the synthesis of multi-ingredient remedies and are the basis of this investigation.¹¹ The tradition of *Types* and *Places* is quite important in order to understand the relationship between the two writings, which reveals a typical Galenic propaedeutic plan. The transmission of *Types* has been studied by Daniela Manetti and Véronique Boudon-Millot, the latter referring to the Arabic tradition as a witness to the ancient unity of the two treatises.¹² Galen himself refers to only one work 'on compound remedies',¹³ and in the proemium of *Types* he emphasises the relationship between the two writings:

> I have shown more extensively the whole method [of compounding] in the seven books before this one. Now the plan is to explain in detail, starting from the head – as all our predecessors resolved – how one can methodically handle by himself the capacities of drugs suitable for each part of the body and use correctly those remedies discovered by previous physicians.¹⁴

Types and *Places* display two different transmissions and the more theoretical part represented by *Types* appears to have been less popular both in the direct and, as I will show, in the indirect tradition.¹⁵ In the proemium of *Types*, after a reference to the Great Fire of Rome and the loss

---

⁹ *Claudii Galeni Opera Omnia*, Gottlob Kühn, K. (ed.), vol. 20, Leipzig: Cnobloch, 1821-1833.
¹⁰ Galen dedicated a treatise to abnormal swellings, *De tumoribus praeter naturam*, in addition to the last two books (13-14) of *De methodo medendi*. The fact that *Types* deals with plasters is clear at a first glance from the headings of the chapters, but also from the proemium of book 2 in which Galen reveals the content of the work (see below).
¹¹ Fabricius, C., *Galens Exzerpte aus älteren Pharmakologen*, West-Berlin: De Gruyter, 1972; Jacques, J. M., "La méthode de Galien pharmacologue dans les traités sur les médicaments composés (Περὶ συνθέσεως φαρμάκων)", in *Galen on Pharmacology*, Debru, A. (ed.), Leiden: Brill, 1997, 103-29. See also Van der Eijk, P., "Galen's use of the concept of 'qualified experience'in his dietetic and pharmacological works", in *Galen on Pharmacology*, Debru, A. (ed.), Leiden: Brill, 1997, 35-57; Von Staden, H., "Inefficacy, error and failure: Galen on δόκιμα φάρμακα ἄπρακτα", in *Galen on Pharmacology*, Debru, A. (ed.), Leiden: Brill, 1997, 59-83.
¹² Boudon-Millot, V., "La tradition manuscrite des médicaments composés selon les genres de galien (Kühn XIII, 362-1058)", *Revue des études grecques*, 131 (2018), 451-478; Manetti, D., "Problemi di tradizione tardoantica e medievale di Galeno, De compositione medicamentorum per genera, in *Storia della tradizione e edizione dei medici Greci: atti del VI colloquio intemazionale* (Napoli), Roselli, A. (ed.), Napoli M. D'Auria, 2010, 129-42. The Arabic sources reporting the unity of the two treatises are Ḥunayn Ibn Isḥāq, *On his Galen translations*, 84 and Ibn Abī Usaybiʿah, *The best account of classes of physicians*, 5.1.37.
¹³ *Ord. Lib. Prop.* 2.10 (XIX.56 K), *Indol.* 37 (12, 23-24 BJP).
¹⁴ *Comp. Med. Loc.* 1.1 (XII.378 K). This translation is mine, as are any others from Types.
¹⁵ In the Arabic tradition, *Places* is transmitted by three manuscripts, while *Types* by two manuscripts. There is uncertainty about a possible Latin translation of *Types* (Manetti believes in the existence of an anonymous translation, but Boudon-Millot disagrees), while a 14th century Latin translation of *Places* by Niccolò da Reggio is available. There is also a French epitome of *Types* books 1-3 by J. Brèche (1545), see Durling, R. J., "A Chronological Census of Renaissance Editions and Translations of Galen", *Journal of the Warburg and Courtauld Institutes*, 24, no. 3/4 (1961), 230- 305.

of the works contained in his private storehouse, Galen inserts one of his frequent invectives against inexperienced physicians in order to stress the originality of his own method, which will be explained throughout his treatise but particularly in a major digression at the beginning of book 2.[16]

Afterwards, Galen indicates, as usual,[17] the knowledge required for facing the synthesis of compound remedies, of which a practical example appears at the beginning of book 6 when the author discusses the concept of 'technical conjecture':[18] the knowledge of the properties of simples and their degrees (discussed in his work *On simple drugs,* whose importance is paramount for the acquisition of the pharmacological theory and for the education of physicians);[19] a series of propaedeutic readings dealing with the clinical aspects of diseases; those specifications which must be taken into account in order to personalise the treatment (bodily part, age, season, region, and lifestyle).[20] Galen proceeds explaining the purposes and advantages of compounding, most of which are very similar, if not identical, to the statements found in the Arabic work by Ibn Sahl dating from the 9th century and regarded by De Vos, if not as novelties, at least as expansions of Galen's ideas.

The main reason for combining multiple ingredients is to obtain the correct degree of intensity of the drugs which is required to match the imbalance in the affected part.[21] The second reason is to achieve a specific pharmacological capacity (*dynamis*), which in some cases coincides with a certain consistency. For instance, this is the case of plasters and their *emplastikē dynamis*– the viscosity and stickiness that allow them to adhere to the skin.[22]

Another object is the blunting of the strength of a drug, which appears to be associated with the unpleasantness of the flavour when the remedy is orally administered, as in the case of the purging drug hellebore: the drug is so unpleasant that it induces vomiting – a strategy already found in Hippocrates, who suggested mixing hellebore with *aromata* like cinnamon.[23]

A final purpose would be to combine different capacities at once, as is required by certain conditions or as found in drugs that are effective against different diseases or target substances (like antidotes that work against multiple animal poisons and toxins).[24] The sometimes-unsystematic approach of Galen's work might have represented a deterrent for

---

As for the Greek tradition, *Places* has been transmitted by 13 manuscripts, while *Types* only by seven. See Manetti, D., "Problemi di tradizione tardoantica e medievale di Galeno", 129-42; Boudon-Millot, V., "La tradition manuscrite des médicaments composés selon les genres de galien (Kühn XIII, 362-1058)", 451-78.

[16] *Comp. Med. Gen.* 1.1 (XIII.362-366 K), 2.1 (XIII.458-470 K).

[17] Galen constantly insists on the necessity of propaedeutic readings by giving instructions and using cross- references – in addition to his work *De ordine librorum propriorum* dedicated to the explanation of the curriculum.

[18] See below, notes 33-35.

[19] The importance of the treatise *On simple drugs* (*De simplicium medicamentorum temperamentis et facultatibus*) in the Galenic *corpus* cannot be overstated (a critical edition and an English translation are in progress), as the countless cross-references in *Types* indicate. Of the 11 books of the work *On simple drugs*, books 1-5 contain in fact the pharmacological theory (how drugs work, how the pharmacological capacities are tested, how substances interact with the body, etc.) whilst books 6-11 the actual *materia medica* (the properties of about 400 substances derived from plants, minerals, and animals listed in alphabetical order). The distinction and relationship between simples and compounds are made clear from the beginning of the treatise. See, for instance, *SMT* 1.1 (XI.379 382 K), 1.4 (XI.385-390 K).

[20] Van der Eijk, P., *Galen's use of the concept*, 39-48.

[21] *Comp. Med. Gen.* 1.3 (XIII.371-372 K).

[22] *Comp. Med. Gen.* 1.3 (XIII.372 K).

[23] *Comp. Med. Gen.* 1.3 (XIII.372-373 K).

[24] *Comp. Med. Gen.* 1.3 (XIII.374 K).

later physicians and compilers. However it is still possible to find some explanations, which are presented at the beginning of book 2, regarding the classification of the plasters, the content of the work, the selection of the authors, and the rationale for compounding.[25]

In the area of pharmacology, the gap between Galen's declared intentions and the actual outcomes is easily understandable, and the inconsistencies thus generated are certainly justifiable. As pointed out by Cajus Fabricius, the obstacle the Greek physician was trying to overcome was the organisation and rationalisation of the bulk of earlier material and, despite his efforts, he could not always free himself completely from the framework of his sources.[26] Galen intends to provide the use of a 'mixed description', as he defines it, which includes the *dynamis*, the colour of the plaster,[27] and the therapeutic indication:

> In this book [*sc.* Book 2] that we are now presenting, we will talk about the green plasters, quince-yellow, orange-tawny, grey, and tawny, among which there are also those called 'bi-coloured', and in between these some which have been given other names, such as pale-yellow, dark-green, dirty, light blue, and blue, while some are collectively called 'anonymi'. It is useful to group them according to **capacity**, so that the person who comes across most of the plasters or reads the book chooses the plaster more suitable to treat the body and the disease. To group the plasters according to **colour** it is typical of those who consider them not according to technical similarity. However since sometimes some very powerful men order us to make them a quince-yellow plaster for closing and cicatrizing wounds, or for softening hardened wounds, or a plaster with a similar capacity, some younger doctors who group plasters according to colour have been forced to add to each remedy its proper **therapeutic indication**. Therefore, I will try to give some mixed descriptions starting with the more technical ones.[28]

This mixed description seems to be formulated to please powerful patients for whom the indication of the colour alone is not sufficient and who also ask for the pharmacological capacity and the therapeutic indication (such as the type of wound the plaster treats). The latter does not seem to be one of the main parameters, but it is often reported by Galen in the first few lines of the recipes.[29] The issue of classification leads to the matter of the content of the work and of what Galen means by the word 'types'.[30] Galen sets out the table of contents at the beginning of book 2 as well:

> Firstly, I will write the 1) 'enfleshing' plasters (*tas sarkōtikas*) for cavity wounds, the majority of which is green in colour, distinguishing those that are closing, those that are effective against hard-to-heal ulcers, and that can accomplish other similar actions. Secondly, I will list 2) plasters closing not only recent wounds but also fistulae, among which there are many plasters leading to complete cicatrisation as well. And for all these,

---

[25] *Comp. Med. Gen.* 2.1 (XIII.460-470 K).
[26] Fabricius, C., *Galens Exzerpte aus älteren Pharmakologen*, 20-21.
[27] As the author explains in scattered passages, the colour of the plaster appears to depend on the main mineral ingredient in the formulation. White plasters are obtained by mixing *psimythion* with *lithargyros* (*Comp. Med. Gen.* 1.12 [XIII.409 K]), while green plasters derive their colour from the quantity of verdigris they contain (*Comp. Med. Gen.* 2.4 [XIII.496 K]). The amount of heat to which the formulation is exposed determines a change in colour: white plasters become black (*Comp. Med. Gen.* 1.12 [XIII.409 K]), green plasters become yellow and orange (*Comp. Med. Gen.* 2.4[XIII.496 K]).
[28] *Comp. Med. Gen.* 2.1 (XIII.460-462 K).
[29] See below for the structure of the recipe. *Comp. Med. Gen.* 2.1 (XIII.461-462 K).
[30] Fabricius, C., *Galens Exzerpte aus älteren Pharmakologen*, 20.

I will write one chapter for the quince-yellow, another one for the so-called 'barbarous', another one for the grey, and so on for every other colour. Then in another book, I explore, without any colour similarity, those that cure 3) hard-to-cicatrize ulcers, which are also called *cheironeia*. And after that in another book those plasters [...] that are called – and that are – 4) multipurpose. And after all of these, I will try to explain in detail 5) all that is left to know rationally of plasters according to capacity.[31]

In this description, the intended parameters of classification (capacity, colour, and therapeutic indication) partially overlap. Yet again, some incongruities generated by the gap between what Galen intends to do and what he does are visible in Table 1, which reports the actual content of *Types*.

Table 1

Types Book	Table of Contents
Book 1	White plasters (lead compound-based)
Book 2	Enfleshing plasters for cavity wounds (green) Capacities: Drying, cicatrising, cleansing, enfleshing • Green plasters • Quince-yellow plasters • Yellow plasters • Orange-tawny • Cicatrising plasters • Plasters for head wounds and fractures • Closing plasters (blood-staunching) • 'Barbarous'
Book 3	Plasters nerve/tendons wounds Capacities: drying, medium warming.
Book 4	Plasters for hard-to-cicatrise/hard-to-heal wounds (*dysepoulōta/ kakoēthē*). Capacities: cicatrising, drying, astringent, not biting
Book 5	Multipurpose plasters • For *cheironeia* (type of *kakoēthē*. ulcers) • For other conditions • Grouped by authors; capacities explained singularly; sometimes colours (black plasters)
Book 6	Multipurpose plasters for other body parts/conditions and putrefying parts (all biting) • Some grey plasters • Plasters with other capacities (dispersing and drawing)
Book 7	Emollient plasters (for hardness)

---

[31] *Comp. Med. Gen.* 2.1 (XIII.461-462 K).

For instance, in his list Galen does not mention a book dedicated to nerve and tendon injuries,[32] to which book 3 is dedicated, nor to emollient plasters, which is the content of book 7, in addition to the obvious confusion that might derived from the so-called 'mixed description' that joins together the pharmacological properties, the colour, and the therapeutic indication. Body parts (nerves, head) seem to be a parameter in the final grouping that was omitted from the beginning but which clearly affects the capacities required by the treatment. There is also some redundancy and difficulty in understanding the real differences among the types of wounds, which are partially clarified by reading Galen's *Therapeutic Method*.[33]

As far as tradition is concerned, an important feature of Galen's work on compound remedies is the fact that they are compilations – a selection of recipes created, used, or made famous by previous medical authorities. Another very important element highlighted by Fabricius is the idea of the authorities used by Galen as 'guarantors of the *peira*'.[34] The remedies collected are tested and used by professionals who are supposed to be outstanding pharmacologists and represent some kind of canon for Galen. In other passages Galen himself gives a list of names of fundamental sources (Mantias, Heraklides, Mousas, Heras, Andromachus, Asclepiades, and Criton), which does not give a truthful account of the sources that are used in the treatise.[35]

The time factor is also decisive for the selection: Galen states that he will mention the younger among the pharmacologists more frequently than the older, for the reason that there is a process of selection through time, and each successive pharmacologist would have chosen the best remedies already recorded; accordingly the longer the recipe has been in use, the more certain one can be about its value.[36] According to Galen, what distinguishes him from previous physicians is the importance given to the application of a rational method to pharmacology:

> None of these authors nor any other wrote the *logismos* of the composition of each remedy [...] If they knew the nature of every disease they cure and they knew the *methodos* through which to find the aim of the therapy, as well as the capacity of each simple drug, they would know the *logos* of composition.[37]

---

[32] The problematic nature of the word *neura* lies in the fact that, before the major anatomical developments of Hellenistic medicine and the discovery of the nervous system, the term was used to indicated various cordlike structures in the body (usually ligaments and tendons), but it was also used to indicate structures now identified as nerves that at that time were not physiologically distinct. Even after the anatomical and physiological distinctions between nerves and tendons/ligaments, the term *neura* was used for nerves but was still used broadly to refer to sinews as well, together with *tenonta and syndesmoi*. Most of the times the meaning of *neuron* is clear from the context. Galen clarifies the differences among the three structures in *MM* 6.4 (X.409-410 K) and *Oss.* proemium (II.719 K).

[33] *Types* abounds with cross-references to *The therapeutic method*, whose books 3-6 are dedicated to wound healing (see below). *The therapeutic method* is also indicated as a propaedeutic reading to the method of compounding (see, for instance, *Comp. Med. Gen.* 1.2 [XIII.370 K]). Reciprocally, *The therapeutic method* contains countless references to works on compound remedies.

[34] Fabricius, C., *Galens Exzerpte aus älteren Pharmakologen*, 43-44.

[35] *Comp. Med. Gen.* 2.1 (XIII.462-463 K), 2.5 (XIII.502 K). See Fabricius, C., *Galens Exzerpte aus älteren Pharmakologen*, 44. For the issue of the validity of the formulations associated with the selection, see Von Staden, "Inefficacy, error and failure", 59-83; Singer, P. N., "A Change in the Substance: Theory and its Limits in Galen's Simples", *Archives Internationales d'Histoire des Sciences*, 70, no. 184-185 (2020), 16-53.

[36] *Comp. Med. Gen.* 2.5 (XIII.502 K). See Fabricius, C., *Galens Exzerpte aus älteren Pharmakologen*, 46-47 for further references (similar considerations are found in *Places*).

[37] *Comp. Med. Gen.* 2.1 (XIII.463 K).

Galen frequently uses the word *methodos*, but the term is interchangeable with *logos* and *logismos* – all indicating the reasoning behind the creation of a suitable pharmacological therapy.[38]

This methodological requirement comes from the necessity to compound everywhere, even in extreme conditions (in the country, during a voyage, at sea), when not all the ingredients prescribed in the recipe may be available. In addition, it frees the physician from a dependency on recipe books and it allows him to be more flexible and critical about earlier formulations that might need corrections and adjustments.[39] A sort of protocol of the *methodos* is clearly theorised in book 6,[40] although its exposition and application are found earlier in the treatise. The basic idea is to first perform what is defined as 'technical conjecture' (*technikos stochasmos*), based on the knowledge that the physician should possess, which includes the clinical aspects of the disease, the pharmaceutical properties of the remedy needed to cure the disease, the simples possessing such properties and to what degree, and all those specifications regarding the nature of the patient, age, etc. Once in posessession of all this information a physician can conjecture a potential recipe, calculating the relative amounts of the ingredients required in the formulation; then the recipe can be tested and modified according to its effects on the patient.[41]

A perfect example of this procedure is found at the beginning of book 2, where Galen explains how to cure cavity wounds, that is wounds with a significant tissue loss beneath the epidermis and dermis. The necessary properties for treating the wound are enfleshing, cleansing, and drying. By avoiding the need for hard-to-find less accessible ingredients and sticking to the basics, at least part of these properties can be supplied by wax and verdigris, which are to be added in two potential proportions depending on the body of the patient, if it can tolerate a stronger remedy which is richer in verdigris. Once the effect on the patient has been established, the proportion can be adjusted accordingly, by being either strengthened with additional verdigris or 'diluted' with wax.[42]

---

[38] See Jacques. J. M., "La méthode de Galien pharmacologue dans les traités sur les médicaments composés (Περί συνθέσεως φαρμάκων)", 111-13.
[39] *Comp. Med. Gen.* 1.2 (XIII.370 K), 2.1 (XIII.458, 466-467 K), 6.1 (XIII.861-862 K).
[40] *Comp. Med. Gen.* 6.1 (XIII.862 K).
[41] The notion of 'technical conjecture' have been investigated, among others, by Boudon-Millot, V., "Art, science and conjecture, from Hippocrates to Plato and Aristotle", in *Hippocrates in Context*, Van der Eijk, P. (ed.), Leiden: Brill, 2005, 87-99; Boudon-Millot, V., "Art, science et conjecture chez Galien", in *Galien et la Philosophie*, Barnes, J. and Jouanna, J. (eds.), Genève: Fondation Hardt, 2003, 269-98, but the studies focus mainly on diagnostic and prognostic. For some pharmacological aspects, see again Jacques, J. M., "La méthode de Galien pharmacologue dans les traités sur les médicaments composés (Περί συνθέσεως φαρμάκων)", 113-115.
[42] The passage (*Comp. Med. Gen.* 2.1 [XIII.464-469 K]) might be worth quoting almost in full (my translation): 'Since we learnt through reason that the healing of cavity wounds occurs when flesh grows in the place of the lost one [...] we thought that this could not happen if there is dirt in the wound or abundant moisture underneath. However, cleansing drugs remove the dirt, drying drugs the moisture. Therefore, it is necessary to know the substances of such remedies, not simply according to kind [...] but as we did in the work *On simple drugs*; not only by writing which drug here warms or cools or acts in some other similar way, but also that a drug does so in the first, second, third or fourth degree [...] For at times, we desire a drug that warms or dries moderately, other times we desire a drug that can do any of such things but at the strongest degree.
Since it was shown that wounds to be enfleshed need a remedy that is moderately drying and cleansing without being biting, it is necessary to remember which is the substance of such drugs. This has been presented in the work *On the capacities of simple medicines*, along with the intensity of each [...] First, let us assume that we have wax and verdigris, but nothing else suitable for a cavity wound, for example frankincense, iris, aristolochia, meal of bitter vetch, root of all-heal and such. Since we know that by applying wax alone the wound will become dirty, as wax could not cleanse nor dry, while if we apply verdigris the wound will sting, corrode, and become inflamed, we will avoid each of these

The seven books of *Types* present a common general structure: an introduction with the book's content, followed by the general way to cure a specific condition and finally the recipe section.[43] However, there are also several theoretical digressions in the recipes with explanations on the use of the substances, which appear to have been ignored by Galen's compilers. In fact, later authors tended instead to provide brief reviews of those susbtances required for a particular treatment, by drawing up long and rather sterile lists of items.[44] We find reviews of substances also in Galen (for example at the beginning of book 4 of *Types*),[45] but Galen integrates practical information for the handling of the substances with observations on the capacities, the effects on the body, the texture and composition, and so on.[46] The structure of the recipe is also quite straightforward:[47]

- *prografē* (heading): designation of the remedy according to kind (pharmaceutical form, general action/*dynamis*, organ for which it is intended); name of the remedy; creator of the remedy or doctor who introduced (but not necessarily invented) the prescription in question, and the source who transmitted the recipe.
- *epangelia* (therapeutic indication): the disease for which the remedy is suitable.
- *synthesis* (formulation): precise information on the constituents of the remedies (ingredients and quantitative specifications).
- *skeuasia*: preparation of the medicinal product from the ingredients; instructions on administration (dose, timing).

Types deals only with plasters, and Galen never really explains why he chose plasters as a model for showing the method of compounding. However, a more in-depth analysis suggests that the different uses of the substances within the formulation in a plaster (such as those

---

two, and we will make something different in between them, weaker than verdigris but stronger than wax. However, since wax is a bit inferior to what could be usefully applied, while verdigris is way superior, we will mix a little verdigris with a lot of wax. But how much of each? [...] It is not possible to find the precise amount ofeach before testing, but it is possible to calculate, evaluate, and compound the first time a remedy which will have no significant failure; as I did once in a village where I did not have with me a certain drug, and nobody else in the village could supply it, and I found only verdigris and wax among the drugs suitable for the synthesis.

Taking both ingredients and melting on the fire the wax with oil of roses, so that it became a liquid cerate, I mixed to a pound of cerate one ounce of verdigris, that is the twelfth part. For I considered to mix either the tenth part or the twelfth, supposing that the more the sharper, the less the weaker. When we tested the compound, it seemed that the tenth and twelfth part were mixed correctly according to the differences of the bodies. For we have shown the very thing that is also confirmed by experience: that strong bodies tolerate stronger remedies, while weaker bodies cannot bear the application of such drugs [...]

For whenever it appears that the necessary action has been performed, it is better to remain on the same track, while, whenever it fails, its capacity should be increased so that it cleans as well [...]. It is necessary to examine whether the flesh in the wound did or did not grow, but instead the wound has become dirty and full of moisture; or besides the flesh not growing, a certain biting sensation occurs in the patient, and the wounded part appears warmer or redder. If the remedy seemstoo weak, you will increase its capacity by mixing honey or verdigris; whilst if it seems too strong, you will add olive oil or rose oil, softening the drug that is intended for dressing applications'.

[43] For further information on the structure of the book and its link to the *logos-peira* dialogue in Galen, see Fabricius, C., *Galens Exzerpte aus älteren Pharmakologen*, 36-61.

[44] See, for example, Paul. Aeg. 7.17 (II.347-348 H). The chapter starts with a digression on the main substances that distinguish every type of plaster according to the specific *dynamis* and ends with a general overview on how the ingredients should be differently boiled.

[45] *Comp. Med. Gen.* 4.1 (XIII.657-665 K).

[46] The examples are innumerable. See, for instance, the excursus on resins in *Comp. Med. Gen.* 2.2 (XIII.474-475 K) or fats in *Comp. Med. Gen.* 7.1 (XIII.948-950 K).

[47] The structure of the recipe was clearly described by Fabricius, C., *Galens Exzerpte aus älteren Pharmakologen*, 24-29, who identifies a full form (reported in the text) and a short form, which lacks structure, details (such as amounts and preparation) and has usually just a few ingredients.

that add stickiness and viscosity) are a significant aspect of the method of compounding.[48] Also, as suggested by Fabricius, given the fact that wounds and skin or soft tissue-related conditions can occur in any part of the body, it is reasonable to dedicate a more general work separate from a work of recipes grouped according to affected places. As mentioned above, the understanding of recipes for wound healing found in *Types* benefits from the classification and the clinical assessment of wounds explained in *The therapeutic method* (*De methodo medendi*), to which Galen constantly refers.

In *The therapeutic method,* four of 14 books are dedicated to wound treatment (books 3-6).[49] The work is quite unsystematic if we look specifically at pharmaceutical therapies. The entire treatise amounts to a refutation of representatives of other medical schools and, in contrast, a statement of the correct method of treatment. In his major work, Galen discusses the classification of diseases, clinical assessment, causes, aims of the therapies, all the aspects that need to be taken into account when formulating a treatment, what needs to be cured first, conditions associated with a certain disease, risks, and complications, as well as the pharmacological requirements for the treatment, the substances possessing the required properties, adjustments that need to be made according to the 'indicators', the specifications, and the effects on the body of the substances – all interspersed with invectives against other physicians and controversies over medical theories and practices. In regard to wounds and their treatment, the content of the four books is summarised in Table 2.

Table 2. Table of contents of book 3-6 of The therapeutic method (wound treatment).

MM book	ContentCo
Book 3	Cavity wounds; simple wounds; flat wounds; overgrowth of flesh
	Indicators of treatment (concept of *krasis*)
	Specific differences in wounds (form, size, time)
Book 4	*Dyskrasia* of the flesh and other causes
	Hard-to-heal ulcers (*kakoēthē*)
	Associated conditions (suppuration and other)
	Treatment with purging/phlebotomy
	Internal injuries
Book 5	Blood vessel wounds
	Wounds in the respiratory system
Book 6	Nerve/tendon wounds
	Bone fractures

---

[48] Again, this is a very frequent case and an approach that the author seems to use throughout his work on compound remedies. A significant example can be found in *Comp. Med. Gen.* 3.2 (XIII.588-592 K).
[49] *The therapeutic method* represents Galen's attempt to offer a comprehensive account of his medical theory and of the principles of treating disease. The first two books deal with general definitions, causes and classification of diseases; book 3-6 with wound healing; book 7 explores the concept of *dyskrasia*; books 8-12 fevers; books 13-14 abnormal swellings.

This might be the most problematic aspect for later compilers: not only the theoretical digressions contained in the recipe books, but also the constant need to integrate more than one source to provide complete information necessary to cure a patient, as in the case of the rich material offered by *The therapeutic method*. Nevertheless, from the analysis of the four books on wound treatment and despite their disorganic nature, some familiarity with the substances frequently employed in wound healing and with their properties and uses can be acquired (see Table 3). Some difficulties arise from the fact that Galen mostly refers to the properties not of single substances, but of compound remedies, although simples (and list of them) are discussed.

Table 3

Substance	Subclass	Greek term	Translation/ Species	Properties	Treatment/use in Galen
METALS	Copper	*ios chalkos*	Verdigris Copper	Drying Heating Astringent Eschar forming Cicatrising	Cavity wounds Flat wounds
	Zinc	*kadmeia pompholyx*	Cadmia (zinc oxide/ carbonate) Zinc oxide	Enfleshing Drying Astringent/ Haemostatic	Cavity wounds Anal ulcers Nerve/tendon wounds Internal bleeding
	Lead	*lithargyros*	Litharge (lead monoxide)	Drying	Flat wounds
BEE PRODUCTS		*meli melikraton*	Honey Honey+water	Cleansing	Ulcers in mouth, oesophagus, trachea, and bronchial tree Lung wounds (removespus from the pleural cavity) Promotes distributionof medications
RESINS/GUMS	Resins	*rhētinē*	Unspecified/ Pine/Terebinth	Emplastic	Nerve/tendon and blood vessel wounds
		libanōtos	Frankincense (*Boswellia sacra/ carterii*)	Enfleshing Emplastic	Cavity woundsUlcerated eyes
		mastichē	Mastic (*Pistacia lentiscus*)		Oesophagus ulcers
		pissa	Pitch	Moderately drying, Analgesic	Nerve/tendon wounds

Substance	Subclass	Greek term	Translation/Species	Properties	Treatment/use in Galen
	Gums	akakia	Gum arabic (*Acacia arabica*)		Ulcers in the lung from *kakochymia* Oesophagus ulcers
WINE/ DERIVATIVES		oinos oxos oxykraton oxymeli	Wine Vinegar Sour wine+water Vinegar+honey	Drying Astringent Cooling Haemostatic Solvent	Mouth ulcers To wash the wound (all types) Nerve/tendon wounds Wounds in lung vessels Internal organ bleeding Impregnated bandages To drink To dissolve a troche
PLANTS		kēkis	Oak gall	Haemostatic/ Astringent Cicatrizing	Rupture of a vessel Flat wounds Oesophagus ulcers
		rhoa	Pomegranate (*Punica granata*)	Astringent	Flat wounds Blood vessel wounds
		phlomos	Mullein (*Verbascum* spp.)	Drying	Swelling and inflammation
		strychnon	Nightshade (*Atropa belladonna*)	Astringent	Blood vessel wounds
		rhous	Sumac (*Rhus coriaria*)	Astringent Drying	Blood vessel wounds Mouth ulcers

Substances have been grouped together into classes (metals, bee products, resins, wine and derivatives, and plants), which are more easily identifiable in *Types*. From *Types* more pharmacological data on wound healing treatments can obviously be extrapolated. As a pilot study, the present investigation has focused on book 2 and book 4, which mainly explore cavity wounds, bleeding wounds, and wounds that are defined as hard-to-heal or hard-to cicatrise (that is, different forms of chronic ulcers).[50] The pharmacological capacities required to heal such wounds are drying and cicatrising, as well as cleansing, enfleshing (in case of cavity wounds) and haemostatic (in case of bleeding wounds) – similarly to what was found in *The therapeutic method*.[51]

---

[50] In regard to aetiology, the traditional nomenclature defines the acute type of injury caused by a trauma as 'wound', and the chronic one derived from internal causes as 'ulcer'. Ulcers can be vascular (caused by arterial and venous insufficiency), neuropathic (the so-called 'diabetic foot ulcers') or caused by unrelieved pressure (the so called 'pressure ulcers'). See Hermans, M. H., "Wounds and ulcers: back to the old nomenclature", *Wounds*, 22, no. 11 (2010), 289-293. Treatment varies according to aetiology, size, location, and overall medical condition of the patient. Regardless of the modern nomenclature, sometimes translations from ancient medical texts are less precise and the two terms are used interchangeably, as in the case of Adams' translation of Paul, which I followed.

[51] See also above, note 36. An overview of the pharmacological treatment of (war) wounds in antiquity can be found in

In the first chapter of book 2, a perfect example of the method of compounding can be observed, and the main substances which performed the required actions were verdigris, wax, and resins. Book 4 contains a long introduction which reviews the main drugs possessing the properties required to cure different types of chronic ulcers: minerals in the broad sense (including various copper and lead compounds as well as different earths) dissolved in wine or vinegar, followed by plant-derived products (fruit of the acacia, oak gall, pomegranate peel, and aristolochia). An analysis of about 160 recipes from book 2 and 4 has been performed; the substances are summarised in Table 4.[52]

Table 4. Frequent substances in wound healing plasters from book 2 and 4 of Types.

Class	Subclass	Greek Term	Translation/Species	Occurrences
METALS	Copper	*ios*	Verdigris (copper acetate)	67
		lepis	Copper flakes	43
		chalkos kekaumenos	Burnt copper	15
		chrysokolla	Malachite (copper carbonate)	9
		chalkanthes	Copper sulfate	10
		chalkitis	Copper ore	18
		diphryges	Pyrite from copper mines	15
	Zinc	*kadmeia*	Cadmia (zinc oxide/carbonate)	16
	Lead	*lithargyros*	Litharge (lead monoxide)	70
		psimythion	White lead (lead carbonate)	30
		molybdos	Lead	4
		molybdaina	Galena (lead sulphide)	2
BEE PRODUCTS		*kēros*	Wax	121
		propolis	Propolis	6
		meli	Honey	2

Salazar, Ch., *The treatment of war wounds in Graeco-Roman antiquity*, Leiden: Brill, 2000, 54-67. A wider picture was provided by Majno, G., *The healing hand: man and wound in the ancient world*, Cambridge, MA: Harvard University Press, 1975. Majno's notable book, which includes wound healing treatments from various ancient civilisations (Egypt, India, China, Greece), explores in detail Hippocratic texts and their remedies, but lacks insights into Galenic pharmacology (much attention is dedicated to surgical aspects and the research might have been limited by the shortage of Galenic translations into modern languages at that time).

[52] The identification of plants, minerals and other naturally derived substances is a problematic matter beyond the scope of this investigation. The identifications are mostly taken from *Theophrastus. Recherches sur les plantes*, ed. and trans. S. Amigues, vol. 5, Paris: Belles lettres, 1988-2006 and *Dioscorides Pedanius, De materia medica*, trans. Lily Y. Beck, Hildesheim, New York: Olms-Weidmann, 2005.

Class	Subclass	Greek Term	Translation/Species	Occurrences
RESINS/ GUMS	Resins	*rhētinē*	Resin – species unspecified, other forms	27
		terminthinē	Terebinth resin (*Pistacia terebinthus*)	34
		pituinē	Pine resin (*Pinus halepensis*)	14
		kolophōnia	Uncertain	11
		larix	Uncertain	5
		libanōtos	Frankincense (*Boswellia sacra/carterii*)	33
		manna	Manna (dust of frankincense)	28
		smyrna	Myrrh (*Commiphora myrrha*)	19
	Gums	*ammōniakon*	Ammoniacum (*Ferula sp.*)	25
		chalbanē	Galbanum (*Ferula galbaniflua*)	24
		oponax	Hercules' woundwort (*Opopanax hispidus*)	8
		ladanon	Labdanum (*Cistus ladanifer/creticus*)	7
PITCH		*pissa*	Wood tar (pine)	24
		asphaltos	Bitumen	21
OIL		*myrsinon*	Myrtle oil (*Myrtus communis*)	30
		rhodinon	Rose oil, *Rosa* spp.	10
VINEGAR/ WINE		*oxos*	Vinegar	38
		oinos	Wine	19
ANIMAL FAT		*stear*	Fat (various animals)	19
		myelos	Marrow	6
PLANTS		*aristolocheia* *a. strongylē* *a. makra*	Birthwort (*Aristolochia*) *A. rotunda* *A. longa*	23
		kēkis	Oak gall	13
		chamaileōn	Chameleon Black, *Cardopatium corymbosum* White, *Atractylis gummifera*	11
		aloē	Aloe vera	10
		sidion	Pomegranate peel (*Punica granatum*)	7

A pattern of ingredients is more clearly identifiable in *Types*, both from the synthesis section of the recipe and from all the discussions that Galen inserts concerning the function of the substances in the formulation. Metals (mainly copper and lead compounds) are among the most frequent ingredients, and the majority of the drugs that are naturally drying without being biting are metals (fulfilling therefore the main requirements for a wound healing remedy).[53] Wax is the most frequent ingredient and the base of the ointment, used in the greatest quantity and added to give the plaster its consistency (in addition to having an emollient element). Consistency is given also by resins such as terebinth, pine, *kolophōnia* and *larix*, which are however included in the formulation to provide stickiness – an important feature of the plaster which allows it to adhere to the skin – although they possess other *dynameis* whose degree varies according to the plant.[54] Other plant secretions such as frankincense (frequently cited in *The therapeutic method* as well) and myrrh are significant ingredients which are added mainly for other types of pharmacological contributions rather than providing a plaster-like consistency.[55] Vinegar and wine in *The therapeutic method* were reported for their astringency and ability to stop the bleeding, and they could be used by themselves to wash the wound. Although it contributes to the drying and closing properties, in Types vinegar is the preferential medium for the dissolution of dry ingredients (metals and resins such as frankincense and myrrh, which must be pounded and soaked in a solvent).[56] So much information in Galen needs to be collected from different works, books, and scattered passages – even for a relatively restricted topic.

> It is not because the more ancient writers had omitted anything relative to the Art that I have composed this work, but in order to give a compendious course of instruction; for, on the contrary, everything is handled by them properly, and without any omissions, whereas the moderns have not only in the first place neglected the study of them, but have also blamed them for prolixity.[57]

As stated by Paul in the preface of his *Seven Books*, the bulk of information provided by 'ancient writers' as well as their prolixity is apparently what discouraged later physicians, and what drove compilers to write medical encyclopaedias and compendia.[58] Although Paul is not addressing Galen specifically, he might have had in mind the physician from Pergamon when writing his intentions. In fact, as declared in the proemium, the goal of Paul is to offer something lying roughly midway between the work by Oribasius in 70 books, which is too bulky and not easily accessible, and the epitome he wrote for his son Eustathius, which is deficient in some aspects. This goal will be achieved by compiling a brief collection of the most distinguished writers – Oribasius in particular, who is posterior to Galen and one of the most recent authors. Oribasius in his *Collectiones medicae* in 70 books relies heavily on Galen as a source, who, according to the author, employs the most exact methods and definitions.[59]

---

[53] *Comp. Med. Gen.* 4.1 (XIII.657 K).
[54] *Comp. Med. Gen.* 2.1 (XIII.469-470 K), 2.7 (XIII.475 K), 4.7 (XIII.722 K).
[55] Frankincense is in fact enfleshing, astringent, and pus-removing. See e.g., *Comp. Med. Gen.* 1.12 (XIII.413-414 K), 2.1 (XIII.466 K), 2.2 (XIII.477 K), 4.5 (XIII.700 K), 4.6 (XIII.711 K), 5.2 (XIII.783 K).
[56] *Comp. Med. Gen.* 2.2 (XIII.473, 478, 491, 495 K), 2.12 (XIII.519 K).
[57] Paul. Aeg. proemium (I.3-5 H). For further information on editions and translations used in this study, refer to the bibliography section.
[58] For studies on later medical compilers, see note 2.
[59] *Coll. Med.* I.1 (CMG VI 1.1, 4 R).

The table of contents is given by the author in the preface (book 1 on hygiene; book 2 on fevers; book 3 on topical affections *a capite ad calcem*; book 4 on 'those complaints which are external and exposed to view, and are not limited to one part of the body but affect various parts'; book 5 on wounds and bites of venomous animals; book 6 on surgery; book 7 on the properties of simple and compound medicines).[60] All books display a similar structure and in the full version provide first an explanation of a condition, information on the diagnosis and clinical aspects, followed by the general method of treatment and the pharmacological therapy, which might include the main substances possessing the required pharmacological capacities, simple pharmacological compositions (with no amounts) and their application, and a recipe section at the end.

Book 4 and 7 are of particular interest for the present analysis. Those 'external conditions that are not limited to a specific part of the bodies' treated in book 4 are essentially wounds and other skin and soft tissue conditions – those that Galen classifies as 'abnormal swellings', which can occur in association with wounds.[61] In Paul, wounds are treated in chapters 36-54 of book 4, where the author gives very short definitions and limited clinical information on specific wounds followed by surgical and pharmacological treatments, which include references to the required capacities and a short list of substances or combinations of substances (sometimes using the proper name of the formulation),[62] sometimes followed by a selection of recipes that are mostly reported with precise amounts and occasionally in more general terms. Data on preparation and application is both in the introductory part (where comments on the progress of the condition can also be found)[63] and in the recipe section.[64] Paul shares similarities with Galen's classification of wounds observed above, based on the affected part, tissue involved, and timing/progress – wounds in nerves and blood vessels, simple and cavity wounds, and wounds developing into chronic ulcers.

Book 7 is the pure pharmacological portion of Paul's treatise and covers the properties of simples and compounds. Paul specifies that the book contains the properties of compounds 'particularly of those which I had mentioned in the preceding six books, and more especially the greater and, as it were, celebrated preparations. For I did not think it proper to treat of all these articles promiscuously, lest it should occasion confusion, but so that any person looking for one or more of the distinguished preparations might easily find it'.[65]

As clear from the chapters' headings, book 7 contains an introductory part with the basics of Galenic pharmacological theories, with chapters on mixtures, degrees, and capacities; then a significant portion of the book is occupied by the actual *materia medica*, with the individual capacities of simples listed in alphabetical order, followed by a chapter that groups lists of simples with purgative properties.[66] The author then jumps right into discussing compound remedies, starting with a chapter on purgatives without giving any details on how to

---

[60] Paul. Aeg. proemium (I.3-4 H).
[61] See above, note 107.
[62] See e.g., Paul. Aeg. 4.41 (I.361 H) on remedies for cleansing foul ulcers, with formulations such as the 'Athena' or the 'Indian' (see below note 72).
[63] See e.g., Paul. Aeg. 4.47 (I.360-370 H) on sinuous ulcers.
[64] See e.g., Paul. Aeg. 4.45 (I.364-365 H) on ulcers requiring cicatrisation.
[65] Paul. Aeg. proemium (I.3-4 H).
[66] Paul. Aeg. II.184 H

compound or any of the purposes, knowledge requirements, technical conjectures, or tests that Galen stressed both at the beginning and throughout *Types*.

Chapter 17 is the one dealing with plasters, with an introduction that groups their main simples according to capacities (agglutinative, cicatrising, drying, emollient, epispastic, and digestive), followed by a list of about 90 formulations for remedies against wounds, skin and soft tissue conditions, burns, fractures, dislocations, and similar.

As the source for this chapter, Paul declared Antyllus, most likely a 2nd century Pneumatist physician. According to Richard Grant,[67] he probably preceded Galen and was alive during the reigns of Trajan and Hadrian. It was before much easier for Paul to rely on authors rather than Galen, and on works easier to read than *Types*.

Antyllus was also a source for Oribasius, whose book on compound remedies in the *Collectiones* (16) is lost, as is almost the entire book on wound healing treatment (43).[68] The word *emplatros* has very few occurrences in the remaining books of the *Collectiones*,[69] where Oribasius inspects many other types of topical remedies (discussed also by Paul), attempting to clarifying the differences in uses and formulations among them: *embrochai, kataplasmata, katachrismata*, different '*pasmata*', and so on – terms that (with the exception of *kataplasmata*) appear to be sporadic in Galen.[70] Although Galen tends to explain quite in detail the use and the 'chemistry', so to speak, of the substances within a formulation, it is much easier to understand in his compilers more general practical pharmaceutical notions (such as different pharmaceutical forms)[71] and classifications: for instance, that a *kataplasma* is flour-based, and a plaster is wax-based; or how a troche is transformed into a plaster.[72] In some cases, it might be a matter of clarification; in other cases, the variety of topical remedies might represent a pharmaceutical development, if not in the types of remedies themselves, then at least in their classification.

---

[67] Grant, R. L., "Antyllus and his medical works", *Bulletin of the History of Medicine*, 34-2 (1960), 154-74.
[68] Oribasius in his *Collectiones medicae* seems to explore more in detail the topics treated in the present contribution. An analysis of Oribasius' texts is beyond the scope of the analysis, mainly because some of the books that could be of interest are fragmentary or missing. In particular: books 9 and 10 which explore topical remedies; of the pharmacological books 11-16, the one on compound remedies (16) is lost; book 43 on ulcers is fragmentary. Books 44-45 treat abnormal swellings.
[69] The 17 occurrences of the word *emplatros* are distributed as follows: one occurrence in book 9, one in book 10, one in 13, one in 15, two in 43, four in 44, three in 45, three in 46, one in 50.
[70] *Embrochai* (embrocations) are liquids applied by rubbing (*Coll. Med.* 9.22 [CMG VI 1.2, 21 R]), with 13 occurrences in the Galenic *corpus*. *Kataplasmata* are flour/cereal-based poultices used to cure inflammations for which embrocations and plasters are not suitable (*Coll. Med.* 9.24 [CMG VI 1.2, 26 R]), with 172 occurrences in Galen. *Katachrismata* are ointments of heterogeneous composition (myrrh/frankincense or egg white seems to be frequent ingredients, but not always present) for those parts of the body on which it is not possible to apply embrocations or poultices, because they are harmful or do not stay in place (*Coll. Med.* 10.27 [CMG VI 1.2, 68 R]) – with two occurrences in Galen. Different types of *pasmata* (*empasmata, katapasmata, diapasmata* according to the use) are powders that are sprinkled over the affected part (*Coll. Med.* 10.31-33 [CMG VI 1.2, 72-73 R]), with one occurrence in the entire Galenic *corpus*.
[71] The pharmaceutical (dosage) form is the physical form in which a drug is administered (powder, capsules, tablets, ointments, creams, gels, suppositories, solutions, etc.). See Allen, V. L., and McPherson, T. B., *Ansel's Pharmaceutical Dosage Forms and Drug Delivery Systems*, Philadelphia: Wolters Kluwer Health, 2023.
[72] Both Oribasius (*Coll. Med.* 10.24 [CMG VI 1.2, 67 R]) and Paul (7.12 [II.313-322 H]) dedicate a chapter on troches and their transformation. The word *trochiskos* occurs 231 times in the Galenic *corpus* (*The therapeutic method, Types, Places*, and *Antidotes*) but there is no systematic discussion. The troche is usually plastered up on the affected part after being dissolved in wine, vinegar, or water. Galen in *The therapeutic method* refers to poultices with a certain frequency but very irregularly, although they are often associated with their main ingredient (flour, see e.g., *MM* 4.5 [X.280 K], 6.2 [X.390, 395 K], 6.3 [X.408 K], 13.5 [X.882 K]) and with the treatment of inflammations (see e.g., *MM* 4.5 [X.282 K], 5.15 [X.380 K], 11.15 [X.784 K], 11.16 [X.792 K]). In *Comp. Med. Loc.* troches have dedicated sections for the cure of the headache or liver inflammation, for instance 2.2 (XII.568 K), 8.9 (XIII.219 K), but again there seems to be no systematic discussion.

To match the types of wounds analysed in Galen, the following chapters from Paul's work have been selected: from book 4, simple ulcers (chapter 6), agglutinants (37), hollow ulcers (40), cleansing medicines for foul ulcers (41), ulcers requiring cicatrisation (45), malignant ulcers called *Chironian* and *Telephian* (46); from book 7, troches (chapter 12) and plasters (17). From the examination of the substances and formulations of these selected chapters (including that on troches, which contains recipes for lozenges that can be turned into wound healing plasters through the addition of wax and oil) and also remedies that are not in the form of plasters (but can be applied dry, or soaked, or dissolved in a liquid), it can be seen that the pharmacological capacities required to cure a wound remain those that were stated by Galen: agglutinant or closing (*kollektikē*), drying the excess moisture, cleansing the dirt that can form in the wound, regenerating the missing flesh (*sarkōtikē*, the 'enfleshing' capacity), cicatrising, and also the property to evacuate bad fluids (as in the case of varicose veins caused by an accumulation of blood). Several substances are reported as closing, in the form of leaves wrapped around the wound, as well as juices, barks and shoots, either in their simple form or soaked in wine (leaves), rubbed with water (resins), mixed with flour, or with wax and honey – in any case, very simple formulations.[73]

The principles of treatment of a cavity wound appear to be similar to the Galenic ones (drying, cleansing and enfleshing capacities are required), as well as major ingredients such as frankincense. The basic drying (and most accessible) ingredient required by Galen, the verdigris, is missing from this chapter but found in the list of cicatrising drugs with other copper compounds, as is often the case in Galen.[74] Even in these general overviews which provide the basics of the treatment and list of simples, sometimes it is hard to distinguish simples (which are barely used by themselves), their specific properties or their functions within the formulation. On the contrary, in Galen, despite his lack of systematicity, it is easier to see the common 'backbone' of recipes with similar properties and therapeutic indications, thanks to the very repetitive instructions he gives on the method of synthesis and on the specific functions of the substances in the combination. By combining the ingredients of Paul's compound remedies (a total of about 60 recipes) with the substances found in his lists of simples and in the introductions containing the general treatments, a picture emerges of more common substances that are also found in Galen.[75]

Compound remedies can contain a wide range of ingredients, from as few as two ingredients up to 30. Some 'classic' remedies, known by their proper nouns (or their category) and already passed on by Galen, are found also in Paul: *Isis, Athena, Cephalicum, Tetrapharmakon, Indian, Pasion, Phoenicium, Barbaric*.[76] The frequency and pattern of ingredients is similar to what we find in Galen (see Table 5).

---

[73] Paul. Aeg. 4.37 (I.358 H).
[74] Paul. Aeg. 4.40 (I.359-360 H), 4.45 (I.364-365 H).
[75] Adams notes that for the chapter on plasters Paul is as usual much indebted to Galen, but that 'the accuracy of Galen and his attention to minutiae are almost inconceivable', and that the composition of the plasters is treated 'at so great length that it is quite out of the question to attempt even an abstract of his account of them'. Adams, F., *The seven books of Paulus Aegineta: translated from the Greek with a commentary embracing a complete view of the knowledge possessed by the Greeks, Romans and Arabians on all subjects connected with medicine and surgery*, trans. F.Adams, vol. 3, London: Sydenham Society, 1844-1847, 575.
[76] The names of some of these compounds seem quite univocal, as in the case of the *Tetrapharmakon*: Paul. Aeg. 7.17.2 (II.348 H), Galen *MM* 4.5 (X.281 K), *SMT* 11.1 (XII.328 K), *Hipp. Elem.* 1.5 (I.452 K), although other references in Galen are vaguer. Other remedies such as the *Isis* are ambiguous, with different versions from various authors; see Paul. Aeg. 7.17.39 (II.356-357 H) and in Galen *Comp. Med. Gen.* 2.19 (XII.543 K), 4.13 (XIII.737 K), 5.2 (XIII.774 K), 5.3 (XIII.794 K), *MM* 6.6 (X.454 K). The term *Cephalica* seems to indicate a group of remedies but also a specific one: *Comp. Med. Gen.*

Table 5

Class	Subclass	Greek Term	Translation/Species	Occurrences
METALS	Copper	ios	Verdigris (copper acetate)	11
		lepis	Copper flakes	11
		chalkos kekaumenos	Burnt copper	4
		chrysokolla	Malachite (copper carbonate)	3
		chalkanthes	Copper sulfate	4
		chalkitis	Copper ore	7
		diphryges	Pyrite from copper mines	7
	Zinc	kadmeia	Cadmia (zinc oxide/carbonate)	9
	Lead	lithargyros	Litharge (lead monoxide)	14
		psimythion	White lead (lead carbonate)	9
		molybdos	Lead	5
		styptēria	Split and other forms of alum	16
		kisēris	Pumice stone	6
BEE PRODUCTS		kēros	Wax/cerate	24
		meli	Honey	7

2.18 (XIII.541 K), 4.13 (XIII.744-747 K), *MM* 3.2 (X.164 K); Paul Aeg. 6.7 (II.50 H). Likewise, the *Barbaroi*, closing and haemostatic plasters containing bitumen and pitch; Galen *Comp. Med. Gen.* 2.22 (XIII.555-561 K), Paul. Aeg. 7.17.42 (II.358 H). For the *Pasion* and the *Athena*, see Galen *Comp. Med. Gen.* 2.2 (XIII.493-494 K); Paul. Aeg. 7.12.22 (II.318 H), 7.17.40 (II.357 H) – although the recipes for the *Athena* differ. For the confusion in Galen in relation to his sources and the names of the remedies, see Scarborough, J., "Early Byzantine pharmacology", 220-221.

The *Phoenicium* is, according to Galen, his own original recipe. The ingredients are the same in both authors, but the preparation instructions in Galen are extensive. See *Comp. Med. Gen.*1.4 (XIII.375 K), Paul. Aeg. 7.17.29 (II.354 H).

Class	Subclass	Greek Term	Translation/Species	Occurrences
RESINS/ GUMS	Resins	*pityos phloios*	Pine bark	3
		terminthinē	Terebinth resin (*Pistacia terebinthus*)	5
		pituinē	Pine resin (*Pinus halepensis*)	3
		kolophōnia	Uncertain	11
		libanōtos	Frankincense (*Boswellia sacra/carterii*)	8
		manna	Manna (dust of frankincense)	8
		smyrna	Myrrh (*Commiphora myrrha*)	8
	Gums	*ammōniakon*	Ammoniacum (*Ferula sp.*)	6
		chalbanē	Galbanum (*Ferula galbaniflua*)	4
OIL		*myrsinon*	Myrtle oil (*Myrtus communis*)	9
			Olive oil	11
		rhodinon	Rose oil, *Rosa* spp.	4
VINEGAR/ WINE		*oxos*	Vinegar	10
		oinos	Wine	5
ANIMAL FAT		*stear*	Fat (various animals)	5
PLANTS		*aristolocheia*	Birthwort (*Aristolochia*)	9
		kēkis	Oak gall	8
		chamaileōn	Chameleon Black, *Cardopatium corymbosum*	1
		aloē	Aloe vera	3
		sidion	Pomegranate peel (*Punica granatum*)	5 + 2 flower
		iris	Iris	5

Among minerals, the most significant are copper compounds (verdigris, copper flakes, *diphryges*) and lead compounds, as well as different forms of alum; as for resins, they are frankincense, manna and myrrh, as well as resins from pine, terebinth and *kolophōnia*. Wax is the base of the plaster, while myrtle and olive oil are used in their simple forms or already mixed with wax in the form of a cerate. In regard to botanical products botanical products, the presence of aristolochia, pomegranate peel, and oak gall – among the few plants frequently recurring in Galen's wound healing plasters – is noteworthy.

In conclusion, a certain continuity can be seen in the pharmacological capacities expected from a wound healing treatment, in the use of substances and their combinations, and in the employment of 'canonical' formulations (after all, Galen himself does not provide many new recipes in his books, but he collects a selection of tested and valuable remedies created by previous medical authorities and handed down from one generation of physicians to another). Despite the use of other medical sources such as Antyllus (probably more accessible and comprehensible than Galen), or the declared debt to Oribasius, many elements lead back to Galen, on whom Oribasius relies. Nevertheless, with the exception of the first three chapters of book 7 which discuss general pharmacological ideas, the method of compounding is missing, along with all those detailed instructions about the pharmacology and chemistry of the substances - their properties and roles in the formulation, the basic ingredients and how they are combined, their proportions, the flexibility and optmisation of the treatment, and so on. The theoretical parts that were cut out, as is common when compilations are made, seemed to constitute for Galen the foundations of the art of compounding which, maybe paradoxically, can be of extremely practical use.

This preliminary analysis shows that Galen's theory can and should in fact be reconstructed and confirms the necessity of further studies on this topic (starting with research on Galen's late antique and mediaeval reception). Such development could have an impact on the reconstruction of the history of compound drugs in particular and of pharmacological theories in general.[77]

Bibliography

Adams, F. (1844-1847), *The Seven Books of Paulus Aegineta: Translated from the Greek with a Commentary Embracing a Complete View of the Knowledge Possessed by the Greeks, Romans and Arabians on All Subjects Connected with Medicine and Surgery*, trans. F. Adams, vol. 3, London: Sydenham Society.

Allen, V. L. and McPherson, T. B. (2023), *Ansel's Pharmaceutical Dosage Forms and Drug Delivery Systems*, Philadelphia: Wolters Kluwer Health.

Boudon-Millot, V. (2003), "Art, science et conjecture chez Galien", in *Galien et la Philosophie*, Barnes, J. and Jouanna, J. (eds.), Genève: Fondation Hardt, 269-98.

—. (2005), "Art, science and conjecture, from Hippocrates to Plato and Aristotle", in *Hippocrate in Context*, Van der Eijk, P. (ed.), Leiden: Brill, 87-99.

---

[77] In addition to the book of Paula de Vos on compound remedies, see Ventura, I., "Classification Systems and Pharmacological Theory in Medieval Collections of Materia Medica: A Short History from the Antiquity to the End of the 12th Century", in *Classification from Antiquity to Modern Times. Sources, Methods, and Theories from an Interdisciplinary Perspective*, ed. Tanja Pommerening and Walter Bisang, Berlin: De Gruyter, 2017.

—. (2018), "La tradition manuscrite des médicaments composés selon les genres de galien (Kühn XIII, 362-1058)", *Revue des études grecques*, 131, 451-78.

De Vos, P. (2010), "European materia medica in historical texts: longevity of a tradition and implications for future use", *Journal of ethnopharmacology*, 132, 28-47.

—. (2020), *Compound Remedies: Galenic Pharmacy from the Ancient Mediterranean to New Spain*, Pittsburgh: University of Pittsburgh Press.

Dioscorides, (2005), *De materia medica*, trans. L. Y. Beck, Hildesheim, New York: Olms-Weidmann.

Durling, R. J. (1961), "A Chronological Census of Renaissance Editions and Translations of Galen", *Journal of the Warburg and Courtauld Institutes*, 24, no. 3/4, 230-305.

Fabricius, C. (1972), *Galens Exzerpte aus älteren Pharmakologen*, West-Berlin: De Gruyter.

Garzya, A.; De Lucia, R. and Guardasole, A. (2006), *Medici bizantini: Oribasio di Pergamo, Aezio d'Amida, Alessandro di Tralle, Paolo d'Egina, Leone medico*, Torino: UTET.

Grant, R. L. (1960), "Antyllus and his medical works", *Bulletin of the History of Medicine*, 34-2, 154-74.

Hermans, M. H. (2010), "Wounds and ulcers: back to the old nomenclature", *Wounds*, 22, no. 11, 289-93.

Jacques, J. M. (1997), "La méthode de Galien pharmacologue dans les traités sur les medicaments composés (Περί συνθέσεως φαρμάκων)", in *Galen on Pharmacology*, Debru, A. (ed.), Leiden: Brill, 103-29.

Lehmhaus, L. and Martelli, M. (eds.) (2017), *Collecting recipes: Byzantine and Jewish pharmacology in dialogue*, Boston, Berlin: De Gruyter.

Majno, G. (1975), *The healing hand: man, and wound in the ancient world*, Cambridge, MA: Harvard University Press.

Manetti, D. (2010), "Problemi di tradizione tardoantica e medievale di Galeno, De compositione medicamentorum per genera", in *Storia della tradizione e edizione dei medici Greci: atti del VI colloquio intemazionale (Napoli)*, Roselli, A. (ed.), Napoli M. D'Auria, 129-42.

Salazar, Ch. (2000), *The treatment of war wounds in Graeco-Roman antiquity*, Leiden: Brill.

—. (2017), "Continuity and Innovation in Paul of Aegina's Chapters on Headaches and Migraines", in *Collecting recipes: Byzantine and Jewish pharmacology in dialogue*, Lehmhaus, L. and Martelli, M. (eds.), Boston, Berlin: De Gruyter, 175-94.

Scarborough, J. (1984), "Early Byzantine pharmacology", *Dumbarton Oaks Papers*, 38, 213-232.

Singer, P. N. (2020), "A Change in the Substance: Theory and its Limits in Galen's Simples", *Archives Internationales d'Histoire des Sciences*, 70, no. 184-185, 16-53.

Theophrastus, (1988-2006), *Recherches sur les plantes*, ed. and trans. S. Amigues, vol. 5, Paris: Belles lettres.

Van der Eijk, P. (1997), "Galen's use of the concept of 'qualified experience' in his dietetic and pharmacological works", in *Galen on Pharmacology*, Debru, A. (ed.), Leiden: Brill, 35-57.

—. (2010), "Principles and practices of compilation and abbreviation in the medical 'encyclopaedias' of late antiquity", in *Condensing Texts–Condensed Texts*, Reitz, Ch. and Horster, M. (eds.), Stuttgart: Steiner, 519-54.

—. (2015), "Canons, authorities and medical practice in the Greek medical encyclopaedias of late antiquity and in the Talmud", in *Wissen in Bewegung: Institution - Iteration - Transfer*, Traninger, A. and Cancik-Kirschbaum, E. (eds.), Wiesbaden: Harassowitz, 195-222.

Van der Eijk, P. and Salazar, Ch. (2020), "Aetius of Amida's abbreviations of his Galenic source texts", in *Epitome. Abréger les textes antiques*, Boehm, I. and Vallat, D. (eds.), Lyon: Maison de l'Orient et de la Méditerranée, 17-26.

Ventura, I. (2017), "Classification Systems and Pharmacological Theory in Medieval Collections of Materia Medica: A Short History from the Antiquity to the End of the 12th Century", in *Classification from Antiquity to Modern Times. Sources, Methods, and Theories from an Interdisciplinary Perspective*, ed. Tanja Pommerening and Walter Bisang, Berlin: De Gruyter.

Von Staden, H. (1997), "Inefficacy, error and failure: Galen on δόκιμα φάρμακα ἄπρακτα", in *Galen on Pharmacology*, Debru, A. (ed.), Leiden: Brill, 59-83.

Texts: Abbreviations, Editions and Translations

Galen

Texts of Galen are cited by book/chapter, followed by volume and page number in Kühn's edition (within brackets). The page in the most recent critical edition, where available, is sometimes given.

Claudii Galeni Opera Omnia, Gottlob Kühn, K. (ed.), 20 vols. Leipzig: Cnobloch, 1821-1833. (K)

Comp. Med. Gen. = *De compositione medicamentorum per genera.*

Comp. Med. Loc. = *De compositione medicamentorum secundum locos.*

Hipp. Elem. = *De elementis secundum Hippocratem.*

Indol. = *De indolentia.* Ed. and Trans. (BJP): *Galien. Ne Pas Se Chagriner*, edited and translated by V. Boudon-Millot, J. Jouanna and A. Pietrobelli, Paris: Les Belles Lettres, 2010.

MM = *De methodo medendi.* Trans.: *Galen. Method of Medicine*, edited and translated by I. Johnston and G. H. R. Horsley, Loeb Classical Library, 3 vols. Cambridge: MA Harvard University Press, 2011.

Ord. Lib. Prop. = *De ordine librorum propriorum*, ed.: *Galien. Tome I, Introduction Générale; Sur L'ordre De Ses Propres Livres ; Sur Ses Propres Livres; Que L'excellent Médecin Est Aussi Philosophe*, edited and translated by V. Boudon-Millot, Les Belles Lettres, 2007. Trans.: *Galeno. Nuovi Scritti Autobiografici*, translated by M. Vegetti, Roma: Carocci editore, 2013.

Oss. = *De ossibus ad tirones*, trans: Ch. Mayo Goss and E. Goss Chodkowski, "On Bones for Beginners by Galen of Pergamon: A Translation with Commentary", *American Journal of Anatomy* 169, no. 1 (1984), 61-74.

SMT = *De simplicium medicamentorum temperamentis et facultatibus.*

Paulus Aegineta

Texts of Paul are cited by book/chapter, followed by volume and page number in Heiberg's edition (within brackets).

Paul. Aeg. = *Paulus Aegineta, Libri I-IV.* Ed.(I H): J. Ludvig Heiberg, Leipzig, Berlin: Teubner, 1921. (CMG IX 1), trans.: *The Seven Books of Paulus Aegineta: Translated from the Greek with a Commentary Embracing a Complete View of the Knowledge Possessed by the Greeks, Romans and Arabians on All Subjects Connected with Medicine and Surgery*, yranslated by Fr. Adams, London: Sydenham Society, 1844-1847.

Paul. Aeg. = *Paulus Aegineta, Libri V-VII.* Ed.(II H): J. Ludvig Heiberg, Leipzig, Berlin: Teubner, 1924, (CMG IX 2), trans.: *The Seven Books of Paulus Aegineta: Translated from the Greek with a Commentary Embracing a Complete View of the Knowledge Possessed by the Greeks, Romans and Arabians on All Subjects Connected with Medicine and Surgery*, translated by Fr. Adams, London: Sydenham Society, 1844-1847.

Oribasius

Texts of Oribasius are cited by book/chapter followed by CMG volume/tome and page number in Reader's edition (within brackets).

Coll. Med. = *Collectiones medicae, Libri I-VIII*. Ed. (R): J. Reader, Leipzig, Berlin: Teubner, 1928 (CMG VI 1.1), trans.: *Oeuvres d'Oribase*, tomes 1-6, translated by U. C. Bussemaker and Ch. Daremberg, Paris: Impr. Nationale, 1851-1876.

Coll. Med. = *Collectiones medicae, Libri IX-XVI*. Ed. (R): J. Reader, Leipzig, Berlin: Teubner, 1929 (CMG VI 1.2), trans.: *Oeuvres d'Oribase*, tomes 1-6, translated by U. C. Bussemaker and Ch. Daremberg, Paris: Impr. Nationale, 1851-1876.

Coll. Med. = *Collectiones medicae, Libri XXV-XXV. XLIII-XLVIII*. Ed. (R): J. Reader, Leipzig, Berlin: Teubner, 1931 (CMG VI 2.1), trans.: *Oeuvres d'Oribase*, tomes 1-6, translated by U. C. Bussemaker and Ch. Daremberg, Paris: Impr. Nationale, 1851-1876.

Arabic sources

Ibn Isḥāq, H., *On His Galen Translations*, edited and translated by J. C. Lamoreaux, G. Kessel, al-ʿIbādī Ḥ. ibn Isḥāq and K. Süleymaniye Umumî, Provo, Utah: Brigham Young University Press, 2016.

Ibn Abī Usaybiʿah, *The Best Accounts of the Classes of Physicians* (*A Literary History of Medicine: The'uyūn Al-Anbā'fī Ṭabaqāt Al-Aṭibbā'of Ibn Abī Uṣaybi'ah*), edited and translated by E. Savage-Smith, S. Swain, G.J.H. van Gelder, and I. J. Sánchez Rojo, Leiden: Brill, 2020.

Trading beauty.
Commerce and cosmetic recipes in medieval and early modern ages

Rafael María Girón Pascual[1]
Universidad de Córdoba

Javier López Rider[2]
Universidad de Córdoba

1. Introduction

Over the last twenty years, the use of make up and cosmetics in the early modern age has been paid considerable historiographical attention. Gender and race approaches have emphasised the ability of make up to "whiten" the face and bodies of women and dye their hair blond, especially among royalty, the nobility, and theatre actresses in England,[3] France,[4] Italy,[5] Castile, Aragon,[6] and Japan.[7] However, few studies have examined the nature of these products and their trade. One of the few exceptions is Schoel's work on the exchange of cosmetic products between England and the Ottoman Empire in the 16th century, channelled by the *Levant Company*; the letters exchanged between Elizabeth I and Esperanza Malchi, the *kira* of Safiye Sultan, wife of Murad III, showed their interest in products such as alum and *cerusa*.[8] Concerning the late medieval period, research attention has barely touched upon such issues

---

[1] Email: rgiron@uco.es. Orcid: https://orcid.org/0000-0003-1055-7729. This work was undertaken within the framework of research project *La mesocracia en la Andalucía de los siglos XVI y XVII. Poder, familia y patrimonio* (PID2019-109168GB-I00), funded by Ministerio de Ciencia e Innovación.

[2] Email: lopezrider@uco.es. Orcid: https://orcid.org/0000-0002-8412-921X. This project was undertaken within the framework of research projects 1381195-R. *Recetarios, Experimentación y Ciencia. Los cuidados del cuerpo en la Edad Media y su aplicación en el siglo XXI*, funded by Fondo Europeo de Desarrollo Regional (FEDER); Consejería de Economía y Conocimiento de la Junta de Andalucía and PID2019-108736GB-I00 *"Pruévalo e verás ques cierto". Recetas y conocimientos de la sociedad medieval para el siglo XXI*, funded by AEI and Ministerio de Ciencia e Innovación.

[3] Ribeiro A., *Facing Beauty: Painted Women and Cosmetic Art*, New Haven, CT: Yale University Press, 2011; Sammern R., "Red, White and Health and Cosmetic English Art Writing", *Early Science and Medicine*, 20, 4/6, Special Issue: Early Modern Color Worlds, 2015, 397-427; Karim-Cooper, F., *Cosmetics in Shakespearean and renaissance drama*, Edinburgh: Edinburgh University Press, 2012.

[4] Hyde M., "The "Makeup" of the Marquise: Boucher's Portrait of Pompadour at Her Toilette", *The Art Bulletin*, 82 (2000), 453-475.

[5] Stephens J., "Becoming a Blond in Renaissance Italy", *The Journal of the Walters Art Museum*, 74 (2019), https://journal.thewalters.org/volume/74/note/becoming-a-blond-in-late-fifteenth-century-venice-a-new-look-at-w-748/.

[6] Ortego Agustín, M. A., "Discursos y prácticas sobre el cuerpo y la higiene en la Edad Moderna", *Cuadernos de Historia Moderna*. Anejos, 8 (2009), 67-92; Cabré i Pairet, M., "Keeping Beauty Secrets in Early Modern Iberia", in *Secrets and Knowledge in Medicine and Science, 1500-1800*, Leong, E. and Rankin, G. (eds.), London: Routledge, 2011, 167-190; López Rider J., "La estética y el cuidado personal en la literatura técnica hispana (siglos XV-XVI)", Martín Párraga, J. (ed.), *Las muchas caras de la Literatura: conexiones entre la literatura y otras artes y ciencias*, Valencia: Tirant lo Blanch, 2023, 65-73.

[7] Levine, E, and Green, W., "The cosmetic mystique of old Japan", *Impressions*, 4 (1980).

[8] Schoel J., "Cosmetics, Whiteness, and Fashioning Early Modern Englishness", *SEL Studies in English Literature 1500-1900*, 60 (2020), 1-23.

as raw materials and finished cosmetic products, focusing especially on women, notably the work undertaken by Monserrat Cabré.[9]

In any case, little is known about trade in cosmetic products during these periods; it is worth emphasising that sometimes cosmetics travelled very long distances. Like in so many instances, the problem largely lies on the sources used and the research approach adopted. Most attention has focused on female portraits and literary sources, and not enough attention has been paid to commercial sources (import/export registers, toll records, cargo letters in notarial protocols) and foreign merchants. Similarly, late medieval, and early modern recipe books, which are key to understand the use of cosmetics and perfumes, have also not been approached systematically, although some efforts have been made recently to redress this.[10]

This study aims to combine both approaches, using all available sources. We shall examine the trade in cosmetics between Castile and America in the 16th century and its relationship with medieval and early modern recipe books. Our sources are the cargo registers of ships travelling between Castile, Santo Domingo, and Honduras, based on the records kept at the Archivo General de Indias, and recipe books that will help to put in context the raw materials being sent to the New World and their possible use in body care, with special emphasis on cosmetics. The first section addresses the dispatch of cosmetics and perfumes in the first half of the 16th century. This will reveal the main personal hygiene and beauty products subject to trade, while also outlining the commercial networks between Seville and America, including the harbours and merchants involved, and sometimes establish the original provenance, and even the final destination of these products in the Caribbean and Central America.

2. Trade in cosmetics between Seville and Spanish America

Many studies address the American fleets and trade between Seville and the New World, but none deals specifically with commerce in cosmetics and perfumes.[11] The bibliography on merchants involved in transatlantic trade is ample,[12] but in order to link the activity of

---

[9] Among others: Cabré i Pairet, M., "Cosmética y perfumería", in *Historia de la ciencia y de la técnica en la Corona de Castilla. II: Edad Media*, García Ballester, L. (ed.), Valladolid: Junta de Castilla y León, 2002, 773-779; "Beautiful bodies", in *A cultural history of the human body in the Medieval Age*, Kalof, L. (ed.), London: Bloomsbury, 2014, 127-147; and Salmón Muñiz, F., "Health and Hygiene: The Medical Traditions", in *Hair: A Cultural History in the Middle Ages*, Milliken, R. (ed.), London: Bloomsbury, 2019, 91-107.

[10] Criado Vega, Mª T., "Las artes de la paz. Técnicas de perfumería y cosmética en recetarios castellanos de los siglos XV y XVI", *Anuario de estudios medievales*, 41/2 (2011), 865-897; Hamer Flores, A. and Criado Vega, Mª T., "Belleza y salud a fines de la Edad Media. Las recetas castellanas de los manuscritos de Hernando Colón", *Historia. Documentos. Instituciones*, 43 (2016), 243-260; and Ruiz Sotillo, M. D. and Criado Vega, Mª T., "Belleza y cuidado del cabello en los recetarios castellanos medievales. El teñido y la lucha contra la alopecia", *Ámbitos. Revista de estudios y de Ciencias Sociales y Humanidades*, 35 (2016), 75-84.

[11] Chaunu P., *Séville et l'Atlantique (1504-1650)*, Paris: Sevpen, 1959; Haring, Cl., *Comercio y navegación entre España y las Indias en la época de los Habsburgos*, México: Fondo de Cultura Económica, 1939; García-Baquero González, A., *La Carrera de Indias. Suma de la contratación y océanos de negocios*, Seville: Algaida, 1992; Pérez Turrado, G., *Armadas españolas de Indias*, Madrid: Mapfre, 1992.

[12] García Fuentes, L., "Exportación y exportadores a Indias 1650-1700", *Archivo hispalense: Revista histórica, literaria y artística*, 60, n. 184 (1977), 1-40; Ruiz Rivera, J. and García Bernal, M., *Cargadores a Indias*, Madrid: Mapfre, 1992; García Fuentes, L., *Los peruleros y el comercio de Sevilla con las Indias, 1580-1630*, Seville: Universidad de Sevilla, 1997; Lohmann Villena, G., *Plata del Perú, riqueza de Europa. Los mercaderes peruanos y el comercio con la Metrópoli en el siglo XVII*, Lima: Fondo Editorial del Congreso del Perú, 2004; Díaz Blanco, J. M., "La corona y los cargadores a Indias portugueses de Sevilla (1583-1645)", in Lorenzana, F. y Mateos Ascacíbar, F. (eds), *Iberismo. Las relaciones entre España y Portugal. Historia y tiempo actual: y otros estudios sobre Extremadura*, Sociedad Extremeña de Historia, Llerena: Sociedad Extremeña de Historia, 2008, 91-104; Díaz Blanco, J. M. and Maillard Álvarez, N., "¿Una intimidad supeditada a la ley? Las estrategias

these merchants with cosmetic products we must look at the sources more in depth. Only two articles deal with the dispatch of pharmaceutical products in the American fleet, based on forensic records at the Archivo General de Simancas: one by Otte, which reproduces twenty cargo registers dated to 1509, but which is lacking in detail, referring to the cargoes only in a very general way, as "medicines";[13] the other one, by Riera and Albi, which is based on the same documentary sources, presents more details about medicinal products, but neglects to mention some cosmetic products noted by Otte.[14]

Our source has points in common with that used for these articles, but it is held at the Archivo General de Indias. They are the cargo registers, which feature the name of the merchants involved and the goods that they sent to the New World. They also generally include an inventory of the items in the ship and the names of crew members and passengers. The earliest such records (1510s) are limited to this information, but later ones also record the merchants receiving the goods on the other end, which helps in the reconstruction of commercial networks and the assessment of the value of commodities.

2.1. The Santa Catalina (1511)

This is the earliest cargo register at the Archivo General de Indias.[15] It corresponds to nao *Santa Catalina*, which sailed between Seville and Santo Domingo in 1511. The document is very succinct and does not include the value of the merchandise or its intended recipients. However, it is of great interest to us as it is the first evidence for the dispatch of cosmetics and perfumes to Spanish America. The register is dated to 4 January 1511, before it set sail towards Santo Domingo under Rodrigo Bermejo. The ship's tonnage and crew are unknown, but there is information about the goods travelling to the Caribbean and the merchants involved.

2.1.1. Products

The register comprises 44 entries belonging to as many merchants. Wine is the most widely represented commodity, followed by textiles and clothing, shoes and other leather goods, iron tools (machetes, axes, adzes) and nuts. Only ten entries feature products used in cosmetics (23%, Table 1).

---

matrimoniales de los cargadores a Indias extranjeros en Sevilla (siglos XVI-XVII)", in Chacón Jiménez, F. (ed.), *Familias, recursos humanos y vida material*, Murcia: Universidad de Murcia, 2014, 485-501; Fernández Chaves, M. F. and Díaz Blanco J. M., "Una élite en la sombra. Los comerciantes extranjeros en la Sevilla de Felipe III", in Soria Mesa, E., Bravo Caro, J. J. and Delgado Barrado, J. M. (eds.), *Las élites en la época moderna: la monarquía española*, Córdoba: Universidad de Córdoba, 2009, 3, 35-50; Girón Pascual, R., "Capital comercial, capital simbólico. El patrimonio de los cargadores a Indias judeoconversos en la Sevilla de los siglos XVI y XVII", *Mediterranea: Ricerche Storiche*, 46 (2019), 315-348.
[13] Otte, E., "La flota de Diego Colón. Españoles y genoveses en el comercio trasatlántico de 1509", *Revista de Indias* 24 (1964), 475-503.
[14] Riera Palmero, J. and Albi Romero, G., "Productos medicinales en la flota a Indias de 1509", *Llull*, 19 (1996), 560-569.
[15] Archivo General de Indias, (AGI), Contratación, 1451, N.1.

Table 1. Cosmetics and perfumes in nao Santa Catalina (1511).
Source: AGI, Contratación, 1451, N.1. Authors' own.

Product	Amount	Approximate weight/volume
Pink sugar	1 jar	1 k
Alum	19 pounds	11.4 k
Radish seeds	1 *cuartillo*	1.15 l
Vinegar	14 large jars	150 l
Wax	4 pounds	184 k
Mastic	3 pounds	1.38 k
Soliman	10 pounds	4.6 k
Gills	16 pounds	7.36 k
Copperas	30 pounds	13.8 k
Aromatic clove	2 pounds	0.92 k
Dates	5 pounds	2.3 k
Boxwood	4 pounds	1.84 k
Rosewater	1 small casket 33 *almarrajas*	50 l
Rose and orange blossom water	48 *almarrajas*[16]	48 l
Mastic	2 pounds	0.92

---

[16] *Almorraja* (Rosewater sprinkler) see figura 1. Ceramic or glass container with a wide mouth for refilling and four small mouths to sprinkle the perfume. The volume its unknown, but we have assumed 1000 ml based on surviving 17th- and 18th-century specimens.

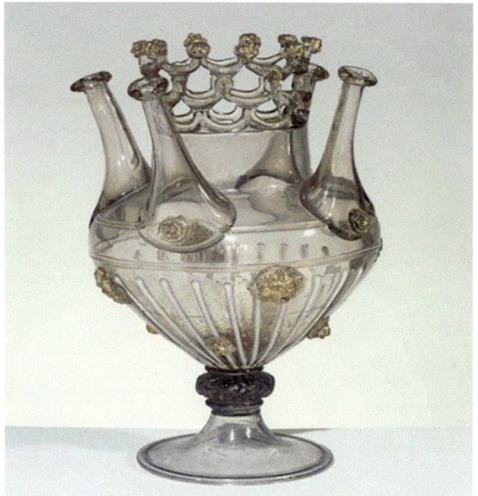

Figure 1. Glass almarraja dated to the late 16th century. Source: Victoria & Albert Museum, London.

2.1.2. Merchants and commercial network

This registry names the merchant sending the goods – Alonso de Salinas, Álvaro de Briones, Francisco de Guido, Sancho de Juan de Herrera, Sancho de Gonzalo Sánchez, Juan Díaz, Bartolomé Sánchez, Francisco García, Francisco de Morales, and Jerónimo de Brejas – but not their recipients. Only the Burgos-born Álvaro de Briones has been paid some historiographical attention, but we know little about the rest.[17] We know that Briones was *jurado* in Seville and an active player in the Caribbean trade along with his brother, Fernando, who lived in Santo Domingo until his death in 1513. Afterwards, Álvaro crossed the Atlantic several times to take care of his commercial interests there, including pearl-fishing in Santo Domingo and San Juan. He was active until 1543,[18] and married Isabel de Baena.[19] Concerning the others, we have some references based on Otte's compilation of notarial protocols edited by Lacueva.[20] Álvaro de Briones was part of the commercial conglomerate of "Pardos de Burgos", and in his youth he was the servant of Juan de Nájera, the company's factor in Seville in 1489.[21] Later, he entered partnerships with the Burgos-born Bernardino de Isla, Gonzalo de Miranda, and Diego de Carrión, among others.[22] Francisco de Morales was factor of the Genoese Francisco Rivarolo in Santo Domingo between 1501-1504, buying all sort of commodities, especially iron products, from the Cattaneos and Sevillian ironsmiths.[23] Although the evidence is scarce, it can be argued that, in the early 16th century, cosmetics and perfumes were profitably shipped to Spanish America by Genoese and Burgalés networks.

---

[17] Otte, E., "Los mercaderes transatlánticos bajo Carlos V, *Anuario de Estudios Americanos,* 47 (1990), 95-121; Pérez García, R., "El mercader Diego Díaz y la conexión burgalesa del viaje de Magallanes", in Luque Azcona, E. J. and Miranda Bonilla, J. (eds.), *A 500 Años de la primera vuelta al mundo: una mirada histórica a la expedición Magallanes-Elcano,* Universidad de Sevilla, 2020, 103-117; and Palenzuela Domínguez, N., *Los mercaderes burgaleses en Sevilla a fines de la Edad Media,* Seville: Universidad de Sevilla, 2003.
[18] Otte, E., "Los mercaderes transatlánticos", 99-101.
[19] Rafael Pérez García, "El mercader Diego Díaz", 115.
[20] Lacueva Muñoz, J., *Comerciantes de Sevilla. Regesto de documentos notariales del Fondo Enrique Otte,* Valparaíso, Chile: Instituto de Historia y Ciencias Sociales, 2016.
[21] Lacueva Muñoz, J., *Comerciantes de Sevilla,* I, 150.
[22] Lacueva Muñoz, J., *Comerciantes de Sevilla,* II, 151.
[23] Lacueva Muñoz, J., *Comerciantes de Sevilla,* II, 47 y 218.

2.2. The Los Tres Reyes Magos (1557)

Trade in cosmetics and perfumes between Seville and Spanish America remained active almost 50 years after the *Santa Catalina* set sail to Santo Domingo and was to become even more complex later. The *Los Tres Reyes Magos* was a 160-tonne nao with a crew of 32, under skipper Bartolomé de Cabrera, from Triana. She left Seville towards Trujillo and Puerto de Caballos (modern Puerto Cortés), Honduras, in April 1557.[24] It was one of the last *navíos sueltos* (lone ships) to cross the Atlantic, because the fleet system was introduced in 1561 in response to the increasing threat posed by pirates and privateers (chiefly French and English), which prompted the government to compel ships to travel in convoys escorted by warships.

2.2.1. Products

Like in the *Santa Catalina*, cosmetics and perfumes accounted for a very small proportion of the cargo. The *Los Tres Reyes Magos* was chiefly loaded with wine, cloth (wool, silk, linen shirts), iron products (ploughs, horseshoes), nuts, spices, etc. Despite this, up to 35 entries (out of a total of 74) featured cosmetics and perfumes (47%, Table 2).

Table 2. Cosmetics and perfumes in nao Los Tres Reyes Magos (1557).
Source: AGI, Contratación, 1079, N. 8. Authors' own.

Product	Amount	Approximate weight/volume
White lead	180.5	83.03
Alum	96.5	44.39
Mercury	300	138
Fat	2	0.92
Wax	3041	1398.86
Aloe	14	6.44
Raw soliman Processed soliman Boiled Soliman	47.5 3 4	21.85 1.38 1.84
Verdigris	11.3	5.19
Galbanum	1	0.46
Aromatic cloves	56	25.76
Poppies	14.5	6.67
Rosewater	48 *almarrajas* A small casket	68 l
Rose and orange blossom water	179 *almarrajas*	179 l

---

[24] AGI, Contratación, 1079, N. 8.

Product	Amount	Approximate weight/volume
Oils	588 small jars[25]	118 l
Incense	31 pounds	14.26 k
Lavender	29 pounds	13.34 k
Myrrh	9 pounds	4.14 k
Mastic	7 pounds	3.22 k
Turpentine	31 pounds	14.26 k
Storax	9 pounds	4.14 k
Menjuí	1 pound	0.46 k
Oil from *la mata*	A small casket	20 l

2.2.2. Merchants and commercial networks

The Jerez-born Juan de Medina Villavicencio sent four loads of cosmetics and perfumes in the *Los Tres Reyes Magos*, alongside other unrelated products. He was the merchant with the greatest stake in this ship's cargo, and he was part of a solid commercial network, active on both the coast and the interior.[26] Juan de Medina and Ana de la Cerda, who also sent cosmetics and perfumes on her own behalf, belonged to an ennobled dynasty of Jerez merchants and councillors, heirs to the also Jerez-based Guzmán y Villavicencio family and to the Sotos, *alféreces mayores* in Cádiz.[27] Another commercial network that sent goods in this ship was the one formed by the Sevillian cleric Pedro de Cabrera and several members of the political and religious elite in Santiago de los Caballeros de Guatemala (Antigua). Among other products (religious and music books), they sent rosewater, myrrh, mastic, and spices.[28] Pedro de Borja, Bernardino de Santiponce's agent in Seville, sent storax and *menjuí* to *conquistador* Alonso de Cáceres, founder of the city of Comayagua.

The record confirms that Francisco de Buiza dealt in large quantities of white lead for the *conquistador* elite of Guatemala and San Salvador. In the former, Francisco Castellanos features in the first council meeting in 1530 (alongside Pedro de Alvarado and Francisco Marroquín), and Francisco de la Cueva y Villacreces, Alvarado's brother-in-law, was lieutenant governor in Guatemala in 1540 and temporary governor in 1541.[29] In San Salvador, the white lead was also addressed to the *conquistadores* and city councillors.[30] Finally, the entrepreneur couple formed by Martín López Guerrero and Luisa de Ávila travelled from Seville as passengers with large quantities of incense, cloves, and other spices. They were heading to the town La Segovia, in the province of Nicaragua, where they were *vecinos*. It seems that the town was

---

[25] The exact size of these containers is unknown. We have assumed a volume of 200 ml.
[26] AGI, Contratación, 1079, N. 8.
[27] Real Academia de la Historia, 33, 93 v. Tabla genealógica de la familia de Medina Villavicencio, vecina de Jerez de la Frontera.
[28] AGI, Contratación, 1079, N. 8.
[29] AGI, Contratación, 1079, N. 8.
[30] Cabrera Rajo, S., "Introducción de los esclavos negros africanos en el reino de Guatemala y provincias de San Salvador y Honduras", *Revista de Museología Kóot*, 8 (2017), 82-175.

in the confluence of the Segovia and Jícaro rivers (near Quilalí), and it was destroyed by the *xicaques* (*matagalpas*) decades later. As illustrated by Figure 2, the circulation of the cosmetics loaded onto the *Los Tres Reyes Magos* was fairly wide.

The study of trade in cosmetics and perfumes must be based on the analysis of mercantile records and of the merchants that took part in it. These goods were traded through the commercial networks created in Santo Domingo and Honduras in the first half of the 16th century and is therefore important to understand what sort of demand existed for them, based on the study of medieval and early modern recipe books about aesthetics and personal hygiene.

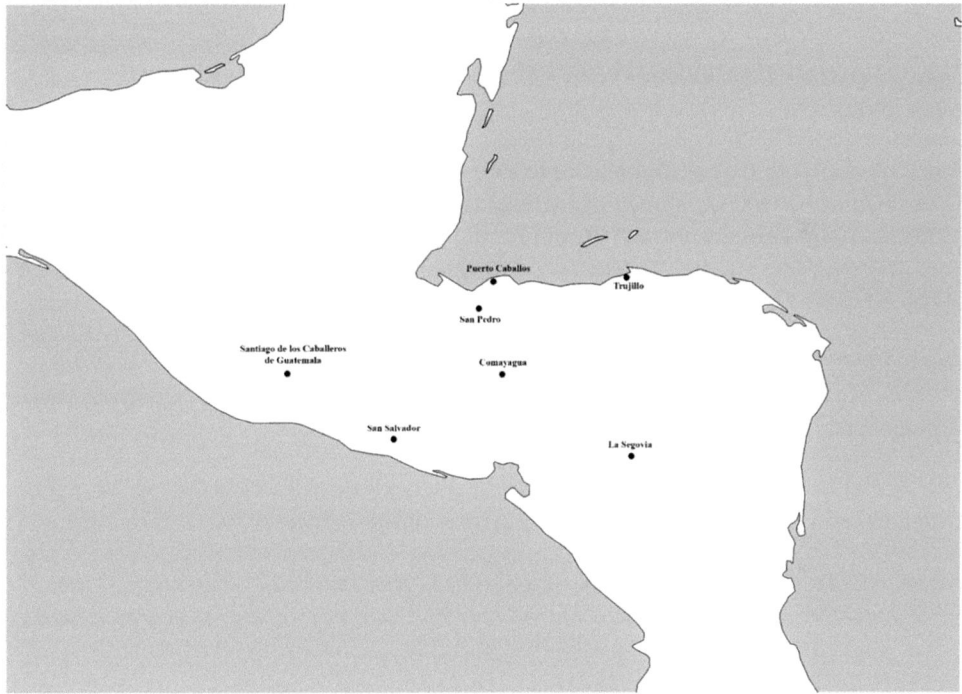

Figure 2. Map. Dissemination of cosmetics and perfumes in Central America based on the cargo of nao Los Tres Reyes Magos (1557). Source: AGI, Contratación, 1079, N. 8. Authors' own.

3. Raw materials

Commercial activity increased in the Iberian Peninsula in the second half of the 15th century with the colonisation of the Canaries and the American encounter. Seville soon became the most important harbour in southern Castile, while other ports, such as Cádiz, Puerto de Santa María, and Sanlúcar, among others, played a supporting role.[31] The earliest fleets carried a

---

[31] Otte, E., *Sevilla y sus mercaderes a fines de la Edad Media*, Fundación El Monte, Universidad de Sevilla, 1996, 103-108 and 112-114; and Córdoba de la Llave, R., "Los instrumentos de la relación comercial: medios, técnicas y útiles de transporte en la España bajomedieval", *El Comercio en la Edad Media*, en de la Iglesia, J. I. (ed.), Logroño: IER, 2006, 189-251, 217.

wide variety of products (food, industrial equipment, weapons),[32] including cosmetics, which mostly aimed to meet the demand posed by transatlantic migrants. The quantities reflected in the sources suggest a high demand, especially because the new colonists did not yet know the properties of autochthonous resources.[33]

In addition, it was not rare for ship crews to include physicians, surgeons, apothecaries, and barbers.[34] The record clearly indicates the presence of these products among ship cargoes in the late 15th and early 16th centuries; for instance, Ladero Quesada identified apothecaries in the voyages dated between 1495 and 1519; those travelling with Diego Colón in 1509 and Pedrarias Ávila in 1513 were particularly outstanding.[35] Naos *San Miguel* and *Santa María del Antigua* set sail in 1509, loaded with honey, pink sugar, alum, gills, turpentine, cloves, mastic and white lead, as well as syrups, ointments, oils, powders, and poultices.[36] Mena García's 1998 study of Pedrarias's fleet yielded similar results; the record mentions containers and tools such as flasks, jars, *alquitaras*, and mortars, among others, as well as different medicinal concoctions.[37]

The two ships examined above express the same trends, with cargoes that included tools, food, and medicines, but also cosmetics. Beauty was an important concern for the Arab-influenced medicine of 16th-century Spain,[38] including hair-dyeing, perfumes, anti-baldness lotions, soaps, and products to keep healthy and strong teeth. These aesthetic concerns are widely represented in late medieval and Renaissance Iberian recipe books.[39] Most recipes describe the value of certain substances for the preparation of body care products and the associated preparation techniques. Many of the products listed in the ship cargoes have a cosmetic value and were regularly present in coeval recipes. These animal, mineral, and, especially, vegetal substances could be mixed to produce a wide array of products, but if they were not handled correctly, they could have adverse health effects.[40]

3.1. Animal-based substances

The main two animal substances in the registers are beeswax and fat. The uses of the former are abundantly known, including sealing documents, varnishing wood, and as a cosmetic

---

[32] Otte, E., *Sevilla y sus mercaderes,* 115-124, Aznar Vallejo, E., "El abastecimiento de las primeras flotas a Indias como muestra del comercio interior andaluz. El ejemplo de los productos alimenticios", in Acosta Guerrero, E. (ed.), *XX Coloquio de Historia Canario-Americana,* Cabildo Insular de Gran Canaria, 2014, 160-170.
[33] Riera Palmero, J. and Albi Romero, G., "Productos medicinales en la flota a Indias de 1509", 561.
[34] Mena García, Mª del C., *Sevilla y las flotas de Indias. La gran armada de Castilla del Oro (1513-1514),* Seville: Fundación El Monte, 1998, 334.
[35] Ladero Quesada, M. A., *Las Indias de Castilla: cuentas de la Casa de Contratación (1503-1521),* Madrid: Dykinson, 2008, 128.
[36] Otte, E., "La flota de Diego Colón", 475-503; and Riera Palmero, J. and Albi Romero, G., "Productos medicinales en la flota a Indias de 1509", 563-569.
[37] Mena García, Mª del C., *Sevilla y las flotas de Indias,* 336-342.
[38] López Piñero, J. Mª, *Ciencia y técnica en la sociedad española de los siglos XVI y XVII,* Barcelona: Labor, 1979, 338-339; Iradiel Murugarren, P., "Cuidar el cuerpo, cuidar la imagen: los paradigmas de la belleza femenina en la Valencia bajomedieval", in *Les soins de beauté. Moyen Âge, debut des temps modernes. Actes du IIIe Colloque International,* Grasse (26-28 April 1985), Nice Université, France, 1987, 61-86; and Cabré i Pairet, M., "Los consejos para *hermosear* (libros I-III) en el *Regalo de la vida humana* de Juan Vallés", in *Regalo de la vida humana. Estudios y transcripción,* ed. F. Serrano Larráyoz, Pamplona, Gobierno de Navarra, 2008, 171-208.
[39] López Rider, J., "La estética y el cuidado personal en la literatura técnica hispana (siglos XV-XVI)", 65-73.
[40] Rodilla León, Mª J., *De belleza y misoginia. Los afeites en las literaturas medieval, áurea y virreinal,* Universidad autónoma Metropolitana-Iztapalapa, 2021, 184-185.

ingredient.[41] Owing to its emollient properties, wax softens and moisturises the skin, and when it is dry it can be used on blisters and burns.[42] In the 15th century, Joanot Valero recommended the use of wax for an ointment to treat cracks in hands and feet;[43] Ms. 10051 includes two cosmetic recipes that use wax; first, an ointment for head mites and "facial creases", for which wax was to be mixed with ram's fat;[44] second, as a remedy to facial stains and freckles. In the 16th century there is an abundance of cosmetic recipes with wax. The *Manual de Mugeres* recommends the use of new wax for depilation and Juan Vallés's *Regalo de la vida humana* names white wax as an ingredient for facial and manual creams, and new wax as a remedy to strengthen teeth and swollen gums, as well as to suppress halitosis coming out of the nose.[45]

Animal fat was used in skin and hair owing to its astringent and anti-swelling properties.[46] Many ointments in Escribonius Largus and Dioscorides use fat as an ingredient; the former mentions the fat of black bitches, calves, geese, and pigs (pig's fat was meant to be good for burns).[47] Other animal fats are also mentioned for their alleged emollient properties, which contributed to soften the skin and make hair grow, including bears, snakes, and moles. According to Dioscorides bear and mole (land urchin) fat encouraged hair growth and goose and hen fat was used in "cracks in the lips, to treat the face, and for ear-ache".[48] In the 15th century, animal fat was put to multiple industrial, culinary, and cosmetic uses. Ms. 10051, in addition to recommending it to treat facial creases, mentions goat's fat as a remedy for dark facial stains and freckles;[49] Ms. 3338 describes an ointment for ear abscesses, "mixing sheep manure and ox fat";[50] another recipe instructs how to make an ointment for red facial marks with ram's fat Fig. 3).[51]

In the 16th century, fat continued being used for skin creams. The *Manual de mugeres* includes several recipes that include ram's fat as an ingredient,[52] and Vallés claimed that ram and pig fat could be used to prevent alopecia while ram, pig, and hen fat was used for facial and hand cream.[53] Ms. 1462, associated with Joana Fernández, describes how to make "hand cream with ram's fat alone", and "the countess's fat cream", "taking all the bits of skin off the fat, and not wash it, but grind it in a marble mortar and boil it in a glazed pan".[54]

---

[41] Criado Vega, Mª T., "Recetas castellanas sobre el trabajo de la cera", *Meridies. Revista de Historia Medieval*, 9 (2011), 151-170, 151-161.

[42] Dioscórides, II, 83, ff. 61r-62r. López Eire, A. and Cortés Gabaudan, F., *Estudios y Traducción. Dioscórides, Sobre los remedios medicinales. Manuscrito de Salamanca*, Salamanca: Universidad de Salamanca, 2006; and Lojendio Quintero, Mª P. and Pérez Romero, Mª del S., "Sustancias de origen animal en las recetas de Escribonio", *Fortunatae. Revista canaria de Filología, Cultura y Humanidades Clásicas*, 16 (2005), 129-136, 133.

[43] Biblioteca Històrica de la Universitat de Valencia (BHUV), Ms. 1084, *Receptari de tintoreria i medicina*, Joanot Valero, f. 50v. Cifuentes i Comamala, Ll. and Córdoba de la Llave, R., *Tintorería y medicina en la Valencia del siglo XV: el manual de Joanot Valero*, Barcelona: CSIC, 2011, recipe 113, 225.

[44] Biblioteca Nacional de España (BNE), Ms. 10051, f. 40v. and f. 114v.

[45] *Manual de Mugeres en el qual se contienen muchas y deversas reçeutas muy buenas*, study, edition, and notes by A. Martínez Crespo, Salamanca: Universidad de Salamanca, Textos recuperados, 1995. *Pelador*, 74; and *Regalo de la vida humana*, Cap. 10, 297; Cap. 12, 299; Cap. 18, 318 and Cap. 21, 322.

[46] Criado Vega, Mª T., *Tratados y recetarios de técnica industrial en la España medieval*, Doctoral Dissertation, Universidad de Córdoba, 2012, 511-512.

[47] Lojendio Quintero, Mª P. and Pérez Romero, Mª del S., "Sustancias de origen animal", 130.

[48] Dioscorides, II, 76, ff. 57r-59r.

[49] BNE, Ms. 10051, f. 40r-v.

[50] BNE, Ms. 3338, f. 151v.

[51] BNE, Ms. 3338, f. 181r.

[52] *Manual de mugeres*, 48, 61 and 73, 52 and 66-67.

[53] *Regalo de la vida humana*, Cap. 4, 287 and Cap. 9, 295.

[54] BNE, Ms. 1462, f. 25v. and f. 32r.

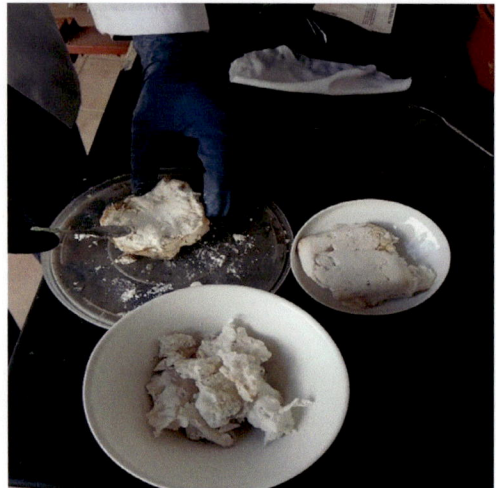

Figure 3. Ram fat during the reproduction of a recipe. Source: Javier López Rider.

3.2. Mineral ingredients

Mineral ingredients were more common and were mixed with a wide variety of ingredients. Mineral materials were profusely used in construction, coin minting, weapon production, jewellery, sculpture, painting, etc,[55] and also for domestic purposes. For instance, according to Dioscorides, verdigris was used to mask scars, and in general as a remedy against skin and eye diseases.[56] Ms. 3338 includes a recipe in this line, recommending the use of "two ounces of verdigris" to remove mud from the face.[57] The *Manual de mugeres* prescribes it to remove facial stains and whiten the skin.[58] It was also used for hand creams and collyriums to whiten the eyes.[59]

Mercury is mentioned by authors such as Pliny and Disocorides.[60] In the 15th and 16th centuries, it was used in several cosmetics to whiten the face, to prevent alopecia, and to helop hair grow. For instance, Vallés recommends mercury, "mixed with saliva", "mixed with saliva produced on an empty stomach", and "mixed with lime juice with laurel oil";[61] doctor Segura used it to depilate the crotch and the armpit.[62] Another important mineral ingredient was Soliman (mercury chloride), which, according to Laguna, was made with mercury in the Crown of Castile;[63] the *Manual de mugeres* seems to confirm this, arguing in *Receuta para hazer solimán* that "for an ounce of soliman one needs two *ochavas* of mercury".[64] There seems to have

---

[55] Fresquet Febrer, J. L., "La historia natural de los minerales y la medicina", in García Ballester, L. (ed.), *Historia de la Ciencia y de la técnica en la Corona de Castilla*, vol. III, Extremadura: Junta de Castilla y León, 2002, 503-552, 508.
[56] Dioscorides, V, 79, ff. 152r-v. BPR, Ms. II/3063, f. 13r.
[57] BNE, Ms. 3338, f. 150r.
[58] *Manual de mugeres*, 52 y 57.
[59] *Regalo de la vida humana*, Cap. 10, 320.
[60] Criado Vega, Mª T., *Tratados y recetarios*, 449.
[61] *Regalo de la vida humana*, Cap. 14, 311 and Cap. 22, 324 and 328.
[62] BPR, Ms. II/1393(6), f. 78r.
[63] Fresquet Febrer, J. L., "La historia natural de los minerales y la medicina", 522.
[64] *Manual de mugeres*, 48-49.

been little difference in the use of soliman and that of mercury, both of which had antibiotic qualities, in cosmetics.[65]

White lead, a basic lead carbonate, was often mentioned in 15th- and 16th-century documents, both concerning trade with America and its use in cosmetics.[66] White lead could be dangerous, like soliman, and Dioscorides warns that it could be lethal.[67] Despite this, it was often use to treat scars and skin diseases, as reflected in Ms. 10051, which prescribes an ointment for facial creases, and Juan Vallés, who, in addition to using it for facial and hand creams, mentions its value to treat cracked lips, especially "white lead ointment".[68] He also makes a distinction between *dragontia* white lead, the preparation of which he describes, and that based on lead, which is more harmful.[69] Litharge (lead oxide) also features in the record as an astringent, for stains, creases, and scars, and as a hair dye;[70] Ms. 10051 presents a recipe with litharge to "blacken" the hair, and as a deodorant against "the stench of sweat".[71] Multiple 16th-century recipes have survived, especially for black hair dyes and for hand creams.[72] Copperas was used for the same purposes.[73]

Finally, alum (aluminium and potassium bisulphate) was chiefly used as a mordant in the textile industry, but it was also used in cosmetics for its astringent and preserving properties.[74] For instance, Valero and Ms. II/3063 mention rock alum in relation to a powder used to strengthen and whiten teeth and treat gums;[75] Ms. 10051 includes two recipes with alum, one to strengthen weak teeth and the other to fight bodily smells.[76] These uses continued in the 16th century: the *Manual de mugeres* conveys four recipes with "burn rock alum" to treat teeth and gums.[77]

3.3. Vegetal ingredients

Leaves, flowers, seeds, roots, and barks were used for a wide variety of substances with antiseptic, astringent, and haemostatic qualities. Radish seed and oil, for instance, was used to prevent alopecia and for hand a facial creams.[78] Cloves and lavender oil were used as an antiseptic, and cloves were also used to prevent tooth decay and to whiten them,[79] as well as

---

[65] *Regalo de la vida humana,* 547. Ver BNE, Ms. 1462, f. 60v, where it reads "a little ground fresh soliman".
[66] Fresquet Febrer, J. L., "La historia natural de los minerales y la medicina", 515-516.
[67] Dioscorides, V, 88, ff. 155r.
[68] BNE, Ms. 10051, f. 40v., *Regalo de la vida humana,* Cap. 9, 296-297; Cap. 12, 299-300; Cap. 13, 304; Cap. 14, 306 and 314; Cap. 16, 315.
[69] *Regalo de la vida humana,* Cap. 26, 329.
[70] Dioscorides, V, 87, ff. 154r-v. and Fresquet Febrer, J. L., "La historia natural de los minerales y la medicina", 527-528.
[71] BNE, Ms. 10051, f. 3r. and f. 60v.
[72] *Regalo de la vida humana,* Cap. 5, 288-289; Cap., 296; Cap. 13, 301 and 310.
[73] Dioscorides, V, 98, ff. 156r-v.; Fresquet Febrer, J. L., "La historia natural de los minerales y la medicina", 527-528; Hamer Flores, A. and Criado Vega, Mª T., "Belleza y salud a fines de la Edad Media", 249-253; and *Regalo de la vida humana,* Cap. 5, 289.
[74] Dioscorides, V, 106, ff. 157v-158r. and Córdoba de la Llave, R., "Uses of Alum in Body Care", *Artefact*, 16 (2022), 203-219.
[75] BHUV, Ms. 1084, f. 51v. Cifuentes i Comamala, L. and Córdoba de la Llave, R., *Tintorería y medicina,* receta 117, 227 and BPR, Ms. II/3063, f. 12v.
[76] BNE, Ms. 10051, f. 41v, f. 54r. and f. 60v.
[77] *Manual de mugeres,* 45, 47, 56 and 72.
[78] Dioscorides, II, 112, ff. 65v-66r. *Manual de mugeres,* 38 and 65-68 and *Regalo de la vida humana,* Cap. 13, 300.
[79] BHUV, Ms. 1084, f. 51v. Cifuentes i Comamala, L. and Córdoba de la Llave, R., *Tintorería y medicina,* receta 118, 227; BPR, Ms. II/3063, f. 12v.; *Manual de mugeres,* 45 and 78.

an ingredient for skin treatments.[80] Lavender was also used to treat mange, and Vallés explains how to prepare lavender oil for this purpose.[81] Finally, all of these ingredients were used for their aromatic properties in ointments, mouthwashes, and perfumes.[82]

One of the most popular ingredients was mastic resin. It had many uses, like treating sun stains, brightening the skin, fortifying gums, and preventing halitosis.[83] In the 15th century it is mentioned in many recipes, to strengthen teeth,[84] treat lip cracks, and help hair grow.[85] In the 16th century, it was used to treat teeth and skin, and also for depilation.[86] Instructions to make mastic oil feature in the 15th-century *Vergel de señores* and the 16th-century *Regalo de la vida humana*.[87] Storax, *benjuí* or *menjuí* (Fig. 4), turpentine, and poppies were used for their emollient and antiseptic properties.[88] Most references are dated to the 16th century, in recipes against mange; Vallés explains that there are three types of storax, and gives instruction to extract its oil.[89] Benjuí features especially in dyes to either blacken or lighten hair colours; Vallés writes that "some use *benjuí* oil, which blackens hair very well", and then explains how to extract said oil.[90] In addition, storax and *benjuí* were used for their aromatic properties in many products.[91] Turpentine and poppies were used only in cosmetics; turpentine was used to aid depilation and poppies to dye hair blond.[92]

Benjuí was often used alongside gills, which, especially tannin-rich ones, oxidated by mixing with iron sulphate, had astringent and antiseptic qualities and was a good black dye to cover white hairs.[93] Other vegetal substances were used for their astringent, anti-swelling, antiseptic, and haemostatic properties. A little-known substance was galbanum, which Dioscorides recommends for facial care, and to eliminate skin stains.[94] Incense was used to

---

[80] *Regalo de la vida humana,* Cap. 9, 295.
[81] *Regalo de la vida humana,* Cap. 23, 325 and Cap. 17, 391.
[82] Cloves are also mentioned in *Manual de mugeres,* 44, 64-65. In *Regalo de la vida humana,* it was used as a perfume for hair and beard, 288 to prevent halitosis, 322. Lavender in *Manual de mugeres,* 64 and 77 and in Ms. 1462 para una "Memoria de agua de juncia, f. 56v.
[83] Dioscorides, I, 70, ff. 35v-36r. and I, 42, f. 28r-v.
[84] BHUV, Ms. 1084, f. 51v. Cifuentes i Comamala, L. and Córdoba de la Llave, R., *Tintorería y medicina,* receta 117, 227; BPR, Ms. II/3063, f. 12r y BNE, Ms. 3338, f. 156r.
[85] BPR, Ms. II/3063, f. 3r. and f. 12r.
[86] For teeth: *Manual de mugeres,* 45, 50, 72, 73-74 and 78. For skin: *Manual de mugeres,* 38, and 48. For depilation: *Manual de mugeres,* 74; and Ms. II/1393(6), f. 78r.
[87] BNE, Ms. 8565, f. 87r. and *Regalo de la vida humana,* 388-389.
[88] Dioscorides, I, 66, ff. 33v-34r.; I, 71, f. 36r; and IV, 64, ff. 118v-119r. Carabaza, J. Mª et al., *Árboles y arbustos de al-Andalus,* Madrid, CSIC, 2004, 119 and Criado Vega, T. Mª, *Tratados y recetarios,* 480.
[89] *Regalo de la vida humana,* Cap. 23, 325-326; Cap. 24, 327. For types of storax, 333-334; Cap. 24, 391.
[90] *Regalo de la vida humana,* 283; Cap. 5, 289; Cap. 13, 308; Cap. 22, 323-326 and Cap. 12, 388.
[91] BPR, Ms. II/1393(6), f. 78v.; *Manual de mugeres,* 37, 38, 41, 53, 57, 58, 61, 62, 63, 64, 68, 72, 75, 76 and 79. *Benjuí* is also mentioned in Ms. 1462, ff. 48r., 21v. and 40v.
[92] Turpentine: *Manual de mugeres,* for facial and hand creams: 48, 63 and 67; and for depilation, 74; Valles, J., *Regalo de la vida humana,* for the skin: cap. 10, 298; caps. 12 and 13, 300-308; cap. 14, 309; cap. 15, 314 and cap. 24, 328; for depilation: cap. 7, 292. Poppies in *Manual de mugeres*: 53-53; 56, 67, 77, 80 and 81 and *Regalo de la vida humana,* where poppy seeds are used for a facial cream: cap. 13, 304 and cap. 14, 309. Only one recipe mentions it as a hair dye: cap. II, 285.
[93] López Rider, J., "El tanino vegetal. Aprovechamiento y usos de la nuez de agalla en la España bajomedieval", Parra Villaescusa, M. (ed.), *Anales de la Universidad de Alicante: Historia medieval. Ejemplar dedicado a Medio Ambiente, recursos naturales y paisaje agrario en los espacios medievales (siglos VIII-XV),* 22, 2021, 219-245; and Carabaza, J. Mª et al., *Árboles y arbustos,* 74-76.
[94] Dioscorides, III, 83, f. 98v. *Regalo de la vida humana,* Cap. 43, 404.

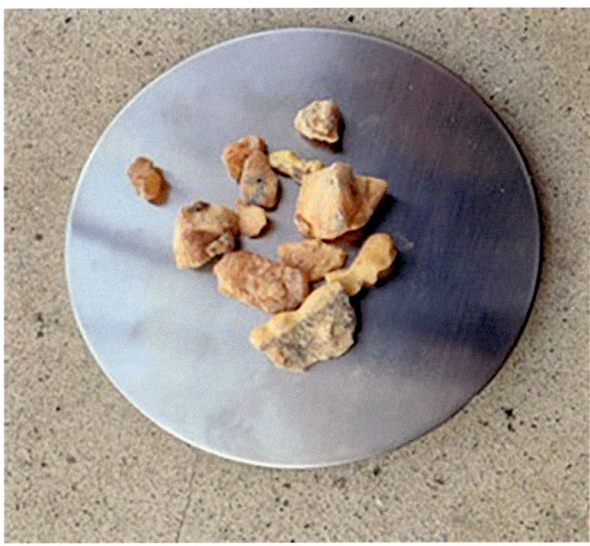

Figure 4. Gum of Sumatran benjuí (Styrax benzoin Driand).
Source: Javier López Rider.

treat teeth,[95] eyes,[96] and skin,[97] but also for its aromatic properties in ointments and perfumes.[98] Another little-known substance was the common barberry, although both Dioscorides and Pliny mention it for laxatives and various ointments.[99] In the 15th century, it was used for its antiseptic properties, as illustrated by Ms. II/3063, which prescribes it for remedies for red eyes.[100] In the 16th century, it was mentioned as a cosmetic ingredient, especially in relation to skin rashes.[101] Finally, ship cargoes also mention pink sugar or mineral sugar. It is extracted from beets or sugar cane, and was often used in medicine.[102] The *Compendio de los boticarios* explains its origin and prescribes it for different ailments.[103] The extraction method is also mentioned in two 16th-century manuscripts, Ms. 1462 and *Regalo de la vida humana*.[104] Although it use as a collyrium is attested in the 15th century,[105] it is most often mentioned for its aromatic properties, as an ingredient of perfumed powders and tablets.[106]

---

[95] , BHUV, Ms. 1084, f. 51v. Cifuentes i Comamala, L. and Córdoba de la Llave, R., *Tintorería y medicina*, 117, 227; and Ms. 3338, f. 153v.; *Manual de mugeres*, 45, 47 and 50; *Regalo de la vida humana*, Cap. 17, 317 o Cap. 18, 318.

[96] In the 15th century: Ms. 3338, f. 153v; for lacrimals, Ms. II/3063, f. 9v; for red eyes. In the 16th century: *Regalo de la vida humana*, Cap. 19, 320.

[97] In the 15th century: Ms. II/3063, f. 3r; as a depilatory. During the 16th century: *Manual de mugeres*, 38, 52, 74, 75; and *Regalo de la vida humana*, Cap. 9, 297; Cap. 13, 304-307 and Cap. 14, 308.

[98] Dioscorides, I, 68, 34r-v. *Manual de mugeres*, 41 and 77.

[99] Dioscorides, I, 20, f. 24v. and Criado Vega, Mª T., *Tratados y recetarios*, 470-471.

[100] BPR, Ms. II/3063, f. 13r-v.

[101] *Manual de mugeres*, 51 and 67: *Regalo de la vida humana*, 286; and Ms. 1462, *Memoria de teñir canas rubias*, f. 39r-v.

[102] *Manual de mugeres*, nota 34, 40; and Carabaza, J. Mª et al., *Árboles y arbustos*, 42-44.

[103] 1515, BNE, R/4125, Ferro, S., *Comiença el Compendio de los boticarios*, trad. Por el Licenciado A. Rodríguez de Tudela, Valladolid, f. 11r.

[104] BNE, Ms. 1462 "cómo se haze el açúcar rosado", f. 34r. In *Regalo de la vida humana*, Cap. 35, 500-506 and Cap. 36, 506.

[105] BNE, Ms. 3338, f. 153r.

[106] BNE, Ms. 8565, ff. 193r-198v; and *Manual de mugeres*, 41.

4. Conclusions

The study of trade in cosmetics and perfumes must be based on the analysis of commercial records (cargo registers, notarial protocols, merchants' records) and the examination of the agents of trade, that is, the merchants. For this reason, it is important to understand demand, which is illustrated by late medieval and early modern recipe books. These goods often feature in the documents generated by the commercial networks created in Santo Domingo and Honduras in the first half of the 16th century. These networks attest to the, sometimes close, relationship between *conquistadores* and merchants, and were fully operational soon after the conquest of Spanish America.

It is also important to know the properties and characteristics of the raw materials because many of them had uses that transcended industrial applications. Mineral, vegetal, and animal substances were often used as ingredients in cosmetics; the men and women who travelled to the New World looked after their appearance carefully, turning cosmetic products into highly coveted and widely traded commodities.

Documentary sources

15th century:

BHUV, Ms. 1084, *Receptari de tintoreria i medicina*, Joanot Valero.
BPR, Ms. II/3063. *Libro de recetas de Gilberto.*
BNE, Ms. 3338. *Suma de la flor cirugía.*
BNE, Ms. 10051. *Tratado de patología general.*
BNE, Ms. 8565. *Vergel de señores, en el cual se muestran a hacer con mucha excelencia todas las conservas, electuarios, confituras, turrones y otras cosas de azúcar y miel.*

16th century:

Archivo General de Indias, Contratación, 1451, N. 1 y 1079, N. 8.
BNE, Ms. 1462, *Livro de receptas de pivetes, pastillas e uvas perfumadas y conservas.*
BNE, R/4125. Ferro, S., *Comiença el Conpendio de los boticarios*, trad. by Licenciado A. Rodríguez de Tudela, Valladolid, 1515.
BPR, Ms. II/1393(6), *Receutas en nombre del Doctor Segura, publicados para toda quantas cosas ay en el mundo de sutilezas, como son tinta, para perfumes, para prebas.*
Manual de Mugeres en el qual se contienen muchas y deversas reçeutas muy buenas, study, edition and notes, by A. Martínez Crespo, Universidad de Salamanca, Textos recuperados, 1995.
Vallés, Juan, *Regalo de la vida humana*, transcription of the manuscript and coordination of studies by F. Serrano Larráyoz, Pamplona, Gobierno de Navarra y Austria, Österreichische Nationalbibliothek, Austria, 2 vols., 2008.

Bibliography

Aznar Vallejo, E., "El abastecimiento de las primeras flotas a Indias como muestra del comercio interior andaluz. El ejemplo de los productos alimenticios", in Acosta Guerrero, E. (ed.), *XX Coloquio de Historia Canario-Americana,* Cabildo Insular de Gran Canaria, 160-170.

Cabré i Pairet, M. (2002), "Cosmética y perfumería", in *Historia de la ciencia y de la técnica en la Corona de Castilla. II: Edad Media*, García Ballester, L. (ed.), Valladolid: Junta de Castilla y León, 773-779.
- (2008), "Los consejos para *hermosear* (libros I-III) en el *Regalo de la vida humana* de Juan Vallés", in *Regalo de la vida humana. Estudios y transcripción,* ed. F. Serrano Larráyoz, Pamplona, Gobierno de Navarra, 171-208.
- (2011), "Keeping Beauty Secrets in early modern Iberia", in *Secrets and Knowledge in Medicine and Science*, 1500-1800, Leong, E. and Rankin, A. (eds.), London: Routledge, 167-190.
- (2014), "Beautiful bodies", in *A cultural history of the human body in the Medieval Age,* Kalof, L. (ed.), London: Bloomsbury, 127-147.

Cabré i Pairet, M. and Salmón Muñiz, F. (2019), "Health and Hygiene: The Medical Traditions", in *Hair: A Cultural History in the Middle Ages,* Milliken, R. (ed.), London: Bloomsbury, 91-107.

Cabrera Rajo, S. (2017), "Introducción de los esclavos negros africanos en el reino de Guatemala y provincias de San Salvador y Honduras", *Revista de Museología Kóot*, 8, 82-175.

Carabaza, J. Mª *et al.* (2004), *Árboles y arbustos de al-Andalus,* Madrid: CSIC.

Chaunu, P. (1959), *Séville et l'Atlantique (1504-1650),* Paris : Sevpen.

Cifuentes i Comamala, Ll. and Córdoba de la Llave, R. (2011), *Tintorería y medicina en la Valencia del siglo XV: el manual de Joanot Valero,* Barcelona: CSIC, 2011.

Córdoba de la Llave, R. (2006), "Los instrumentos de la relación comercial: medios, técnicas y útiles de transporte en la España bajomedieval", *El Comercio en la Edad Media*, en De la Iglesia, J. I. (ed.), Logroño: IER, 189-251.
- (2022), "Uses of Alum in Body Care", *Artefact*, 16, 203-219.

Criado Vega, Mª T. (2011), "Las artes de la paz. Técnicas de perfumería y cosmética en recetarios castellanos de los siglos XV y XVI", *Anuario de estudios medievales*, 41/2, 865-897.
- (2011), "Recetas castellanas sobre el trabajo de la cera", *Meridies. Revista de Historia Medieval,* 9, 151-170.
- (2012), *Tratados y recetarios de técnica industrial en la España medieval*, Doctoral Dissertation, Universidad de Córdoba.

Díaz Blanco, J. M. (2008), "La corona y los cargadores a Indias portugueses de Sevilla (1583-1645)", in Lorenzana, F. y Mateos Ascacíbar, F. (eds), *Iberismo. Las relaciones entre España y Portugal. Historia y tiempo actual: y otros estudios sobre Extremadura, Sociedad Extremeña de Historia*, Llerena: Sociedad Extremeña de Historia, 91-104.

Díaz Blanco, J. M. and Maillard Álvarez, N. (2014), "¿Una intimidad supeditada a la ley? Las estrategias matrimoniales de los cargadores a Indias extranjeros en Sevilla (siglos XVI-XVII)", in Chacón Jiménez, F. (ed.), *Familias, recursos humanos y vida material*, Murcia: Universidad de Murcia, 485-501.

Fernández Chaves, M. F. and Díaz Blanco J. M. (2009), "Una élite en la sombra. Los comerciantes extranjeros en la Sevilla de Felipe III", in Soria Mesa, E., Bravo Caro, J. J. and Delgado Barrado, J. M. (eds.), *Las élites en la época moderna: la monarquía española*, Córdoba: Universidad de Córdoba, 3, 35-50.

Fresquet Febrer, J. L. (2002), "La historia natural de los minerales y la medicina", in García Ballester, L. (ed.), *Historia de la Ciencia y de la técnica en la Corona de Castilla,* vol. 3, Extremadura: Junta de Castilla y León, 503-552.

García Fuentes, L. (1977), "Exportación y exportadores a Indias 1650-1700", *Archivo hispalense: Revista histórica, literaria y artística*, 60, n. 184, 1-40.
- (1997), *Los peruleros y el comercio de Sevilla con las Indias, 1580-1630,* Seville: Universidad de Sevilla.

García-Baquero González, A. (1992), *La Carrera de Indias. Suma de la contratación y océanos de negocios,* Seville: Algaida, 1992;

Girón Pascual, R. (2019), "Capital comercial, capital simbólico. El patrimonio de los cargadores a Indias judeoconversos en la Sevilla de los siglos XVI y XVII", *Mediterranea: Ricerche Storiche,* 46, 315-348.

Hamer Flores, A. and Criado Vega, Mª T (2016), "Belleza y salud a fines de la Edad Media. Las recetas castellanas de los manuscritos de Hernando Colón", *Historia. Documentos. Instituciones,* 43, 243-260.

Haring, Cl. (1939), *Comercio y navegación entre España y las Indias en la época de los Habsburgos,* México: Fondo de Cultura Económica.

Hyde M. (2000), "The "Makeup" of the Marquise: Boucher's Portrait of Pompadour at Her Toilette", *The Art Bulletin,* 82, 453-475.

Iradiel Murugarren, P. (1987), "Cuidar el cuerpo, cuidar la imagen: los paradigmas de la belleza femenina en la Valencia bajomedieval", in *Les soins de beuaté. Moyen Âge, debut des temps modernes.* Actes du IIIe Colloque International, Grasse (26-28 April 1985), Nice Université, France, 61-86.

Karim-Cooper, F. (2012), *Cosmetics in Shakespearean and renaissance drama,* Edinburgh: Edinburgh University Press.

Lacueva Muñoz, J. (2016), *Comerciantes de Sevilla. Regesto de documentos notariales del Fondo Enrique Otte,* Valparaíso, Chile: Instituto de Historia y Ciencias Sociales.

Levine, E, and Green, W. (1980), "The cosmetic mystique of old Japan", *Impressions,* 4.

Lohmann Villena, G. (2004), *Plata del Perú, riqueza de Europa. Los mercaderes peruanos y el comercio con la Metrópoli en el siglo XVII,* Lima: Fondo Editorial del Congreso del Perú.

Ladero Quesada, M. A. (2008), *Las Indias de Castilla: cuentas de la Casa de Contratación (1503-1521),* Madrid: Dykinson.

Lojendio Quintero, Mª P. and Pérez Romero, Mª del S. (2005), "Sustancias de origen animal en las recetas de Escribonio", *Fortunatae. Revista canaria de Filología, Cultura y Humanidades Clásicas,* 16, 129-136.

López Eire, A. and Cortés Gabaudan, F. (2006), *Estudios y Traducción. Dioscórides, Sobre los remedios medicinales. Manuscrito de Salamanca,* Salamanca: Universidad de Salamanca.

López Piñero, J. Mª, (1979), *Ciencia y técnica en la sociedad española de los siglos XVI y XVII,* Barcelona: Labor.

López Rider, J. (2021), "El tanino vegetal. Aprovechamiento y usos de la nuez de agalla en la España bajomedieval", Parra Villaescusa, M. (ed.), *Anales de la Universidad de Alicante: Historia medieval. Ejemplar dedicado a Medio Ambiente, recursos naturales y paisaje agrario en los espacios medievales (siglos VIII-XV),* 22, 219-245.

– (2023), "La estética y el cuidado personal en la literatura técnica hispana (siglos XV-XVI)", Martín Párraga, J. (ed.), *Las muchas caras de la Literatura: conexiones entre la literatura y otras artes y ciencias,* Valencia: Tirant lo Blanch, 65-73.

Mena García, Mª del C., (1998), *Sevilla y las flotas de Indias. La gran armada de Castilla del Oro (1513-1514),* Seville: Fundación El Monte.

Ortego Agustín, M. A. (2009), "Discursos y prácticas sobre el cuerpo y la higiene en la Edad Moderna", *Cuadernos de Historia Moderna. Anejos,* 8, 67-92.

Otte, E. (1964), "La flota de Diego Colón. Españoles y genoveses en el comercio trasatlántico de 1509", *Revista de Indias,* 24, 475-503.

– (1990), "Los mercaderes transatlánticos bajo Carlos V, *Anuario de Estudios Americanos,* 47, 95-121.

- (1996), *Sevilla y sus mercaderes a fines de la Edad Media,* Seville: Fundación El Monte, Universidad de Sevilla.
Palenzuela Domínguez, N. (2003), *Los mercaderes burgaleses en Sevilla a fines de la Edad Media*, Seville: Universidad de Sevilla.
Pérez García, R. (2020), "El mercader Diego Díaz y la conexión burgalesa del viaje de Magallanes", in Luque Azcona, E. J. and Miranda Bonilla, J. (eds.), *A 500 Años de la primera vuelta al mundo: una mirada histórica a la expedición Magallanes-Elcano*, Universidad de Sevilla, 103-117.
Pérez Turrado, G. (1992), *Armadas españolas de Indias*, Madrid: Mapfre.
Ribeiro A. (2011), *Facing Beauty: Painted Women and Cosmetic Art,* New Haven, CT: Yale University Press.
Riera Palmero, J. and Albi Romero, G. (1996), "Productos medicinales en la flota a Indias de 1509", *Llull*, 19, 560-569.
Rodilla León, Mª J. (2021), *De belleza y misoginia. Los afeites en las literaturas medieval, áurea y virreinal*, Universidad autónoma Metropolitana-Iztapalapa.
Ruiz Rivera, J. and García Bernal, M. (1992), *Cargadores a Indias*, Madrid: Mapfre.
Ruiz Sotillo, M. D. and Criado Vega, Mª T. (2016), "Belleza y cuidado del cabello en los recetarios castellanos medievales. El teñido y la lucha contra la alopecia", *Ámbitos. Revista de estudios y de Ciencias Sociales y Humanidades,* 35, 75-84.
Sammern, R. (2015), "Red, White and Health and Cosmetic English Art Writing", *Early Science and Medicine*, 20, 4/6, *Special Issue: Early Modern Color Worlds*, 397-427.
Schoel, J. (2020), "Cosmetics, Whiteness, and Fashioning Early Modern Englishness", *SEL Studies in English Literature 1500-1900*, 60, 1-23.
Stephens, J. (2019), "Becoming a Blond in Renaissance Italy", *The Journal of the Walters Art Museum*, 74.

El negocio del bienestar: una cuenta de farmacia del siglo XVI

Efrén de la Peña Barroso[1]
Cuerpo Facultativo de Archiveros, Bibliotecarios y Arqueólogos

> *"Boticario es y quiere decir tanto como hombre que trata y transforma muchos y muy diversos géneros de medicamentos para remedio y modo de alcanzar y restaurar la sanidad de los cuerpos humanos"*.
>
> Antonio de Aguilera, boticario de Guadalajara (1569)[2]

1. El negocio del bienestar

El cuidado y conservación de la salud y el bienestar general del cuerpo han generado siempre una evidente preocupación en los seres humanos de todos los tiempos y lugares. De hecho, desde que se tiene memoria todas las sociedades designaron a ciertas personas que, con mayor o menor grado de especialización, tenían la trascendental función de intentar sanar a los enfermos y de devolver la salud quebrantada a los miembros del grupo que lo necesitasen.

Aunque fueron los estratos superiores de la sociedad los que más ampliamente gozaron de las atenciones de estos incipientes profesionales de la salud, el resto de la población también pudo acceder a los tratamientos curativos que estos recomendaban. Así que en primer lugar los reyes, pontífices, nobles y prelados, y más adelante los concejos municipales y también mercaderes y otras profesiones liberales que lograron hacer fortuna intentaron rodearse de los médicos más prestigiosos para que los quebrantos provocados por las enfermedades fuesen atajados lo antes posible. Por ese motivo la documentación de archivo de finales de la Edad Media castellana está llena de noticias relativas al establecimiento de físicos, muchos de ellos judíos, en las distintas cortes reales y nobiliarias y en la mayoría de las ciudades y villas de la Corona de Castilla. De hecho, son frecuentes los testimonios sobre los salarios adeudados a estos profesionales y sobre las numerosas prebendas y sinecuras que les eran proporcionadas constantemente para intentar fidelizar los servicios que prestaban. Así, los documentos hablan de regimientos y juradurías otorgados a los profesionales sanitarios, de donaciones de propiedades, de concesión de exenciones de mantenimiento de huéspedes, de exenciones de impuestos, de cartas de amparo, de aposentamiento y de seguro otorgadas

---

[1] Email: efrendlp@hotmail.com. Orcid: https://orcid.org/0000-0003-0686-366X.
[2] Este fragmento aparece en su obra *Exposición sobre las preparaciones de Mesué*, Alcalá de Henares, 1569. Citado en Puerto Sarmiento, F. J., "La farmacia renacentista española y la botica de El Escorial", en *La ciencia en el Monasterio del Escorial: actas del Simposium, 1/4-IX-1993*, Campos y Fernández de Sevilla, F. J. (coord.), San Lorenzo de El Escorial: Real Centro Universitario Escorial-María Cristina, 1993, vol. 1, 73-132, 93.

a diestro y siniestro, y muchas otras concesiones "graciosas" con las que satisfacer a estos médicos.

Junto a la figura del físico, auténtico profesional del diagnóstico y tratamiento de las enfermedades, se situaba la del boticario, que era el encargado de elaborar y dispensar los medicamentos prescritos por el médico. Con sus establecimientos de botica instalados en puntos estratégicos de las ciudades, los boticarios también atendían y trataban dolencias comunes y tratamientos que no requerían un diagnóstico previo del médico. Y, del mismo modo que en el caso de los médicos, la documentación de archivo recoge bastante información sobre el desarrollo de la actividad cotidiana de los boticarios, sobre su instalación en lugares bien localizados de las distintas poblaciones, sobre su interacción con los vecinos de esos lugares y, en fin, incluso sobre los conflictos originados por las prácticas fraudulentas de algunos boticarios sin escrúpulos que optaban por prescribir ellos mismos las medicinas requeridas o por vender falsos remedios y medicamentos caducados o de mala calidad para conseguir un puñado extra de maravedíes.[3] Por supuesto, estas irregularidades no eran habituales, pero ponen de manifiesto la vulnerabilidad de los pacientes a la hora de consumir los medicamentos y otros compuestos elaborados por los profesionales de la farmacia. De ahí que, en mi opinión, la confianza de los pacientes/clientes en los boticarios jugase un papel verdaderamente crucial a la hora de apostar por uno u otro en tratamientos curativos o preservativos de media y larga duración.

2. Una cuenta de farmacia del siglo XVI

El documento que aquí presento es la liquidación de una cuenta de farmacia[4] de los años 1562 a 1564 que relacionaba a dos personas. Por un lado, el paciente/cliente que compró las medicinas, llamado Vicente Martín Méndez. Por otro lado, el boticario que las suministró, llamado García de Salas. Por desgracia, las noticias sobre ambos personajes son prácticamente inexistentes, así que intentaré organizar los datos disponibles sobre los mismos.

La documentación se refiere a Vicente Martín Méndez como licenciado y, en una ocasión, su apellido aparece acompañado del gentilicio "*de Baeça*", lo que quizá indique su procedencia geográfica jiennense. El tratamiento formal que se le da es el de "*muy magnífico sennor*", fórmula utilizada normalmente en relaciones asimétricas entre un inferior y un superior de la pirámide social y que podría situarle en algún peldaño inicial de la baja nobleza. Sabemos que tres años antes de comprar las medicinas nuestro licenciado vivía de alquiler junto al licenciado Puerto y al licenciado Molina, médico, en unas casas en Medina del Campo por las que pagaban tres ducados mensuales. Se conserva un testimonio de que Martín Méndez satisfizo por este concepto la cantidad de cinco ducados y que el 23 de julio de 1559 pagó

---
[3] Las visitas a las boticas se realizaron de forma más o menos regular desde el siglo XVI, y todas aquellas que dispensaban medicamentos en malas condiciones eran inmediatamente clausuradas y sus medicinas quemadas en la plaza pública. Véase Pastor Frechoso, F. F., *Boticas, boticarios y materia médica en Valladolid (Siglos XVI y XVII)*, Salamanca: Junta de Castilla y León, 1993, 30-32.
[4] La cuenta, que se transcribe al final de este trabajo, se conserva en el archivo del condado de Altamira, título creado en 1475 y cuya documentación es muy fragmentaria y dispersa y se encuentra mezclada con documentos de los títulos de Sessa, Poza, Nieva y Altamira. Además, el título condal de Altamira acabó siendo absorbido por el ducado de Baena durante la segunda mitad del siglo XVIII, uno de los fondos de archivo más complejos de cuantos se conservan en el Archivo Histórico de la Nobleza (en adelante, AHNOB) en Toledo. Más información sobre el título condal y sobre la historia archivística de todo el fondo en http://pares.mcu.es/ParesBusquedas20/catalogo/description/4019099.

otros seis ducados.[5] De aquí se deduce que apenas tres años antes de comprar las medicinas, el licenciado Martín Méndez residía temporal o permanentemente en Medina.

La información sobre el boticario García de Salas es incluso más escasa, pero podemos aventurar algunas hipótesis sobre su identificación. Que el boticario dejase en fianza al licenciado las medicinas durante un período de casi dos años quizá fuese indicativo de la confianza existente entre ambos y de que la relación entre ellos venía de tiempo atrás. Y, precisamente, el hecho de que el licenciado Martín Méndez residiese en Medina del Campo poco antes de comprar las medicinas podría vincular a García de Salas con esta importante villa castellana. Sabemos que en el año 1561 existían hasta nueve boticarios en esa villa,[6] de los que he podido documentar hasta tres de ellos, como eran Bernardino de Torres,[7] Agustín de Castro[8] o Cristóbal de Paredes.[9] Sin embargo, no he encontrado información adicional sobre García de Salas, ni siquiera en el Archivo Municipal de Medina del Campo.[10] De ahí que, como decía, su actividad profesional en esta villa no deje de ser una mera hipótesis.

En cualquier caso, lo que nos interesa destacar ahora no es la biografía de ambos personajes sino el contenido de la cuenta de farmacia en sí. Como se ha indicado, la cuenta responde a las medicinas dispensadas entre el 6 de septiembre de 1562 y el 17 enero de 1564, es decir, el tratamiento seguido durante un año y cuatro meses. La cuenta está organizada por meses y, dentro de los mismos, por días, con indicación del medicamento dispensado, su cantidad y su precio. Prácticamente todos los meses se dispensaron varias medicinas, a excepción de cuatro meses aislados en los que no hubo dispensa.

Todos los medicamentos eran de origen vegetal salvo dos de ellos, que derivaban de productos animales. Los remedios curativos abarcaban un buen número de sustancias simples (raíces, hojas, semillas, etc.) como compuestas (emplastos, jarabes, ungüentos, etc.), que resultaban de la combinación y manipulación de las primeras.[11] He clasificado los medicamentos citados en distintos grupos siguiendo la propuesta de Félix Pastor Frechoso:[12]

Aceites

Sustancias oleaginosas que se mantienen líquida a temperatura ambiente, aplicada normalmente de forma tópica:

- Aceites de almendras (dulces o amargas): utilizados como hidratantes cutáneos y epitelizantes.

---

[5] AHNOB, ALTAMIRA, C.2, D.108. Fechado con posterioridad al año 1559.
[6] Pastor Frechoso, F.F., *Boticas, boticarios y materia médica*, 39.
[7] Véase Archivo de la Real Chancillería de Valladolid (en adelante, ARCHV), Reales Ejecutorias (en adelante, RR.EE.), caja 700, 41. Fechado el 12 de febrero de 1550; y ARCHV, RR.EE., caja 1102, 33. Fechado el 5 de agosto de 1566.
[8] Véase ARCHV, RR.EE., caja 1053, 66. Fechado el 28 de enero de 1564.
[9] Véase ARCHV, RR.EE., caja 1041, 20. Fechado el 2 de abril de 1563.
[10] La consulta sobre este boticario realizada al personal de la Fundación Museo de las Ferias de Medina del Campo, que gestiona el Archivo Municipal de esa villa, dio resultados infructuosos.
[11] "La terapéutica del siglo XVI está dominada por cinco grupos, simples y preparados: polvos, aceites, jarabes, ungüentos y raíces, y por los productos vegetales a mucha distancia de animales y minerales". En Rojo Vega, A., *Enfermos y sanadores en la Castilla del siglo XVI*, Valladolid: Universidad de Valladolid, 1993, 75.
[12] Pastor Frechoso, F. F., *Boticas, boticarios y materia médica*, 110-124.

- Aceite de linaza: muy rico en ácidos grasos esenciales y con propiedades antiinflamatorias
- Aceite de manzanilla: reducía y eliminaba el picor del cuero cabelludo.

Adherentes

Son azúcares, por lo general, que sirven para aglutinar los diversos constituyentes del fármaco en cuestión:

- Azúcar candi de redoma: que aliviaba la tos y es muy efectivo contra el dolor de garganta.
- Azúcar rosada: fortalecía el corazón, el estómago y las vísceras.

Aguas

Remedios confeccionados a base de aguas, destiladas o no, a las que se incorpora otro producto por simple disolución o por destilaciones de base acuosa:

- Agua de cabezuelas o agua de cabezas de rosas: evitaba el estreñimiento.
- Agua de caracoles: aportaba grandes cantidades de calcio y fósforo, necesario para el buen mantenimiento de los dientes y de los huesos. También facilitaba la digestión.
- Agua de endibia: hortaliza con alta concentración de vitaminas que regulaba la tensión alta y que era buena para eliminar todo tipo de toxinas.
- Agua de hinojo: tomada en infusión poseía efectos diuréticos y aliviaba los espasmos gastrointestinales. También tenía propiedades carminativas, esto es, favorecía la expulsión de gases.
- Agua de lengua de buey: tomada como infusión, poseía propiedades expectorantes y emolientes (contra la tos, los catarros y la bronquitis).
- Agua de linaza: utilizada normalmente para combatir el estreñimiento y regenerar la flora intestinal.
- Agua de toronjil: con propiedades calmantes, sedantes, relajantes, antiespasmódicas, analgésicas, etc., es muy utilizada para tratar problemas digestivos, de ansiedad y de estrés.
- Agua de verdulagas: con propiedades antibacterianas, antiescorbúticas, depurativas, detox, diuréticas y febrífugas.

Electuarios

Variante de los jarabes, los electuarios eran preparados de consistencia líquida, pastosa o sólida, compuestos de varios ingredientes (casi siempre vegetales) y disueltos en soluciones muy azucaradas, normalmente de miel fresca o azúcares, precisamente para ocultar al enfermo el mal sabor de los medicamentos que contenían:

- *Diarrodon abatis*: realizado a base de rosas, era muy útil como cordial, fortificante y muy útil en la digestión de los alimentos, coerción del vómito y excitación del apetito.
- Letuario de humo de rosas: adecuado para purgar los humores melancólicos y utilizado también como laxante.

Emplastos

Ungüentos con alto contenido en resinas, lo que les permitía ser extendidos en parches para ser adheridos a las partes sobre los que se aplicaban:

- Almáciga: empleada para la preparación de enjuagues bucales para el tratamiento de problemas de encías y con propiedades cicatrizantes y contra la diarrea.
- Geminis: utilizado para cicatrizar apostemas.

Frutos

Productos de la planta en el que quedan contenidas las semillas y que normalmente debían cogerse en su estado de madurez, para después ser secados y guardados en un lugar seco:

- Granos de arrayán: tenía propiedades antiinflamatorias.
- Granos de zumaque: empleado por sus propiedades antioxidantes, digestivas, diuréticas y con efectos cardiovasculares, ya que equilibra el colesterol.

Infusiones (Pulpas)

Mezcla elaborada con agua hirviendo y otra sustancia, mezcla que era tapada hasta que el líquido resultante adquiría la temperatura ambiente. Estos remedios eran preparados a pie de cama:

- Cañafístola: eficaz laxante ingerido en infusión por vía oral.

Jarabes

Eran medicamentos líquidos, aunque poco fluidos, compuestos normalmente por dos tercios de azúcar y un tercio de sustancia medicinal. Probablemente fuesen la fórmula medicamentosa más utilizada debido a su buen sabor frente a otros preparados:

- Jarabe de agro de cidras: empleado por sus propiedades terapéuticas.
- Jarabe de cantueso: utilizado normalmente como digestivo, antiséptico y antiespasmódico.
- Jarabe de cinco raíces: tenía propiedades diuréticas.
- Jarabe de granadas: empleado por su acción desinfectante para infecciones superficiales.
- Jarabe de hierbabuena: con propiedades para el tratamiento de problemas digestivos.
- Jarabe de miel rosada: utilizado para el tratamiento de la inflamación de la mucosa bucal y la curación de úlceras y aftas.
- Jarabe de sanguinaria: utilizado como diurético.
- Jarabe violado: extraído de la violeta y utilizado por su poder somnífero y sus propiedades gastrointestinales.

Píldoras

Porción de electuario endurecida con polvos y de poco tamaño de uso muy frecuente. Cuando la porción era de más tamaño y más blanda se llamaba "bolo":

- Píldoras agregativas: buenas para purgar las flemas.
- Píldoras áureas y de *sine quibus*: tenían efectos purgantes.

Polvos

Son el resultado de dividir los cuerpos sólidos en partículas más o menos tenues por un proceso de pulverización. Eran utilizados para confeccionar preparaciones como las píldoras y también empleados para su aplicación externa:

- Polvos de diamargaritón frígido: mezcla compleja elaborada sobre una base de perlas que normalmente era diluido en agua de rosas, tenía virtudes fortificantes.
- Polvos de canina de perro: empleados para tratar la inflamación de las amígdalas además de otras afecciones bucales.
- Polvos de cuerno de ciervo quemado: con propiedades afrodisiacas, se utilizaba como estimulante sexual.

Tabletas

Remedios sólidos de uso interno. Se fabrican haciendo una pasta de azúcar de consistencia blanda a la que se añade el producto medicamentoso. La pasta resultante se hace gotear sobre un cuerpo frío sobre el que se solidifica. Después se recoge y queda listo para ser tomado:

- *Manus Christi*: con apariencia de bombones de forma almendrada, tenían propiedades cordiales y se administraban a personas débiles de salud.

Ungüentos

Medicamentos compuestos de consistencia pastosa, confeccionados en ocasiones con manteca de cerdo, cera de abeja u otras sustancias resinosas, y destinados a su uso externo:

- Basalicón: utilizado para hacer supurar las heridas y los forúnculos.
- Desopilatibo: usado para el tratamiento y cura de la opilación, es decir, de la obstrucción y la hidropesía, así como los problemas del hígado.
- *Dialthea*: elaborado a partir de la raíz de la altea o malvavisco, tenía una acción calmante y cicatrizante, así como el tratamiento de los dolores de pecho y los resfriados.
- *Nifrigidante Galenii*: refrigerante de uso tópico que inhibía las mucosidades que se expectoraban.
- Nifrigidante rosado: quizá usado para tratar las hemorroides y los dolores articulares.

Zumos

Líquidos obtenidos por medio del prensado de productos vegetales:

- Zumo de achicoria: con propiedades antioxidantes que fortalece el sistema inmune y estimula los jugos gástricos y reduce gases y flatulencias.
- Zumo de asensios: utilizado para el tratamiento del dolor de estómago causado por infecciones o parásitos intestinales.

Otros

Incluyo aquí otros remedios que por su naturaleza o por no indicarse el formato en que fueron dispensados no han podido ser clasificados en los apartados anteriores:

- Adnibar (almíbar) de peros: variedad del manzano, pero con el fruto más largo que grueso.
- Culantro seco: sus hojas son antiinflamatorias. También mejoran el tracto digestivo y evita el estreñimiento.
- Encarnatibo: utilizado normalmente como cicatrizante.
- Purga de ruibarbo en decocción de mirabolanos indios: los mirabolanos, con propiedades purgantes y laxantes, se utilizaban para tratar el estreñimiento.

La mayoría de los medicamentos estaban destinados al propio licenciado Martín Méndez, aunque en alguna ocasión se menciona que el destinatario de la medicina era otra persona. Así, la cuenta recoge un preparado ("*una melecina*") que se administró a un niño, acaso su propio hijo. Además, la cuenta de farmacia también nos informa de que se administraron medicinas a una moza, a un esclavo y a un tal Juan. Esto indica que el licenciado dispensaba ciertos cuidados al personal que estaba a su servicio.

En cuanto a las medidas utilizadas en el despacho de las medicinas, la principal era la onza tanto para los líquidos como para los sólidos. También se mencionan, en menor medida, dracmas (dragmas u ochavas), adarmes y escrúpulos (escrápalos, escrópalos).[13] Estas medidas suponen que el boticario, como era habitual entre esos profesionales, debía tener un conjunto de pesas y medidas adecuadas y precisas para calcular las cantidades exactas que eran dispensadas.

Otro aspecto que merece ser destacado es el de los recipientes de dispensa de los medicamentos. La cuenta de farmacia estudiada no ofrece ninguna información al respecto, pero es lógico pensar que el boticario envasaría las medicinas en recipientes específicos y adecuados para su transporte y conservación. En este sentido, los materiales más utilizados en las boticas del siglo XVI eran la cerámica y el vidrio. Los contenedores de cerámica eran utilizados para contener líquidos y solían tener su interior impermeabilizado, como ocurría con los albarelos. Los contenedores de vidrio, como frascos, botellas o redomas, también eran utilizados para medicamentos líquidos y estaban confeccionados con un vidrio más resistente que el habitual, ya que debían resistir las altas temperaturas, la acción de los ácidos y aislar térmicamente las sustancias de su interior. Los recipientes de cerámica y vidrio solían taparse con trozos de corcho a presión o con fragmentos de pergamino atado con un cordel. Además, el boticario también podía dispensar ciertas medicinas en cajitas de madera,[14] como por ejemplo las píldoras y las tabletas, si bien también podrían entregarse envueltas en telas o lienzos en forma de paquete. La utilización frecuente de estos recipientes supone un tráfico de contenedores más o menos intenso y regular entre sus productores (ceramistas y vidrieros) y el boticario

---

[13] Para contextualizar el sistema de medidas utilizado por los boticarios, véase Rey Bueno, Mª del M., "El informe Vallés: modificación de pesas y medidas de botica realizada en el siglo XVI", en *La ciencia en el Monasterio del Escorial: actas del Simposium, 1/4-IX-1993*, Campos y Fernández de Sevilla, F. J (coord.), San Lorenzo de El Escorial: Real Centro Universitario Escorial-María Cristina, 1993, vol. 1, 559-584.

[14] Mercant i Ramírez, J., "Aportación a la historia de la farmacoterapia: las cartelas de los contenedores de medicamentos de la farmacia de la Real Cartuja de Valldemossa", *Medicina Balear* 24-3 (2009), 20-22.

que sería muy interesante de estudiar si pudiésemos rastrear el flujo habitual de las medicinas dispensadas.

El estudio de la cuenta de farmacia no estaría completo si no se mencionase el coste de las medicinas. Como decía más arriba, cada medicina de la cuenta va acompañada de su precio. He realizado una pequeña tabla con el precio de aquellos medicamentos simples que pueden deducirse de las entradas de la cuenta de farmacia. Creo que puede ser interesante compararlos con los precios de otras boticas castellanas contemporáneas para observar la fluctuación de los precios en diferentes lugares:

Tabla 1. Precio de las medicinas de la cuenta entre 1562 y 1564.

MEDICINA	CANTIDAD	PRECIO
Aceite de almendras dulces	Una onza	24 maravedíes
Aceite de almendras amargas	Una onza	16 maravedíes
Aceite de linaza	Una onza	13 maravedíes
Azúcar candi de redoma	Una onza	24 maravedíes
Agua de toronjil	Una onza	3 maravedíes
Agua de lengua de buey	Una onza	2 maravedíes
Emplasto de almáciga (en dos parches)	Una onza	51 maravedíes
Emplasto géminis (en dos parches)	Media onza	12 maravedíes
Jarabe violado	Una onza	6 maravedíes
Jarabe de hierbabuena	Una onza	12 maravedíes
Jarabe de asensios	Una onza	6 maravedíes
Jarabe de cantueso	No se especifica	14 maravedíes
Jarabe de cinco raíces	Dos onzas	15 maravedíes
Jarabe de lengua de buey	Una onza	6 maravedíes
1/4 encarnatibo	Una onza	12 maravedíes
Culantro seco	Dos onzas	17 maravedíes
Píldoras agregativas	Media dracma	34 maravedíes
Polvos de diamargariton frigido	Una dracma	34 maravedíes
Manus Christi	Una onza	34 maravedíes
1/4 basalicón	Una onza	12 maravedíes
1/4 Nifrigidante Galenii	Una onza	34 maravedíes
Ungüento rosado	Una onza	34 maravedíes
Ungüento desopilatibo	Una onza	25 maravedíes
Diarrodon abatis	Una tableta	6 maravedíes

Por último, solo queda decir que el importe total de las medicinas ascendió a 2.840 maravedíes, según se indica en la anotación de pago incluida al final del documento transcrito. Es interesante señalar que, aunque esta cifra es la que se consigna en la carta de pago, no es la cantidad real que costaron las medicinas. Debió haber algún error por parte del escribano a la hora de sumar las cantidades de los distintos folios de la cuenta. En cualquier caso, lo que nos interesa aquí es que el boticario recibió esa cantidad como pago a sus medicinas, lo que significaba un gasto considerable para las rentas de cualquier castellano del momento.

3. Conclusiones

Una vez desmenuzado el contenido de la cuenta de farmacia y señalados los datos de mayor interés que se derivan de la misma, se impone recapitular la información para ofrecer una serie de conclusiones que nos permitan valorar la importancia del documento.

En primer lugar, destaca la frecuencia del consumo de medicinas. El boticario García de Salas dispensó medicinas a Vicente Martín Méndez durante casi todos los meses que abarca la cuenta de farmacia. Este consumo con regularidad induce a pensar en dos posibilidades: que el paciente requería un tratamiento de larga duración motivado por una enfermedad de carácter crónico; o que el paciente tomaba las medicinas de forma preventiva en una especie de obsesión por el cuidado de su salud. En este caso, es difícil discernir si el paciente adolecía de una salud pésima, sobre todo en materia digestiva, o si por el contrario los medicamentos requeridos al boticario eran meramente preservativos. Pero, en vista de la regularidad con la que se dispensaron las medicinas, da la impresión de que el licenciado Martín Méndez recurrió directamente al boticario a la hora de tratar sus dolencias y las de sus sirvientes sin que mediase ninguna otra opinión médica.[15] La terapéutica empleada en la cuenta de farmacia está basada en medicamentos procedentes del reino vegetal, siguiendo las costumbres de la farmacopea medieval que depositaba todo el peso de la curación y el tratamiento en este tipo de remedios. Esto suponía un conocimiento preciso tanto de las plantas utilizadas para la preparación de medicamentos como de la literatura farmacéutica dedicada a ellas. Es interesante advertir que en esta cuenta de botica no hay rastro de remedios minerales o químicos ni tampoco de remedios procedentes del Nuevo Mundo. Quizá este hecho sea indicativo de la lentitud de la extensión de los postulados iatroquímicos y de los remedios americanos entre los boticarios castellanos de la época, aunque esta hipótesis es aventurada a la vista de este único documento.

Por otro lado, es habitual en este tipo de tratamientos introducir ciertos ingredientes extraños, con nombres llamativos y en latín, que justificaban más su elevado precio que sus propiedades curativas. Me refiero, por ejemplo, a las tabletas de *manus Christi*, a las píldoras áureas y de *sine quibus*, al ungüento *nifrigidante Galeni* o al electuario *diarrodón abatis*.

La cuenta de farmacia también refleja la relación potencial existente entre el boticario y el cliente. Ya hemos señalado que, en virtud de los fraudes de algunos boticarios, era importante

---

[15] "Las cuentas de curaduría reflejan generalmente una sucesión de gastos de ungüentos, polvos y productos de botica antes de la llegada de cualquier sanador, lo que implica que la casa echa primero mano de los remedios de la medicina casera y de los que la experiencia popular sabe son utilizados por los sanadores en casos semejantes. [...] Incluso es bastante probable que los boticarios ofrezcan sus recetas al margen de médicos y cirujanos, como lo han hecho siempre, pese a tenerlo prohibido". Rojo Vega, A., *Enfermos y sanadores en la Castilla del siglo XVI*, 98.

gozar de la confianza del cliente. Esta cuenta permite asegurar que, en este caso, existía una confianza bilateral entre boticario y cliente, ya que el si el primero dispensó sus medicinas sin cobrar durante año y medio, el segundo parece que siguió el tratamiento con impecable puntualidad. Sin embargo, esta relación de confianza también pudo enmascarar el interés del boticario por prescribir medicinas continuamente a su paciente como una fuente de ingresos regular.

Por último, las cuentas de farmacia de este tipo permiten al investigador la posibilidad de realizar diagnósticos aproximados de los pacientes en función de los medicamentos que aparecen citados y de la regularidad de su ingesta. En este caso, el diagnóstico del licenciado Martín Méndez sería el siguiente: la dolencia principal del paciente era el estreñimiento crónico y los dolores abdominales recurrentes, provocados por posibles parásitos intestinales tan frecuentes en la época. El tratamiento aplicado fue modificado en varias ocasiones porque el paciente no debió mejorar. Entretanto, también se le recetaron varios medicamentos para elevar las defensas y otros tantos para mejorar las lesiones cutáneas como úlceras, picores, piel seca, etc., debido a avitaminosis, mala higiene o incluso sarna. Y, además, en algún momento también le fueron prescritas algunas medicinas para tratar una retención de líquidos y una posible infección respiratoria de tipo bronquitis o incluso neumonía.

Apéndice: Transcripción De La Cuenta De Farmacia

Cuenta de las medicinas compradas para el licenciado Vicente Martín Méndez entre 1562 y 1564.[16]

[fol. 1r]

Las medicinas que se han llevado para casa para el muy magnífico señor el señor licenciado Méndez desde 6 de setiempbre (sic) de 1562 años son las siguientes:

[En el margen izquierdo] Setiembre de 1562

§ Primeramente, para su merced, una purga de ruybarvo[17] escogido y tostado, dos dragmas, polvorizado y tostado y en decoción de mirabolanos indios[18] desatado: CC XXX VI
§ En 7, una honza de *manus christi*[19] prolado:[20] XXX IIII
§ En 14, jarave violado,[21] dos honzas: X II
§ En 20, una honza de aceite de almendras dulces:[22] XX IIII

---

[16] La signatura del documento es AHNOB, ALTAMIRA, C.3, D. 191.
[17] Planta fanerógama que se cultiva como vegetal por su tallo comestible de color rojo o verdoso. Se utilizaba para tratar el estreñimiento y las afecciones bucales, aunque también tenía propiedades laxantes y purgantes, especialmente para desparasitar.
[18] Por mirobálano. Árbol de la India cuyos frutos negros, rojos o amarillos, parecidos en forma y tamaño a una aceituna o una ciruela, según el tipo, se usa mucho en medicina para tratar la demencia, el estreñimiento y la diabetes.
[19] Especie de bombones con la consistencia de una pasta obtenida a partir del hervido de azúcar con agua de rosas o de violetas y perfumado con polvo de jengibre. Era un medicamento cordial que normalmente se administraba a las personas débiles de salud.
[20] Adjetivo que hace referencia a la forma del medicamento anterior, concretamente a una forma similar a la de una almendra.
[21] Jarabe extraído de violetas y empleado como somnífero.
[22] Aceite utilizado normalmente para suavizar la piel, reducir arrugas y estrías y calmar irritaciones cutáneas o descamaciones.

§ Yten zumo de asensios,[23] quatro honzas; zumo de chicoria,[24] seis honzas; aceite de almendras amargas[25] y de linaza,[26] de cada uno seis honzas: CC IIII

[En el margen izquierdo] Otubre

§ En 3 de otubre, miel rosada[27] y agua de linaza,[28] de cada uno dos honzas: X IIII
§ En 4, el mesmo jarabe y agua: X IIII
§ En 5, otro tanto jarabe y agua: X IIII
§ En 6, unas píldoras aureas[29] y de *sine quibus*,[30] de cada una un escrúpulo y medio; formadas cinco píldoras e doradas: LX VIII
§ En 6, un quarto basalicón,[31] una honça: X II

[En el margen izquierdo] Diziembre

§ En 2 de diciembre, un quarto encarnativo,[32] una honza: X II
§ Yten una honza de emplasto de almáçiga[33] tendido en dos parches: L I
§ En 8, jarave de yerbabuena[34] conpuesto, dos honzas: XX V
§ En 10, media honza de aceite de almendras amargas: VIII
§ Yten media honza de emplasto geminis[35] tendido en dos parches: X II

[En el margen izquierdo] henero de 1563.

§ En XXII de henero de 1563 años, una honza de aceite de manzanilla[36] y media de dialtea:[37] X II

---

[23] Por absintios o ajenjo. Hierba amarga utilizada para el tratamiento del dolor de estómago causado por infecciones del sistema digestivo o parásitos intestinales.
[24] La achicoria es una planta herbácea perenne con propiedades antioxidantes que fortalece el sistema inmune, estimula los jugos gástricos y reduce gases y flatulencias.
[25] Aceite utilizado para hidratar la piel y el cabello.
[26] Aceite muy rico en ácidos grasos esenciales con propiedades antiinflamatorias y con gran capacidad para combatir el acné y reducir las manchas en la piel.
[27] Preparado de miel natural y diferentes tipos de pétalos de rosa utilizada para el tratamiento de inflamación de la mucosa bucal y la curación de úlceras y fuegos bucales.
[28] Agua extraída de la simiente del lino y empleada para el tratamiento del estreñimiento crónico y recomendable para regenerar la flora intestinal.
[29] Píldoras purgantes preparadas con áloe, diagridio, rosas rojas, semillas de apio y asa fétida, anís, heno, almáciga, azafrán y pulpa blanca de coloquíntida, todo ello triturado e incorporado a una infusión de tragacanto. Cfr. Davis, Ch. y López Terrada, Mª L., "Protomedicato y farmacia en Castilla a finales del siglo XVI: edición crítica del ´Catálogo de las cosas que los boticarios han de tener en sus boticas´, de Andrés Zamudio de Alfaro, protomédico general (1592-1599)", *Asclepio. Revista de Historia de la Medicina y de la Ciencia*, 62/2 (2010), 579-626, 607.
[30] Píldoras purgantes hechas de acíbar y especias aromáticas. En Davis, Ch. y López Terrada, Mª L., "Protomedicato y farmacia en Castilla a finales del siglo XVI", 607.
[31] Ungüento confeccionado sobre una mezcla de cera amarilla, pez negra, resina de pino y aceite de oliva. Se utilizaba para hacer supurar.
[32] Así eran llamados los medicamentos empleados para cicatrizar.
[33] Resina que se extrae del terebinto utilizada para la preparación de enjuagues bucales para el tratamiento de problemas de encías, de cicatrizantes y de infusiones contra la diarrea.
[34] Esta planta medicinal y aromática tenía propiedades que ayudaban a tratar problemas digestivos como malas digestiones, flatulencias, náuseas y vómitos, además de poseer efectos calmantes y expectorantes.
[35] Emplasto compuesto de albayalde y cera, disuelto con aceite rosado y agua común, utilizado para cicatrizar apostemas.
[36] Extracto oleoso de flor de camomila con propiedades que reducen y eliminan el picor del cuero cabelludo y que proporciona un intenso brillo al pelo.
[37] Ungüento compuesto principalmente de la raíz de la altea o malvavisco utilizado por su acción calmante y cicatrizante tanto externa como internamente.

§ Más para una moza, jarave de granadas[38] y violado, de cada uno una honza; agua de lengua de buey,[39] tres honzas. Llevose tres vezes: XL VIII

§ Ytem para la dicha, unas píldoras de aureas y de *sine quibus*, de cada una un escrapalo; formadas cinco píldoras y doradas. LX VIII

[Total:] DCCC LX IX[40]

[fol. 1v]

[En el margen izquierdo] marzo

§ Más en 12 de marzo, una honza de aceite de almendras dulces y media de azúcar candi de redoma:[41] XXX VI

§ Yten en XXIII del dicho mes, ungüento desopilatibo,[42] una honza; y honza y media de jarave de raízes con vinagre:[43] XXX IIII

§ Más en XXIIII, jarave de vinagre de raízes, honza y media. Llévese nuebe días: LXXX II

[En el margen izquierdo] abril

§ Yten en VIII de abril, jarave acetoso[44] de raízes, deciseis (sic) honzas; y media honza de ungüento desopilatibo: C VIII

§ Más jarave de cantueso[45] y miel rosada [ra-]llada, de cada uno tres quartas. Agua de hinojo,[46] tres honzas: X IIII

§ Yten en XVII, el jarave sobredicho llevose siete vezes: XC VIII

§ Más en XXV de abril, aceite de almendras amargas y de linaza, de cada uno seis honzas: C LXX IIII

§ Este día, una honza de jarabe de yerbabuena conpuesto: X II

§ Yten en XXVI de abril, jarave de cinco raízes,[47] dos honzas. Llevose quatro vezes: LX

§ Más en XXX, media dragma de píldoras agregativas,[48] formadas tres y doradas: XXX IIII

---

[38] Este jarabe posee una acción cáustica y desinfectante empleado contra lesiones superficiales e infecciones de comisuras labiales.

[39] Empleada como infusión, las hojas de esta planta medicinal tienen propiedades expectorantes y emolientes. Se emplea para combatir la tos, los catarros y la bronquitis.

[40] Según las cantidades marginales, la suma correcta de esta plana no son 869 maravedíes sino 868 maravedíes.

[41] El azúcar de redoma es el que se queda en las paredes y suelo de las vasijas que han contenido jarabes. El azúcar candi, o cande, es el azúcar en cristales grandes que se obtiene por un proceso de cristalización muy lento cuyo color varía desde el blanco transparente y amarillo al pardo oscuro, por agregación de melaza o de otras sustancias colorantes.

[42] Ungüento empleado para el tratamiento y cura de la opilación, es decir, de la obstrucción, la hidropesía y la supresión del flujo menstrual.

[43] Jarabe realizado con raíces de apio e hinojo cocidas en agua y azúcar. Una vez elaborado, se le añadía el vinagre.

[44] Jarabe que se preparaba disolviendo azúcar en vino agrio y agua, y que luego se cocía hasta que se pegara a la cuchara con la que se estaba moviendo. En Davis, Ch. y López Terrada, Mª L., "Protomedicato y farmacia en Castilla a finales del siglo XVI", 599.

[45] Jarabe confeccionado a base de flores de lavándula y utilizado como antiséptico, digestivo, antiespasmódico, cicatrizante y antibacteriano. Preparado en infusión, puede emplearse como febrífugo y para combatir las afecciones del pecho y los bronquios.

[46] Infusión que favorece la digestión por sus efectos diuréticos y que alivia los espasmos gastrointestinales. También se empleaba para mitigar los dolores de la menstruación y, según la creencia popular, para aumentar la cantidad de leche materna producida por las recién paridas.

[47] Jarabe compuesto por raíces de perejil, hinojo, apio, espárrago y brusco que era muy utilizado como diurético.

[48] Píldoras purgantes preparadas con ruibarbo, coloquíntida, zumos de ajenjo y eupatorio, escamonea cocida en

§ Yten de todas cinco raízes diuréticas, de cada una un puño; y otro de asensios, todo cocido con vinagre blanco yguales partes hasta que desmenguó, la mitad colado: L
§ Yten un quarto nifrigidante Galeni,[49] una honza: XXX IIII
§ Más de píldoras áureas y de *sine quibus*, de cada una un escrópalo.[50] Formadas cinco píldoras y doradas: LX VIII

[En el margen izquierdo] mayo

§ Yten en XVII de mayo, una honza de ungüento desopilatibo de zumos: XX V
§ Más un quarto nifrigidante Galeni y rosado,[51] de cada uno media honza. Llevose dos vezes: LX VIII

[En el margen izquierdo] Junio

§ Más en XIII de junio, media dozena de tabletas de diarrodón abas:[52] XXX VI

[Total:] I [mil] DCCC III[53]

[fol. 2r]

§ Yten en XVI, media honza de ungüento rosado y otra media de nifrigidante Galeni: XXX IIII
§ Más en XXII, una honza de ungüento nifrigidante Galeni y otra de ungüento rosado: LX VIII
§ Yten jarave de granadas y violado, de cada uno tres quartas. Agua de lengua de buey, tres honzas: X IIII
§ Más este jarave sobredicho para el esclavo llevose tres vezes: XL II
§ Yten, para Juan, una purga en la qual entró pulpa de cañafístola pasada,[54] una honza; ruybarvo escogido, una dragma; letuario[55] de humo de rosas, tres dragmas en agua d'endibia;[56] todo hecho bevida con una honza de jarave violado: CCC VI
§ Más en XXVIII, un quarto rosado y nifrigidante Galeni, de cada uno una honza: LX VIII

---

membrillo y electuario rosado. En Davis, Ch. y López Terrada, Mª L., "Protomedicato y farmacia en Castilla a finales del siglo XVI", 607.
[49] Ungüento refrigerante de uso tópico y preparado con opio que inhibía las sustancias que se expectoraban por medio de la tos del pecho y del pulmón.
[50] Por escrúpulo: unidad de peso equivalente a 2 óbolos o 24 granos, es decir, a 1,198 gramos. En Davis, Ch. y López Terrada, Mª L., "Protomedicato y farmacia en Castilla a finales del siglo XVI", 591.
[51] Ungüento elaborado a partir de rosas.
[52] Por diarrodón abatis: electuario cuyo principal ingrediente son las rosas, además de sándalo, lináloe, almizcle, nardo ásaro, zumo de regaliz, azúcar, huesos de corazón de ciervo y diversas especias. En Davis, Ch. y López Terrada, Mª L., "Protomedicato y farmacia en Castilla a finales del siglo XVI", 605. El nombre del medicamento procede del teórico árabe Alí Ibnal-Abbás al-Mayusí, más conocido como Haly Abbás. En Herrero Jiménez, M. y Tamayo Lomas, L., "El recetario impagado de un rector de la Universidad de Valladolid en el siglo XVI", *Historia, Instituciones, Documentos*, 40 (2013), 81-122, 94.
[53] La suma de las cantidades de este folio asciende a 933 maravedíes, que sumados a los 868 maravedíes del folio anterior hacen un total de 1.801 maravedíes. El documento, en cambio, refleja la cantidad de 1.803 maravedíes, que es incorrecta porque arrastra el error anterior y porque añade otro nuevo desfase.
[54] De la pulpa de las vainas de este árbol se obtiene un eficaz laxante, ingerido en infusión por vía oral. También es utilizado para tratar afecciones respiratorias y urinarias.
[55] Los letuarios eran preparados magistrales que se preparaban en soluciones muy azucaradas, normalmente miel fresca.
[56] Hortaliza con alta concentración vitamínica muy recomendada para las mujeres embarazadas.

§ Yten una honza de adninbar de peros[57] y un adarme[58] de polvos de la marquesa: X VII

[En el margen izquierdo] Julio

§ Yten en VIII de julio, media honza de jarave de yerbabuena conpuesto: VI

[En el margen izquierdo] Setiembre

§ Más en I de setiembre, aceite de linaza y de almendras amargas, de cada uno seis honzas: C LXX IIII
§ Yten dos honzas de agua de toronjil:[59] VI
§ Más dos honzas de agua de lengua de buey y quatro honzas de jarave de lo propio. Y una honza de aceite de almendras dulces: L II
§ Yten otras quatro honzas del dicho jarave: XX IIII
§ Más otras quatro honzas del dicho jarave: XX IIII
§ Yten seis honzas del sobredicho jarave: XXX VI
§ Más en XXVII, una honza de aceite violado: VI

[En el margen izquierdo] otubre

§ En XX de otubre, dos honzas de agua de caracoles y una de azúcar rosada: X VI
§ En XXI, otra tanta agua y açúcar rosada: X VI
§ En XXII, otro tanto como lo sobredicho: X VI
§ En XXIII, otro tanto como lo sobredicho: X VI
§ En XXIIII, otro tanto como lo sobredicho: X VI

[Total:] II [mil] DCC LX[60]

[fol. 2v]

§ En XXV, otra tanta agua y acuçar (sic) rosada: X VI
§ En XXVI, otro tanto como lo sobredicho: X VI
§ En XVII, otro tanto como lo dicho: X VI
§ En XXVIII, otro tanto como lo sobredicho. Llevose siete días sin estas: C X II
§ Yten media honza de aceite de almendras dulces: X II
§ Más una dragma de polvos de diamargaritón frig[-ido]:[61] XXX IIII

---

[57] Por almíbar de pero, que es una variedad del manzano cuyo fruto es más largo que grueso.
[58] Unidad de peso que tenía 3 tomines y equivalía a 179 centigramos, aproximadamente. También, cantidad o porción mínima de algo.
[59] El agua de toronjil tiene propiedades calmantes, sedantes, relajantes, antiespasmódicas, analgésicas, antiinflamatorias y antioxidantes, y es muy utilizada para tratar diversos problemas digestivos, de ansiedad y de estrés.
[60] La cuenta de este folio asciende a 957 maravedíes, que sumados a la cantidad anterior hace un total de 2.758 maravedíes. Con el desfase de dos maravedíes detectado hasta ahora, la suma reflejada asciende a 2.760 maravedíes.
[61] Confección cuya composición basada en perlas trituradas batidas en miel colada junto a cilantro, coral, aljófar, goma arábiga, rasuras de marfil, cuerno de ciervo y alcanfor, mezcla a la que después se añadía almizcle y que por último era diluido en agua de rosas. En Davis, Ch. y López Terrada, Mª L., "Protomedicato y farmacia en Castilla a finales del siglo XVI", 605.

[En el margen izquierdo] noviembre

§ Yten en XXV de nobiembre, peso de medio real de polvos de la marquesa y otro tanto de canina de perro;[62] y una honza de admíbar (sic) de membrillos:[63] XL IIII
§ Más en XXVII, dos honzas de jarave de agro de cidras;[64] y una honza de agua de hinojo; y unos granos de arrayhán[65] y de zumaque:[66] XX
§ Yten dos honzas de culantro seco[67] preparado: X VII
§ Más polvos de cuerno de ciervo[68] quemado, una ochava; y dos honzas de agua de verdulagas:[69] X VII

[En el margen izquierdo] henero de 1564

§ Yten en XII de henero de 1564, aceite de almendras dulces, una honza; y media de azúcar candi de redoma: XXX VI
§ Más este dicho día, para el niño, una melecina en la qual entró quatro balaustias;[70] granos de arrayhán en honza; zumache,[71] una quarta; rosas enbras,[72] un puño; todo cocido y colado. Y en la coladura se hechó aceite de arrayhán y rosado, de cada uno una honza. Polvos restitivos,[73] una dragma; sebo de macho,[74] una honza. Todo mezclado y hecha melecina: LX VIII
§ En XIII de henero, jarave de asensios, dos honzas: X II
§ En XIIII, dos honzas de jarave de sanguinaria;[75] y una honza de azúcar rosado aniejo (sic); y dos honzas de agua de cabezuelas:[76] XX VI
§ Yten en XV, quatro honzas de jarabe de asensios: XX IIII
§ Yten en XVII, aceite de linaza[77] y de almendras amargas, de cada una seis honzas: C LXX IIII

---

[62] Excremento de perro molido y preparado utilizado en medicina para tratar la esquinencia o inflamación de las amígdalas, además de otras afecciones bucales. Cfr. Isidro Sandoval, A., *Jardín de Albeytería*, Madrid: Imprenta de la viuda de Ibarra, 1792, 254.
[63] El almíbar de membrillos solía elaborarse en forma de jarabe.
[64] Utilizado por sus propiedades terapéuticas, su aceite esencial se considera un antibiótico.
[65] El arrayán tiene propiedades antiinflamatorias.
[66] Género botánico con más de 250 especies, muchas de ellas con propiedades antioxidantes, digestivas, diuréticas y con efectos cardiovasculares, ya que equilibra el colesterol.
[67] Las hojas del culantro son antiinflamatorias y reducen los dolores de enfermedades en los huesos como la artritis. También actúan como antioxidante, mejora el tracto digestivo y evita el estreñimiento.
[68] Con propiedades afrodisiacas, se utilizaba como estimulante sexual.
[69] La verdolaga es una planta herbácea anual que tiene propiedades antibacterianas, antiescorbúticas (combate el escorbuto), depurativas (desintoxicantes y purificantes), diuréticas (aumenta la cantidad de agua en el cuerpo) y febrífugas (reduce la fiebre).
[70] Por balaustrias: flores secas del granado.
[71] Por zumaque.
[72] Por rosas hembras: las que habitualmente florecen en abundancia, a diferencia de las rosas macho que, cuando lo hacen, solo dan una flor.
[73] Debe referirse a algún tipo de polvos restauradores.
[74] Utilizado en ungüento, el sebo de macho es un epitelizante que se aplica a la piel para regenerarla y evitar que nuevas heridas se conviertan en cicatrices.
[75] Planta con flores perennes y de propiedades diuréticas utilizada para favorecer el buen funcionamiento de las vías urinarias, detener la formación de cálculos renales y arenilla en la vejiga y aliviar los dolores menstruales.
[76] Por agua de cabezas de rosas: agua realizada con cabezas o anteras de rosas, es decir, la parte del estambre de las flores del rosal castellano. En Davis, Ch. y López Terrada, Mª L., "Protomedicato y farmacia en Castilla a finales del siglo XVI", 601.
[77] Aceite extraído de las simientes del lino.

[Total:] III [mil] CCCC IIII[78]

[fol. 3r]

Vista y tasada esta quenta, se montó dos mill y ochocientos y quarenta maravedíes.

[Rúbrica:] el doctor Torres.

Digo yo, García de Salas, que recebí del muy magnífico señor el señor Vicente Martín Méndez, las dos mil y ochocientos y quarenta maravedíes en los quales se tasaron estas medicinas. Y digo que con ellos me doy por contento y pagado de todas las medicinas que hasta XVII de henero del año de 1564 se an llevado. Y porqués verdad que los recebí, di este firmado de mi nombre. Qués fecho ut supra.

[Rúbrica:] García de Salas.

[Reverso del documento]

Feneçimiento de cuenta de las medicinas que se han traýdo de casa Salas, boticario.

Bibliografía

Davis, Ch. y López Terrada, Mª L. (2010), "Protomedicato y farmacia en Castilla a finales del siglo XVI: edición crítica del 'Catálogo de las cosas que los boticarios han de tener en sus boticas', de Andrés Zamudio de Alfaro, protomédico general (1592-1599)", *Asclepio. Revista de Historia de la Medicina y de la Ciencia,* 62/2, 579-626.

Herrero Jiménez, M. y Tamayo Lomas, L. (2013), "El recetario impagado de un rector de la Universidad de Valladolid en el siglo XVI", *Historia, Instituciones, Documentos,* 40, 81-122.

Mercant i Ramírez, J. (2009), "Aportación a la historia de la farmacoterapia: las cartelas de los contenedores de medicamentos de la farmacia de la Real Cartuja de Valldemossa", *Medicina Balear,* 24-3, 20-22.

Pastor Frechoso, F. F. (1993), *Boticas, boticarios y materia médica en Valladolid (Siglos XVI y XVII),* Salamanca: Junta de Castilla y León.

Puerto Sarmiento, F. J. (1993), "La farmacia renacentista española y la botica de El Escorial", en *La ciencia en el Monasterio del Escorial: actas del Simposium, 1/4-IX-1993,* Campos y Fernández de Sevilla, F. J. (coord.), San Lorenzo de El Escorial: Real Centro Universitario Escorial-María Cristina, vol. 1, 73-132.

Rey Bueno, Mª del M. (1993), "El informe Vallés: modificación de pesas y medidas de botica realizada en el siglo XVI", en Campos y Fernández de Sevilla, F. J (coord.), *La ciencia en el Monasterio del Escorial: actas del Simposium, 1/4-IX-1993,* San Lorenzo de El Escorial: Real Centro Universitario Escorial-María Cristina, vol. 1, 559-584.

Rojo Vega, A. (1993), *Enfermos y sanadores en la Castilla del siglo XVI,* Valladolid: Universidad de Valladolid.

---

[78] La suma de las cantidades de este folio asciende a 644 maravedíes, que sumado a los 1.801 maravedíes anteriores asciende a 2.445 maravedíes. La cantidad total con el error acumulado asciende a 2.447 maravedíes. Sin embargo, la cantidad anotada al final de este folio asciende a 3.404 maravedíes, lo que no se corresponde ni con la suma total de las medicinas ni con la cantidad de 2.840 maravedíes expresada en el recibo.

Serving the Eye, Serving the Soul: Religion and Healing in Georg Bartisch's *Ophthalmodouleia* (1583)

Wenrui Zhao[1]

Cornell University

'Remedying the eye is not a lowly or evil craft. Rather it is a marvelous and noble gift of God that is given and awarded to mankind out of pure Godly grace…. This is only in so far as the craft is learned, practiced, and used in a Christian, orderly, and appropriate way'.[2] In the preface of *Ophthalmodouleia, das ist Augendienst* (1583), a book on treating 'all the infirmities, disorders, and injuries of the eyes', the Saxon oculist Georg Bartisch (1537–1607) addressed his medical practice with a strong religious tone. Formulating the competence of healing the eye as a spiritual gift, he pushed back against the common prejudice that his work as an eye surgeon was unworthy. In fact, as he contended, it was honorable.

Ophthalmodouleia is one of the earliest and most comprehensive publications in Europe devoted to the ailments of the eye and their remedies. It was also richly illustrated with more than eighty woodcuts depicting various subjects related to the care of the eye, such as ocular structure and afflictions, surgical tools, and procedures.[3] The large number of images, their interactive design, and their abundant visual details stand out even among the increasing appearance of illustrated medical publications of the time.[4] A man of modest upbringing, Bartisch had never received university medical training, and spent his early years as an itinerant practitioner.[5] Trained in the craft tradition, eye surgeons then were generally humble healers. Their expertise and integrity were often subject to suspicion, since eye treatments tended to be risky and painful.[6] Some of the more accomplished oculists could be employed at court or take civic responsibilities. While *Ophthalmodouleia* was published, Bartisch served

---

[1] Email: w.zhao@cornell.edu.
[2] Bartisch, G., *Ophthalmodouleia, das ist Augendienst*, Dresden: Stöckel, 1583, Bv. 'Darumb ist Augenartzney nicht eine geringe oder schlechte Kunst / sondern eine herrliche und edle Gabe Gottes / den Menschen auff dieser Welt aus lauter Göttlicher güte darzu gegeben und verliehen…. So ferne nur solche Kunst / Christlicher / ördentlicher und gebürlicher weise gelernet / geübet und gebraucht wird…'. I refer to the translation in Bartisch, G., *Ophthalmodouleia*, trans. D. L. Blanchard, Ostend, Belgium: J.P. Wayenborgh, 1996. I revise the translation when I see fit.
[3] For Bartisch's artistic practice and thoughts, see Berger, S., "Georg Bartisch's *Ophthalmodouleia* and His Theory of Painting and Drawing", *Early Science and Medicine*, 26 (2021), 1-54.
[4] On sixteenth-century illustrated medical publications, see Kusukawa, S., *Picturing the Book of Nature: Image, Text, and Argument in Sixteenth-Century Human Anatomy and Medical Botany*, Chicago: University of Chicago Press, 2012.
[5] Bartisch included patient testimonials from the different towns he had travelled to in Bartisch, G., *Testimonia*, Dresden, 1599.
[6] For example, J. Ruf (1505–1558) who became the municipal surgeon of Zurich described in his manuscript *Practica in arte ophthalmica copiosa* (c.1545) that certain oculists were like 'hangman in handcuffs and shackles', and this field of medicine was 'so cruelly maltreated everywhere in alleys and at crossroads'. Keller, H. E. (ed.), *Jakob Ruf: Leben, Werk und Studien*, vol. 3, Zürich: Verlag Neue Zürcher Zeitung, 2008, 484. '… dum nobilissimam hanc artem manicis et compedibus vinctam carnificis quasi manu prorsus in interitum raptam passim per vicos et omnia compita ita atrociter lacerari permittunt…'. The original manuscript is at Sammlungen der Medizinischen Universität Wien, JB 6.452. A transcription and German translation are included in Keller, H. E., *Jakob Ruf*, 3: 478-581.

as the court oculist at Elector August of Saxony's (1526–1586) court in Dresden and dedicated the book to the Elector.[7] The medical and spiritual culture at the Lutheran Dresden court was an important backdrop for his publication and practice.

In this article, I focus on the religious dimension of Bartisch's practice of eye care, especially through the lens of Lutheran doctrine. Spiritual concerns underpinned the ways in which he conceived his work as an oculist and understood the eye's anatomy and pathology. Recent scholarship has demonstrated the intertwined relationship between religion and medicine in early modern Europe.[8] Protestant understandings of the body and health were mediated through biblical accounts.[9] The belief in spiritual healing was also widespread and often not contradictory with naturalistic healing.[10] I build on these works to offer more nuanced insights into the practice of Bartisch, whom scholars have at once hailed as the pioneer of modern ophthalmology and as 'superstitious;' and demonstrate the cultural and religious connotations in the wellness of the eye.[11] In my analysis, I pay special attention to the interactive nature of Bartisch's treatise *Ophthalmodouleia*, in particular the use of images in the text. I show that the reading experience of the book could function as a form of spiritual exercise, guiding the audience to obtain knowledge of the divine as well as of the human body.

1. Eye Care as Service

In *Ophthalmodouleia*, Bartisch wove theological discourses into the main body of the text on the eye's structure, ailments, and treatments. Bartisch was not a learned physician, nor a theologian. His training as an eye surgeon was similar to that of other artisanal professions, through apprenticeship to acquire specialized knowledge and practical skills. When discussing the origin of cataract, he attributed its fundamental cause to the sin of mankind and said he would 'entrust to the learned theologians the discussion and elaboration about these'.[12] He did not want to dwell on the philology of the name 'cataract' (*Star*) or medical explanations of its cause either, which he would 'leave to the highly learned'.[13] The purpose of my analysis is thus not to demonstrate whether Bartisch formed coherent theoretical arguments, but to reveal a perspective of health and illness closer to the lay people represented by Bartisch in the late sixteenth century. The theological texts I draw can inform the broad spiritual context that likely shaped Bartisch's view.

---

[7] Zeis, E., "Einige biographische Nachrichten über Georg Bartisch und seinen Sohn und Nachfolger Tobias Bartisch", *Deutsche Klinik*, 29 (1866), 261-271.
[8] Steiger, J. A., *Medizinische Theologie: Christus medicus und theologia medicinalis bei Martin Luther und im Luthertum der Barockzeit*, Leiden; Boston: Brill, 2005; Ross, T. M., *Care of Bodies, Cure of Souls: Medicine and Religion in Early Modern Germany*, PhD diss., Duke University, 2017; Porterfield, A., *Healing in the History of Christianity*, Oxford: Oxford University Press, 2005, ch.4; Lederer, D., *Madness, Religion and the State in Early Modern Europe*, Cambridge: Cambridge University Press, 2006; Harrison, P., *The Bible, Protestantism, and the Rise of Natural Science*, Cambridge: Cambridge University Press, 1998; Park, K., *Secrets of Women: Gender, Generation, and the Origins of Human Dissection*, New York: Zone Books, 2006; Cameron, E., *Enchanted Europe: Superstition, Reason and Religion, 1250-1750*, Oxford: Oxford University Press, 2013.
[9] Crowther, K., *Adam and Eve in the Protestant Reformation*, Cambridge: Cambridge University Press, 2013.
[10] Stolberg, M., *Experiencing Illness and the Sick Body in Early Modern Europe*, New York: Palgrave Macmillan, 2011, 33-39.
[11] Blanchard, D. L., "Superstitions of George Bartisch", *Survey of Ophthalmology*, 50 (2005), 490-494.
[12] Bartisch, G., *Ophthalmodouleia*, 44r. 'Aber diese und andere ursachen mehr / umb welcher willen Gott der Herr dem Menschlichen geschlechte allerley gebrechen und kranckheiten lesset widerfaren / befehle ich gelerten *Theologen* zu erzelen und auszustreichen'.
[13] Bartisch, G., *Ophthalmodouleia*, 42v. 'Aber es ist meine meinung nicht / alhier viel *disputirens* und viel wort zu machen / Befehle solches den Hochgelerten...'.

The Greek title of the treatise *Ophthalmodouleia* or the German translation *Augendienst* means 'eye service'. The idea of 'service' is central to understanding this treatise and Bartisch's practice. *Douleia*, the latter half of the title, more commonly written in Latin as *dulia* or *doulia*, could denote service in general, but also had a strong theological connotation. Differentiated from *latria*, which means the supreme homage that is given to God alone, *dulia* is the respect paid to the extension of the Almighty. It could be the veneration of saints and angels as the servants of God or, more broadly, a reverence paid to the material presence and tangible effects of God.[14] Using *Ophthalmodouleia* as the title of his treatise, Bartisch intended to convey an act of piety through the service to the eyes which he considered one of God's greatest creations.

The title of the book also expressed Bartisch's commitment to serving his patron. Toward the end of the preface and after his acknowledgement of God 'as a true patron and provider' for him and his family, he addressed the Elector by saying 'I am in most humble obedience to Elector August. I am willing and passionate about serving most truly with body and deeds as I understand my duty and responsibility'.[15] Elector August rewarded Bartisch with 25 florins for his dedication of *Ophthalmodouleia*.[16] Via his 'service to the eyes', Bartisch proclaimed the fulfillment of both his religious duty to God and his civic responsibility to care for the common good.

The intersection of medical and religious cultures at the Dresden court in the second half of the sixteenth century presented a crucial context for his books and work. The Elector collected Bartisch's treatises for his library, including an earlier manuscript *Kunstbuch* (1575) which dealt with lithotomy and two copies of *Ophthalmodouleia*.[17] A variety of optical instruments, including eyeglasses, Venetian glass panels, and telescopes, were also held in the expansive courtly *Kunstkammer*, notable for its scientific instruments and natural specimens, reflecting the court's commitment to firsthand study of nature.[18] Despite a lack of evidence of Bartisch's actual activities at the court and declaration of personal religious belief, it is reasonable to assume that *Ophthalmodouleia* was informed by and directed toward the Dresden court culture. Elector August and Electress Anna promoted a Lutheran culture at court. Performances of Lutheran music and biblical drama were regularly staged. Court festivals and tournaments featured Lutheran symbolism and anti-popish satire.[19] The court also embraced medical investigation and expertise. For example, Anna was particularly interested in pharmacy, known for her passion for collecting, sharing, and testing medical recipes.[20] Among the

---

[14] Sleumer, A. and Schmid, J. (eds.), *Kirchenlateinisches Wörterbuch*, Limburg an der Lahn: Verlag von Gebrüder Steffen, 1926, 287; Williams, R., *Holy Living: The Christian Tradition for Today*, London: Bloomsbury, 2017, 110.

[15] Bartisch, G., *Ophthalmodouleia*, B[5]v-B[6]r. 'Will auch als denn keinen zweifel haben / es werde Gott den meinen so wol trewe *Patronen* und Förderer schaffen und bescheren…. Das bin umb E. Churf. G. ich in allem unterthenigsten gehorsam / mit Leib und Gute auffs treulichste zu verdienen so willig und gevlissen / als schuldig und pflichtig ich mich darzu erkenne'.

[16] Zeis, E., "Einige biographische Nachrichten". 269.

[17] Sächsische Landesbibliothek – Staats- und Universitätsbibliothek (SLUB) Dresden, Bibl.Arch.I.Ba,Vol.23, *Katalog der Kurfürstlichen Bibliothek* (1574–1580), unpaginated, Nr. 2212. SLUB Dresden, Bibl.Arch.I.Ba,Vol.28, *Inventarii über die Churfürstliche Sächsische Librarey zu Dreszden* (1595), 248r, Nr. 79–80.

[18] Dupré, S. and Korey, M., "Inside the Kunstkammer: The Circulation of Optical Knowledge and Instruments at the Dresden Court", *Studies in History and Philosophy of Science*, 40 (2009), 405-20; Watanabe-O'Kelly, H., *Court Culture in Dresden: From Renaissance to Baroque*, New York: Palgrave, 2002, ch.3. Inventories of the Dresden Kunstkammer can be seen in Syndram, D. and Minning, M. (eds.), *Die Inventare der kurfürstlich-sächsischen Kunstkammer in Dresden: Inventarbände 1587-1619-1640-1741* 4 vols., Dresden: Sandstein Verlag, 2010.

[19] Watanabe-O'Kelly, H., *Court Culture in Dresden*, 20-30.

[20] Rankin, A., *Panaceia's Daughters: Noblewomen as Healers in Early Modern Germany*, Chicago: University of Chicago Press,

numerous recipes she assembled, many addressed red, itchy, foggy, swelling eyes, and various other eye ailments.[21] She even developed a 'very good' recipe of eye water to treat eye fluxes herself.[22] Anna's medical practice also fit with the Lutheran ideals of the household gender roles.[23]

At the Dresden court, spiritual healing coexisted harmoniously with naturalistic healing.[24] A manuscript on biblical diseases, which was compiled in the late sixteenth century and belonged to the court collection, listed the ailments that Jesus and the apostles healed. The second half of the manuscript contained prayers against specific afflictions. Several pages bear Elector August's own handwritten prayers for Electress Anna, seeking relief from conditions, such as fever and abnormal buildup of fluid in the abdomen.[25] Writing and reading, and possibly reciting these prayers could be an integral part of the process of recovery.[26] As the preface of the manuscript suggested, piety was the most precious medicine. The manuscript instructed the readers to keep Christ's holy words in mind, obey his teachings, and put all their trust in God alone.[27] Its section on 'blindness' included quotations from the Book of Luke, telling the story of Jesus healing a blind beggar. The passage ended with Jesus's words, '[r]eceive thy sight: thy faith hath saved thee'.[28] The section's annotation additionally referred to 'Two Blind Men Receive Sight' (Matthew 20) and 'Blind Bartimaeus Receives His Sight' (Mark 10).[29] The manuscript also included references to Jesus healing the man born blind (John 9) and 'Elymas the Sorcerer Struck with Blindness' (Acts 13).[30] While scholars have discussed early modern physicians' study of biblical accounts of diseases and healing as a learned humanistic pursuit, this manuscript reveals the practice of spiritual healing in people's daily life.[31] It was from this context where spiritual and bodily wellbeing was one and inseparable that Bartisch's *Ophthalmodouleia* emerged.

2. A Noble Instrument

For Bartisch, caring for the eye as an oculist was an honorable pursuit, viewing it as a noble organ and masterwork created by God. In the first chapter of *Ophthalmodouleia*, Bartisch outlined the microcosmic and macrocosmic analogy between the eye and heaven. First, just as we had God and the Holy Spirit above all, we had a soul which governed and influenced our body through God.[32] Moreover, the composition of the universe found its correspondence in

---

2014, ch.4.
[21] SLUB Dresden, Mscr.Dresd.C.287, *Das andere Artznei Buch* (1584), 182r-202r.
[22] SLUB Dresden, Mscr.Dresd.C.287, 182r–v.
[23] Rankin, A., *Panaceia's Daughters*, 8-9, 130-132.
[24] SLUB Dresden, Mscr.Dresd.C.295., *Heilung der Krankheiten nach dem Beispiele Jesu und der Apostel* (c.1585).
[25] SLUB Dresden, Mscr.Dresd.C.295, 27r-39v.
[26] For Protestant devotional practice and the role of prayers, see Ryrie, A., *Being Protestant in Reformation Britain*, Oxford: Oxford University Press, 2013, part 2.
[27] SLUB Dresden, Mscr.Dresd.C.295, 5r. 'So müssen wir uns an sein heyliges Wortt haltten, und was uns das lehret, demselbigen wollern wir getrost volgen, und all unser ahnligen auf Gott den Herrn allein legen'.
[28] SLUB Dresden, Mscr.Dresd.C.295, 10v. 'Sey sehend, dein glaube hat dir geholffen'.
[29] SLUB Dresden, Mscr.Dresd.C.295.
[30] SLUB Dresden, Mscr.Dresd.C.295, 11v–12r, 16r–16v.
[31] Ross, T. M.., "Sacred Medicine and the Bible: Thomas Bartholin's *On Biblical Diseases* (1672)", *Early Science and Medicine*, 24 (2019), 90-116; Blair, A., "Mosaic Physics and the Search for a Pious Natural Philosophy in the Late Renaissance", *Isis*, 91 (2000), 32-58.
[32] Bartisch, G., *Ophthalmodouleia*, 1r. 'Erstlichen und vornemlichen / So haben wir einen allmechtigen / heiligen / waren Gott und Geist / der da Himel und Erden / und alles was da lebet und schwebet / geschaffen / conformirt / regieret und erhelt. Also haben wir auch bey und in allen lebendigen menschen / eine warhafftige vernünfftige Seele

the anatomical structure of the eye. The seven planets controlled through the will of God were likened to the seven ocular muscles governed by the will of a person to move their eye.[33] The twelve astrological signs were compared to the twelve components that constitute the eye.[34] The sun and moon, the two sources lighting up our world, mirrored the two eyes we each have.[35] Furthermore, the changing conditions of the universe were also used by Bartisch to illustrate human health and illness. Just like the sun and moon could lose their natural shine in an eclipse, one's vision could be darkened through the emergence of a cataract. As the light of the sun and moon could be covered by clouds and fog, fluxes and coats caused by bad habits and diets might also hinder vision.[36] Through such correspondence, Bartisch suggested that God rendered the eye as the lighting source of our life to guide our path.

The anatomy of the eye, in particular, manifested God's intention and design. Bartisch claimed the eye was 'put together and arranged' through God's ordinance.[37] The three humors of the eye were created by God especially 'for the use and furthering of human sight'.[38] The natural theological notion that the eye was God's perfect work and displayed God's presence resonated with other surgical practitioners too. The German surgeon Wilhelm Fabry von Hilden (1560–1634) thought God's wisdom was best shown in the dissection of the human body, especially the eye's anatomy, since the visual organ was God's most wonderful creation.[39] Demonstrating the ocular anatomy could reveal the high wisdom of the Creator.[40] The spiritual concerns in part motivated Fabry to create some of the earliest anatomical eye models, so that he could make the eye's intricate structure visible and palpable to a wider audience.[41]

---

und Geist / welcher den lebendigen menschen und seinen Cörper / durch Gottes allmacht / regieret und füret'.

[33] Bartisch, G., *Ophthalmodouleia*, 1v. 'So haben wir an dem Firmament des Himels / sieben Planeten und Regenten, die denselbigen nach Gottes willen regieren und verwalten. Also haben wir auch bey den Menschen sieben vorneme Musculos eines jeden Auges / die das Auge regieren / drehen und wenden / nach dem sinn und willen des Menschen'.

[34] Bartisch, G., *Ophthalmodouleia*, 1v. 'So haben wir zwölff unterschiedliche Zeichen des Himels ... Also haben wir auch bey allen menschen / in und an einem jeden Auge / zwölf unterschiedliche teil oder stücke...'.

[35] Bartisch, G., *Ophthalmodouleia*, 1v. 'Haben wir an dem lieben hellen Himel und *Firmament*, zwey vorneme liechter / als die liebe Sonne und den Monden.... Also werden auch bey einem jeden menschen natürlicher weise / am öbern teil des menschen / als am heupte / zwey Augen gesehen und gefunden / die den menschlichen cörper erleuchten / weisen / leiten und füren tag und nacht'.

[36] Bartisch, G., *Ophthalmodouleia*, 1v-2r. 'Sonne und Monde / ob sie wol an dem gewaltigen Gebew und Werck Gottes stehen / von Gott geordenet / so haben sie doch auch ire besondere *defect* und verhinderliche zustende / das sie ihren natürlichen schein / liecht und glantz verlieren / verleschen/ und nicht scheinen noch leuchten können / Als da geschicht in den *Eclipsen* und *Finsternüssen* / die beyde / der Sonnen und dem Monden iren natürlichen schein / liecht und glantz benemen und verhindern / das sie gantz dunckel / trübe und traurig sehen und scheinen.... Gleicher gestalt geschichts und gehets mit des menschen Gesicht und Augen auch zu / denn dieselbigen beyde Augen ... gantz dunckel und trübe werden / Geschicht auch durch zustehende und vorfallende flüsse / darvon sich der Star erhebet und vorleget / das die menschen gantz dunckel/ trübe und blöde sehen...'.

[37] Bartisch, G., *Ophthalmodouleia*, 6v. '...durch Gottes ordnunge zusammen gefüget / geordenet und gesetzt werden'.

[38] Bartisch, G., *Ophthalmodouleia*, 7v. 'Solche drey Feuchtigkeiten sind von Gott dem Almechtigen / zu nutz und beförderung des menschlichen Gesichtes'.

[39] Fabry, W., *Wund-Artzney*, Frankfurt am Main, 1652, 98. 'Es ist aber under allen Anatomischen Zerlegungen kaum ein wunderbarlichers / und künstlichers / meinem Bedüncken nach zu finden / als die Zertheilung deß Menschlichen Augs / also daß dasselbig billich vor andern / und Insonderheit als das vortreflichste / ein wunderwerck deß Schöpffers zu nennen'.

[40] Fabry, W., *Wund-Artzney*, 98. 'Kurtz / so viel ich mit deß Gemüts und Leibs augen hab sehen können / so hab ich mich beflissen / ein recht warhaftes Aug abzubilden / und auszurichten / daß ich damit mich selbsten / und andere gute Freund ergetzen / auch die hohe Weißheit meines Schöpfers / denjenigen/ die der Kunst unerfahren vormalen / und solches wunder zu erkennen geben möge'.

[41] Haab, O., "Weiteres über alte Augenmodelle", *Albrecht von Graefes Archiv für Ophthalmologie*, 104 (1921), 279-283.

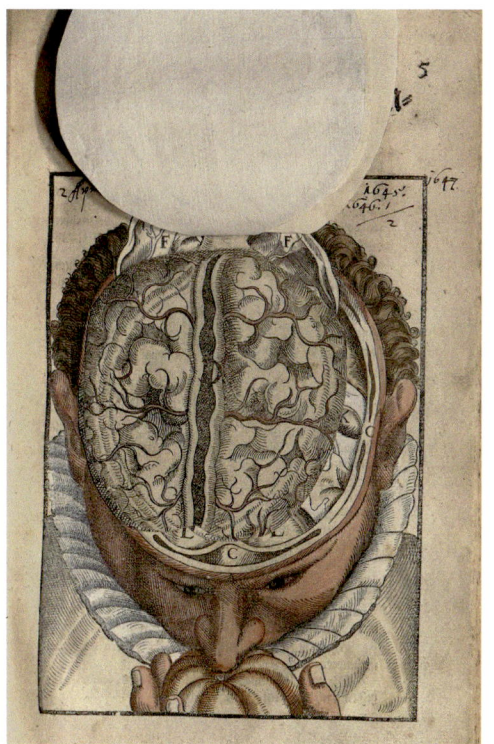

Figure 1. (left) Georg Bartisch, Ophthalmodouleia (Dresden, 1583). A set of paper flaps representing the anatomy of the brain. Colored woodcut. Rubenstein Rare Book & Manuscript Library, Duke University.

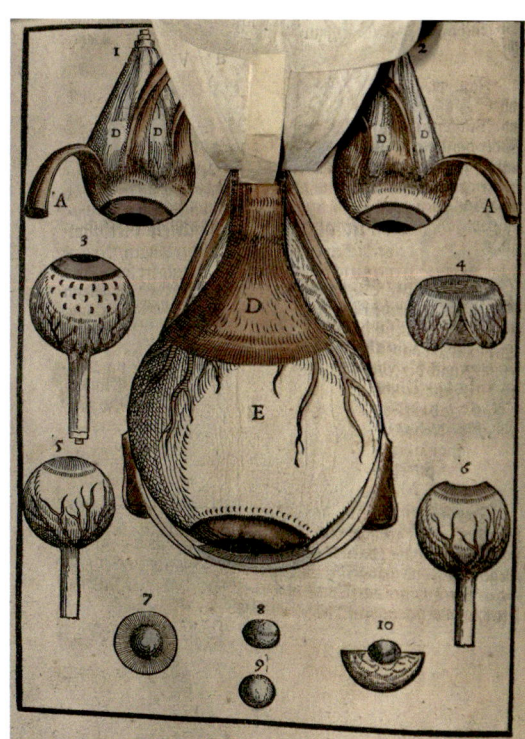

Figure 2. (right) Georg Bartisch, Ophthalmodouleia (Dresden, 1583). A set of paper flaps representing the anatomy of the eye. Colored woodcut. Rubenstein Rare Book & Manuscript Library, Duke University.

The illustrations in *Ophthalmodouleia* that portray the anatomical structure of the eye represented Bartisch's effort to make the divine work seen and known. The numerous finely rendered woodcut illustrations depicting various aspects related to the eye and its treatment are a distinctive feature of the treatise. Bartisch claimed to have made the original drawings all by himself.[42] The most remarkable images are from the first chapter of the book, which form two sets of fugitive sheets representing the anatomical structure of the head and the eye (fig. 1–2). Bartisch called them 'an excellent and useful *Instrument*, from which the certain and correct Anatomy and all parts of the head and eyes are to be truly seen and judged'.[43] Printed fugitive sheets representing human anatomy started to gain growing popularity from the late 1530s.[44] The layered sheets in *Ophthalmodouleia* depicting the head and eye were the first use of this technique to demonstrate the anatomy of these two body parts. They each contain five separate flaps that can be lifted one after another to reveal the anatomical structure hidden beneath. The images of the head were meant to establish a foundation for the knowledge of the eye, for whomever wanting to 'handle the eye, deal with medicine for the eye, or use it for himself' to deepen their insights.[45] After the reader lifted the thin membrane covering the skull, then opened up the skull, and removed the *dura mater* and *pia mater* of the brain, the two optical nerves eventually appeared, connecting the eye and part of the brain. When handling the set that represents the eye, after stripping the six outer muscles, one would come across a white coat called conjunctiva. With each successive layer lifted, the cornea, uvea, and retina would be revealed, gradually exposing the inner workings of the eye, much like a well-executed and intricate instrument.

The knowledge of the human body was underpinned by a religious ontology. Bartisch said his pictorial representation of the ocular anatomy, accurately made, was according to how the eye was 'wrought' (*gethan*) and 'created' (*geschaffen*), evoking it as God's noble creation.[46] In his view, the eye was the instrument of vision and an instrument for cognizing the divine. The Swiss physician Paracelsus (c. 1493–1541) regarded the human body, especially our senses, as instruments through which God's revelation was realized and through which we perfected what God gave us.[47] From the scalp to the skull to 'the entire brain as if it was cut out', and from the outer ocular muscles, the thin membranes to the three inner humors of the eye, the beholder's sight penetrated increasingly deeper with each flap removed, and the secrets of the human body were gradually exposed.[48] The fugitive sheets reenacted the procedure of cutting open the head and eye. The process of revealing the hidden structure of the body was

---

[42] Bartisch, G., *Testimonia*, 2v. 'die ich mit allem hohen fleisse in acht unnd augenschein genommen und observirt / auch mit eygener Hand selbest abgerissen und contrafactet / wie denn in meinem Augen Artzneybuch / so ich Anno 1583. Ophthalmodulia auff Teutsch augendienst gennant / in Druck außgehen lassen'.
[43] Österreichisches Staatsarchiv (ÖStA), HHStA RHR Impressoria 3-51, 453r. 'Ein ausserwelt kunstlich und nutzlich Instrument daraus die gewisse und rechte Anatomia und alle teil des Heubtes und der Augen der Menschen eigentlich zu sehen und zu befunden, dergleichen zuvor nie kund noch offenbar worden'.
[44] Schmidt, S. K., *Interactive and Sculptural Printmaking in the Renaissance*, Leiden: Brill, 2018; Carlino, A., *Paper Bodies: A Catalogue of Anatomical Fugitive Sheets, 1583-1687*, trans. N. Arikha, London: Wellcome Institute for the History of Medicine, 1999.
[45] Bartisch, G., *Ophthalmodouleia*, 5v. 'darnach sich ein jeder / der da mit Augen und derselbigen Artzney will umbgehen / und sich dessen gebrauchen / dester das zu richten habe'.
[46] Bartisch, G., *Ophthalmodouleia*, 10r. 'Also hat man den gantzen volkomenen / klaren und eigentlichen Bericht des gantzen Auges / wie es darumb gethan / geschaffen und gewant sey'.
[47] Quoted in Smith, P., *The Body of the Artisan: Art and Experience in the Scientific Revolution*, Chicago: University of Chicago Press, 2004, 84-85.
[48] Bartisch, G., *Ophthalmodouleia*, 6r. '...das gantze Gehirn / wie es von einander abgeschnitten were'.

an edifying experience where God's divine work was eventually fully brought to light to be marveled at.

The paper flaps encouraged the viewers not only to look up to God, but also to look back at themselves. The belief that anatomy was a means for both divine knowledge and self-knowledge appeared in learned and vernacular medical publications of the sixteenth century. Since God created man in His own image, a deeper insight into oneself could lead to a more profound understanding of God. Philip Melanchthon (1497–1560) integrated the study of anatomy into the curriculum at the University of Wittenberg in his reform of Aristotelian natural philosophy along Lutheran principles, so that natural philosophy would serve Christian purpose.[49] In 1550 he wrote in a discourse on anatomy:

> They once told of an oracle 'Know Thyself', which though filled with warning, nevertheless fits this aim, that we should examine carefully all that is admirable in us and which constitutes the spring of very many of our actions. Since they are made for wisdom and justice, and true wisdom is the recognition of God and the consideration of Nature, one must admit that one must learn anatomy whereby the causes of many actions and changes are made visible.[50]

Similarly, the Strasbourg apothecary Walther Ryff (1500–1548) wrote in his vernacular anatomical treatise *Des aller fürtrefflichsten, höchsten und adelichsten Geschöpffs aller Creaturen* (1541):

> For what can bring man higher and nearer to the knowledge of the Almighty God, than that he knows himself, and investigates with industry and gravity the various actions and movement of body and soul by observing and contemplating himself?[51]

Both Melanchthon and Ryff expressed the conviction that the study of anatomy formed part of the education of a good Christian.

The engagement between the reader's bodily eye and the paper eye mediated the moment of self-reflection. To discover the eye's inner fabrication, the readers had to deploy both their senses of sight and touch. While emphasizing how the pictures made the anatomical structure clear and evident, Bartisch told the readers to 'lift a part or leaf one after another'.[52] The Strasbourg printer and medical practitioner Heinrich Vogtherr the Elder (1490–1556), a pioneer of the printed anatomical flaps, also gestured toward both their visual and tactile qualities. He considered the flap prints an anatomy 'devised for the eyes' that could allow the audience to achieve 'the experience and handwork of exterior examination'.[53] As many scholars have already emphasized, visual experience in the premodern world was understood

---

[49] Kusukawa, S., *The Transformation of Natural Philosophy*, Cambridge: Cambridge University Press, 1995, ch.2.
[50] Carlino, A., *Paper Bodies*, 111.
[51] Quoted in Crowther, K., *Adam and Eve in the Protestant Reformation*, 205.
[52] Bartisch, G., *Ophthalmodouleia*, 8v. '...so man ein teil oder blat nach dem andern / der mitlern grössern Figur auffhebet'.
[53] Vogtherr, H., *Außlegung und beschreybung der Anatomi*, Nuremberg, 1539, A1v. 'so ist doch nit ein yeglichs gemüt so fehig solche Anatomi / wie von nöten nach der erfarnen gelerten leer auß dem todten büchstaben so gar sichtlichen für augen zubilden / als wenn man die außersuchung und handarbeyt erfarung gewinnet'. Quoted in Schmidt, S. K., *Interactive and Sculptural Printmaking*, 133.

as a physical encounter.⁵⁴ The viewer and the viewed were not in a relationship 'of opposition or of domination and subordination but of reciprocity and mimesis'.⁵⁵ Bartisch did not present a coherent theory of vision in *Ophthalmodouleia*. Inferred from his statements that the eyes are our lighting sources or that vision could die out in the eye, he was leaning toward the extramission theory of vision, which speculated that visual perception was achieved by beams emitted from the eyes, creating a continuous medium between the viewer and the thing.⁵⁶ The eye in the reader's hand, represented by Bartisch's paper instrument, mirrored the reader's experience of seeing and exploring. At the same time, the flaps engaged them to cultivate knowledge of the divine through discovering the wonder of their own organ of sight.

Bartisch described the anatomical structure of the eye with medical accuracy, while interpreting it with religious significance. His understanding of the eye's diseases was also meshed with spiritual meanings. The text in *Ophthalmodouleia*, like the interactive images, while communicating medical and surgical insights, engaged the readers to reflect on their faith.

3. Sickness and Spiritual Healing

Bartisch thought of sickness as a condition of the post-lapsarian body. Blindness, eye ailments, and other afflictions were God's punishment for human sins, as he elaborated in the very beginning of the preface '[w]ith this physical and temporal banishment from God, physical, earthly blindness, injuries, defects, and afflictions of vision and the eyes are not the least and smallest afflictions which God threatens us with'.⁵⁷ This view was in line with the Lutheran doctrine of the Fall, which attributed diseases and human susceptibility to them to sin. The weaker senses, in particular, were considered one of the bodily imperfections as a consequence of the Fall. Speaking of the sense of sight, the Lutheran theologian Christoph Irenaeus (1522–1595) wrote, '[b]efore the Fall, man had bright, clear eyes, that gleamed and shone in his head like carbuncles, with which he saw more sharply and farther than even a lynx or an eagle'.⁵⁸ Medicine was seen as a means to restitute human nature. A testimony given by Margaret of Brunswick-Lüneburg (1534–1596), featured alongside many other testimonies at the beginning of Bartisch's *Ophthalmodouleia*, claimed that he cured a man who 'for six years was taken away from sight by a judgement of God'.⁵⁹

Eye afflictions could be caused by the workings of the evil. Bartisch devoted a chapter to the defects and ailments of the eye brought by witchcraft and the devil, in which he admonished people to be concerned with their sin and God's wrath.⁶⁰ He claimed that he had cared for people who were under the spell of witchcraft. 'Coals, hair, wood and iron ... came out of their bodies from the skin and flesh'.⁶¹ He said he had seen with his own eyes ocular afflictions

---

⁵⁴ Biernoff, S., *Sight and Embodiment in the Middle Ages*, New York: Palgrave Macmillan, 2002; Park, K., *Secrets of Women*, 72–73.
⁵⁵ Park, K., *Secrets of Women*, 73.
⁵⁶ Bartisch, G., *Ophthalmodouleia*, 6r. 'Also / wo die *Spiritus* und Geister der Augen verschwinden und verleschen / so seind die Augen nichts'.
⁵⁷ Bartisch, G., *Ophthalmodouleia*, A2v. 'Unter welchen leiblichen und zeitlichen straffen Gottes / die zeitliche leibliche Blindheit / schäden / mängel und gebrechen des Gesichtes und der Augen / nicht die geringsten noch kleinsten sind'.
⁵⁸ Quoted in Crowther, K., *Adam and Eve in the Protestant Reformation*, 76.
⁵⁹ Bartisch, G., *Ophthalmodouleia*, C[5]v. 'durch verhengnüs Gottes 6. jar lang seines Gesichtes beraubet gewesen'.
⁶⁰ Bartisch, G., *Ophthalmodouleia*, 231r.
⁶¹ Bartisch, G., *Ophthalmodouleia*, 232r. 'das aus ihrem Leibe / beyde aus Fleisch und aus Haut / Kolen / Hare / Holtz

brought about by devil work and witchcraft, where sometimes abnormal flesh grew out of the eyes.[62] In another chapter on the cancerous growth of the eye, he professed that 'I have cut off some small and large growth and spongy tissues of the eye and anatomized them. I found small bones, wood, little splinters, hairs, and granules of grains'.[63] Bartisch's understanding of health and sickness was colored by a reading of the world where the supernatural interacted with the natural.

Blindness and eye ailments had long been powerful metaphors in Christian theology, denoting both bodily and spiritual sickness.[64] Medical metaphors related to the eye increasingly appeared in theological discussions from the sixteenth century. The Jesuit Laurentius Forer (1580–1659) titled a pamphlet aiming to convert the German Protestant clergy and laity *The Catholic Oculist or Cataract Coucher* (1629). Part of the subtitle reads, 'the following are the recipes (*Recepta*) and remedies (*Artzneyen*) that have been developed in order to ... cure the recently extinguished Lutheran eyeball and to restore the vision'.[65] Forer used the figure of an oculist that could bring back eyesight as an expression of the prospect of returning the Protestants to the true faith and compared religious teachings to medicines for the eye. At the beginning of another pamphlet, Forer quoted a recipe from the *Augsburg Pharmacopoeia* for treating fluxes of the eye in order to communicate that one must be directed to the proper faith.[66]

In a sermon referring to the story of the man born blind, Luther argued that true blindness lies in the failure to recognize God's hidden holiness.[67] Bringing up the same episode, Bartisch claimed that God allowed blindness with a higher purpose, to show both His presence among men and His power.[68] Speaking with the words of the Greek Bishop Basil of Caesarea (330–379), 'it is my will and my intention that you marvel about the creatures. That way, you may have that wonder about each earthly being, which reminds you and preaches to you about the omnipresence of the Creator', Bartisch conveyed that the essence of his profession as an oculist—helping people see and see better—was to make God's presence more visible, and therefore it should be considered a pious and noble work.[69]

---

und Eisen geschworen und kommen ist'.

[62] Bartisch, G., *Ophthalmodouleia*, 232r. 'Auch habe ich selbest mit meinen Augen gesehen und gewiss erfahren / das etzliche Menschen an ihren Augen und Gesichte durch Zauberey der massen sind beschediget und verterbet gewesen...'.

[63] Bartisch, G., *Ophthalmodouleia*, 216v. 'Sölcher Gewechse und Augenschwemme habe ich etzliche klein / etzliche gros geschnitten / und dieselben *anatomirt*, darinnen ich Beinlin / Holtz / Schieferlin / Hare / auch Granen vom Getreide gefunden'.

[64] For example, see Barasch, M., *Blindness: The History of a Mental Image in Western Thought*, New York; London: Routledge, 2001.

[65] Forer, L., *Catholischer Oculist oder Starnstecher*, 1629.

[66] Forer, L., *Nichts ist gut für die Augen*, Dilingen, 1631, A2r-v. 'Bißweilen mischet man es under außgebrändtes Rosen / Fenchel / Augentrost /oder Schölkraut Wasser / und machet also ein Collyrium oder Augenwaffer darauß ... darvon ein mehrers in der Pharmacopeia Reip. Augustanæ, 1613.fol.266.col.2. zulesen'.

[67] Luther, M., *Weimarer Ausgabe* 1, Weimar: Hermann Böhlau, 1883, 269. 'Der da nicht sieht und erkennet Gottes verborgen Heiligkeit, der ist blind'.

[68] Bartisch, G., *Ophthalmodouleia*, A3r. 'Es geschehen aber und ergehen solche zeitliche und leibliche Straffen / als Kranckheiten oder Leibes gebrechen / auch aus sonderlichem wolmeinendem Rath Gottes / auff das wir Menschen erstlich seine grosse Gewalt / untreglichen Zorn / und hefftige Straffe lernen bedencken'.

[69] Bartisch, G., *Ophthalmodouleia*, A4v. 'Es ist (spricht allhie *Basilius*) mein will und wunsch / das du dich uber den Creaturen verwunderst / damit du an einem jeden Erdgewechse das haben mögest / welches dich erinnere und dir predige von der gegenwertigkeit des Schöpffers'.

4. The Oculist's *Kunst*

As the oculist Jakob Ruf (1505–1558) believed, the Almighty not only created the eye with perfection, but inspired the human spirit to discover the corresponding artistry for treating eye afflictions.[70] Bartisch's eye service was also a service for the soul. It was his *Kunst* with which Bartisch had practiced *cum summa experientia* for thirty-six years that enabled him to perform this service.[71] *Kunst*, meaning 'art' or 'skill', could denote the know-how necessary to carry out a set of procedures in its early modern usage. It was employed frequently in conjunction with artisanal traditions, encompassing applied medical knowledge such as medicinal recipes and surgical operations.[72] Bartisch often emphasized what an experienced oculist he was and viewed practice as the only means to the mastery of an art or craft.[73]

As surgical specialists, oculists' education prioritized hands-on skills, so that one could acquire proper technical competence to conduct bodily work. They were taught methods and techniques to treat wounds and cut excessive growth, and some like Bartisch himself were even shown how to dissect a human body.[74] In addition to general surgery, oculists obtained specific knowledge and experience in eye care during the apprenticeship and journeyman years, due to the risky nature of such operations and the expertise required.[75] Bartisch acknowledged the existence of incompetent and inadequately-trained oculists, whom he called godless 'eye destroyers' (*Augen verderber*), yet distinguished himself from them with his experience, practical skills, and piety.[76] Medicine, together with theology, was considered by Luther a practical art.[77] Similar to the way the knowledge of God could only be achieved through practicing faith, medical competence could not be achieved by theory alone. Luther argued that 'one cannot learn other good arts or crafts without practice'. A doctor who was only versed in bookish learning would not be accomplished in medicine but must 'act with nature' and bring the art into use and practice.[78]

The theological discussions concerning the duty of an oculist and what medical competence entailed served as the basis for a higher respect paid to manual skills and for an elevated status of surgeons. The same manuscript on biblical diseases at the Dresden court mentioned earlier called the apostles' healing activities 'handwork' (*Hounderwerck*).[79] The manuscript's cover bears the heading *Chirurgia*, which indicates it was categorized as related to the manual intervention of diseases. The Elector and Electress were enthusiastic with hands-on scientific

---

[70] Keller, H. E. *Jakob Ruf*, 3: 490.
[71] Bartisch, G., *Ophthalmodouleia*, B2r. 'Habe auch offtgedachte richtige und wolerfarne Kunst / nun mehr fast in die 36. Jar her / *cum summa experientia practicirt…*'.
[72] Smith, P., *The Body of the Artisan*, 71-73; Rankin, A., *Panaceia's Daughters*, 75-76.
[73] Bartisch, G., *Ophthalmodouleia*, B2v. 'Jedr Kunst / der du ergeben bist / Ubung der beste Meister ist'.
[74] Bartisch, G., *Testimonia*, br. 'Proinde testor in praesentia constantibus verbis, fide mea omni interposita & conscientia quoque praedictum Georgium Bartisch ad annos duos in hac disciplina à me instructum esse et artem illam didicisse fideliter & exercuisse aliquandiu feliciter, quicquid ad curam oculorum, ad sectiones corporis, ad vulnerum sanationem & universam Chirurgiam pertinet, & quae praeterea ab Oculista requiri possunt ac debent'.
[75] Jütte, R., "Zur Sozialgeschichte der Handwerkschirurgen im 16. Jahrhundert", in *Paracelsus und Salzburg: Vorträge bei den internationalen Kongressen in Salzburg und Badgastein anlässlich des Paracelsus-Jahres 1993*, Salzburg: Gesellschaft für Salzburger Landeskunde, 1994, 45-60.
[76] Bartisch, G., *Ophthalmodouleia*, 66v.
[77] Steiger, J. A., *Medizinische Theologie*, 12.
[78] Steiger, J. A., *Medizinische Theologie*, 38.
[79] SLUB Dresden, Mscr.Dresd.C.295, 13r. 'In der Apostel Geschicht haben die Apostel nachvolgende Hounderwerck gethan'.

and medical inquiries.⁸⁰ They also put great value on practical experience when seeking medical practitioners for their court, which undermined the conventional hierarchy of medical professions, where academic physicians well-versed in theories and internal medicine enjoyed the utmost authority. They preferred candidate who had 'seen many accurate openings of the human body' to one that 'read much in books but is not experienced [and] could [not] prove himself in practice'.⁸¹ The large number of medical recipes assembled by Anna and August came from a diverse range of sources, not only from learned doctors, noblemen and women, but from surgical practitioners as well.⁸² For example, in *Artznei Buch* (1584), a recipe collection in a folio format that has August's coat of arms on its cover, a recipe for treating burns came from Andres Meiers, the court barber, and one for a plaster for stitches (*Stichpflaster*) was from an oculist Mr. Hansen.⁸³ The medical culture at the Dresden court where Bartisch served proclaimed that working with one's hands 'in a Christian, orderly, and appropriate way' could indeed be honorable.⁸⁴

Stories of the saints, as recounted in the Dresden manuscript, also provided examples for surgical practitioners to model themselves after. In the funeral sermon for the physician Johannes Vincent Finck (1593–1627) of the Lutheran town Allendorf, the pastor mentioned various episodes in which the Saints 'lay their hands on the diseases and make them healthy'. For instance, 'Isaiah the prophet was an excellent surgeon. He healed the gravely ill Hisikia.... The angel Raphael was an excellent oculist and eye doctor. He removed the cataract of the old Tobit with the galls of a fish'.⁸⁵ These references and their biblical examples underscored the work of an oculist as devout and virtuous.

In *Ophthalmodouleia*, Bartisch also referenced biblical accounts of healing the blind. He believed medicine and his *Kunst* were a gift bestowed by God.⁸⁶ He repeatedly emphasized that it was, after all, God who performed the healing, and he was merely God's agent on earth. In his manuscript, *Kunstbuch*, when responding to the question '[w]hat is a doctor, and what should he be alert to?', Bartisch wrote, '[a] doctor is an instrument and tool for the afflicted people here on earth, and a faithful servant of nature'.⁸⁷ His view of his vocation was practical and functional. Luther similarly maintained that 'a doctor is God's cobbler', treating God's work as corporeal.⁸⁸ Aligned with Luther's opinion, Bartisch expressed the conviction that through the healing activities of medical practitioners, the workings of God's therapy could be made perceptible.

---

⁸⁰ Watanabe-O'Kelly, H., *Court Culture in Dresden*, 115-116; Rankin, A., Panaceia's Daughters, 134-153.
⁸¹ Quoted in Rankin, A., *Panaceia's Daughters*, 41-42.
⁸² Rankin, A., *Panaceia's Daughters*, 149-53.
⁸³ SLUB Dresden, Mscr.Dresd.C.286, *Artznei Buch*, (1584), index.
⁸⁴ Bartisch, G., *Ophthalmodouleia*, Bv.
⁸⁵ Joseph, C., *Medicus christianorum felicissimus, oder Eine Christliche Leichpredigt*, Schmalkalden: Ketzel, 1627, 18-19. 'sondern daß sie auch / zu dero Zeit nötiger Bekräfftigung des angehenden Evangelij / ihre Hende auff die Krancken legen unnd sie gesundt machen solten'. 'Esaias der Prophet war ein fürtrefflicher Wundarzt. Er heilet dem todtkrancken Hisikia seine böse gifftige Pestilentzialische Drüsen...'. 'Der Engel Raphael war ein außbündiger Oculist unnd Augen Arzt. Er vertreib dem alten Tobia seinen Stahr mit eines Fisches Gallen'. See Ross, T. M., "Care of Bodies, Cure of Souls", 320.
⁸⁶ Bartisch, G., *Ophthalmodouleia*, Bv. 'Darumb ist Augenartzney nicht eine geringe oder schlechte Kunst / sondern eine herrliche und edle Gabe Gottes...'.
⁸⁷ SLUB Dresden, Mscr.Dresd.C.291, Bartisch, G., *Kunstbuch* (1575), 36v-37r.. 'Ein Arzt ist ein Innstrument und Wergkzeugk bey den gebresthafftigenn Menschenn hie auff Erdenn, unnd ein trewer Diener der Natur'.
⁸⁸ Quoted in Steiger, J. A., *Medizinische Theologie*, 7.

The abundant illustrations in the treatise, purported to be initially drawn by Bartisch himself, also attested to his practical skills and experience.[89] He considered the ability to draw and paint essential for an oculist and surgeon.[90] The art of drawing could also foster a correct understanding of the human body.[91] Through the process of depicting the human body on paper, one would develop a mental impression of human proportion, and the position, size, and shape of individual body parts. Pens and brushes used in the image-making process were analogous to scalpels cutting into the human body. Such insights would be greatly beneficial in a surgical operation, where a minor misjudgment of a bodily member's location and size could create permanent damage, even the loss of life.[92] Bartisch believed painterly skills could shape both the mind and character. One would become cautious, thoughtful, and perceptive.[93] Image-making offered an experience akin to operating on an actual body and in Bartisch's view, was crucial in developing surgical expertise.

A testimony by the physician Joachim Strupp (1530–1606) is a good example of how learned doctors perceived Bartisch's *Kunst*.[94] Strupp was the personal physician and librarian of Elector Ludwig VI of Palatinate. He wrote in 1584 that he had been suffering from 'darkness' (*dunckelheit*) in his eyes for two years. The left eye had a 'grey cataract', and he could not see anything near or far with it. The right eye was also obscured, and it was very difficult for him to read printed books. With his 'art' and 'skillful manual operation', Bartisch removed the clouding from both his eyes. Strupp's vision came back and improved in only a couple of days.[95] For the written testimony, Strupp included the signatures of two other witnesses present at the eye operation to corroborate his account.[96] One was the then municipal physician of Frankfurt and the other a priest. Strupp thanked the omnipotence of God, as well as the 'art and experience of the thoughtful oculist for his recovery.[97]

In 1586, Bartisch sent a petition letter for a coat of arms to the imperial chancellery.[98] He enclosed a watercolor design of it with annotations of what each element signified (fig.3). A white creased cross in the middle is a symbol for the surgical bandage used after an operation, while conveying Bartisch's spiritual devotion.[99] On the upper left and lower right

---

[89] For Bartisch's theory of art in relation to his medical practice, see Berger, S., "Georg Bartisch's *Ophthalmodouleia* and His Theory of Painting and Drawing".
[90] Bartisch, G., *Ophthalmodouleia*, 11v. 'So ist einem jeden Oculisten und Schnitartzte ... sehr nötig / das er der kunst des malens und reissens bericht und erfaren sey...'.
[91] Bartisch, G., *Kunstbuch*, 9v. 'gleich wie man in der Kunst des Malens ein fleissig nachdencken und betrachtung habenn muß, auff das man die Possenn und Proportion artlich und Recht wisse zu stellenn, auff das es nicht zu kurtz oder zu lang werde, auch nicht zu klein noch zu dicke scheine, sondern dasselbige gantz artlich und in Rechter mas, form und weis zu stellenn'.
[92] Bartisch, G., *Kunstbuch*, 10r.
[93] Bartisch, G., *Kunstbuch*, 9v. 'dasselbige könne und wisse denn gemeinglich diese liebliche Kunst die Art und eigenschafft hat, das sie menschen vorstendige, geschickte, vorsichtige, nachdenckliche und Scharffsinnige Köpfe giebeth'. Bartisch, *Ophthalmodouleia*, 11v. 'Darzu ist es alle mal an dem / das die jenigen / so der kunst des Malens und Reissens bericht sind / vornemlich sinnreiche und nachdenckliche köpffe und menschen sein vor andern / welches in der Kunst der Artzney hochnötig / sehr nützlich und zutreglich ist'.
[94] Bartisch, G., *Testimonia*, g3v-g[4]v.
[95] Bartisch, G., *Testimonia*, g[4]r. 'Herr Bartisch mir auch mit seiner Kunst / und geschickten Hand grieff / den Grawen Starn in beiden meinen Augen Recht gewircket fleissig gewartet und vor mittelst Göttlichen Segen mein hoch verderbtes gesichte in wenig tagen dermassen verbessert / und wider bracht hat'.
[96] Bartisch, G., *Testimonia*, g[4]v.
[97] Bartisch, G., *Testimonia*, g[4]r. '... denn zu bitten ich zufordest Göttlicher Allmacht unnd den wol gedachtes Oculisten Kunst unnd erfahrenheit gebürlich zudancken'.
[98] ÖStA, AVA, Adel RAA 18.34, 1r-6v.
[99] ÖStA, AVA, Adel RAA 18.34, 5r. 'Die weÿsse Creutze ist ein augen hasenscharte, oder bruch binde, die ein jder Oculist

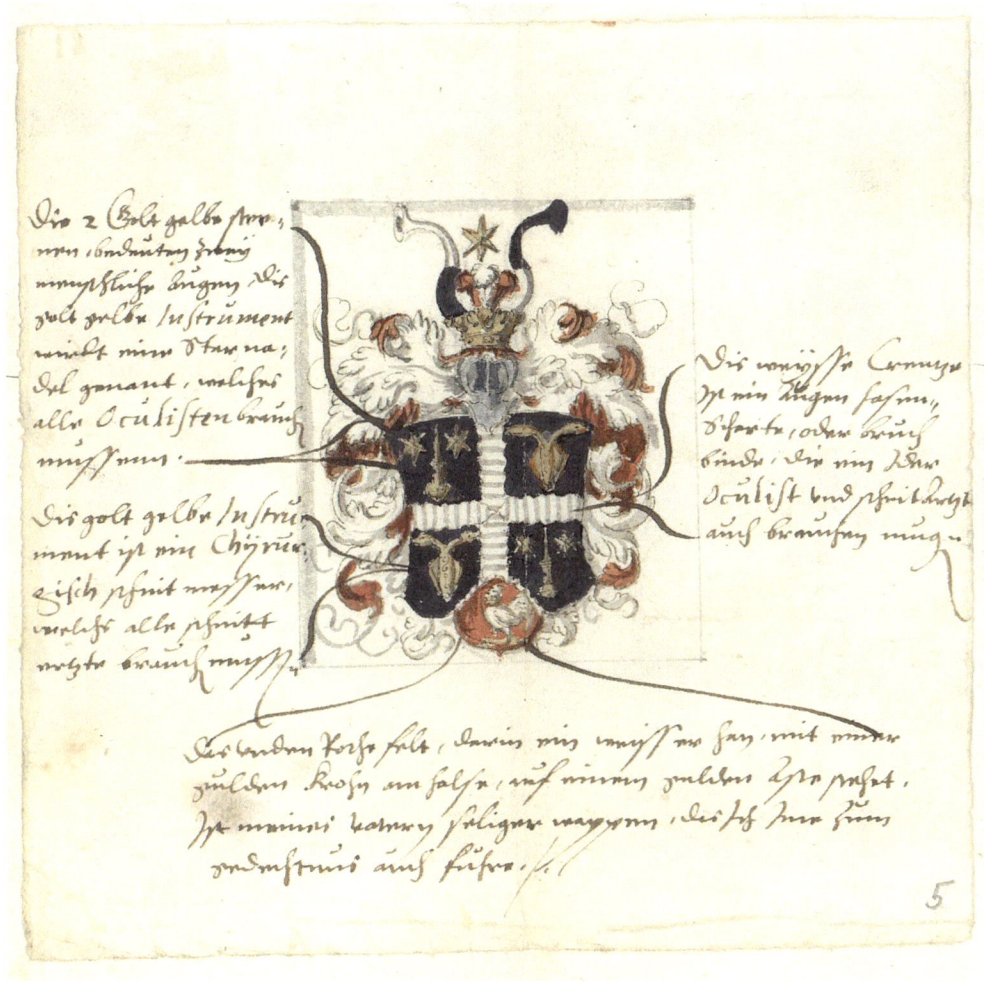

Figure 3. Georg Bartisch, a design for his coat of arms, 1586. Colored drawing. Österreichisches Staatsarchiv, Vienna, Austria.

corners, the two stars represent the eyes, while the needle in between is the tool for couching cataracts, 'an instrument every oculist must have', as Bartisch claimed.[100] The patterns on the upper right and lower left corners depict a surgical scalpel.[101] They are all instruments or supplies essential for carrying out surgical procedures. This rather distinctive design for an early modern heraldic coat of arms suggests that Bartisch's self-justification for nobility

---

und schnitartzt auch brauchen mugen'.
[100] ÖStA, AVA, Adel RAA 18.34, 5r. 'Die 2 Golt gelbe starren, bedeuten zweÿ menschliche Augen, die golt gelbe Instrument wirdt eine Star nadel wirdt genant, welches alle Oculisten brauchen müssen'.
[101] ÖStA, AVA, Adel RAA 18.34, 5r. 'Die golt gelbe Instrument ist ein Chÿrurgisch schnit messer, welche alle schnitt artzt brauchen müssen'.

and prestige was grounded in his surgical practice and manual skills, combined with a strong adherence to faith.

While the medical practitioners' art was crucial to healing the afflictions, the theological discourses in Bartisch's treatise also pointed out that a patient's piety was essential for them to be cured. Bartisch stressed on several occasions that the belief in God was the predominant cure, and he encouraged readers to learn from God's words.[102] He wrote that '[o]ne can maintain and achieve good vision by a heartfelt prayer to God our Lord', and this could also benefit 'the entire body and soul'.[103] In Lutheran teaching, God's words were a kind of medicine.[104] Meditating on God's words was akin to spiritual self-healing, and the reading of biblical text and scribing prayers were integral parts of the recovery process.[105] In a funeral sermon for Herman Bintzen, an oculist and lithotomist from Coburg, the pastor used medicinal eye water as a metaphor for the consolation of the soul. 'Finally, from these sayings of Saint Paul, we can distill a good eyewash. Our dear Mr. Bintzen was a good oculist, so he left a good eyewash for his distressed widow and children to dry and press out their tearing eyes'.[106] Right before the

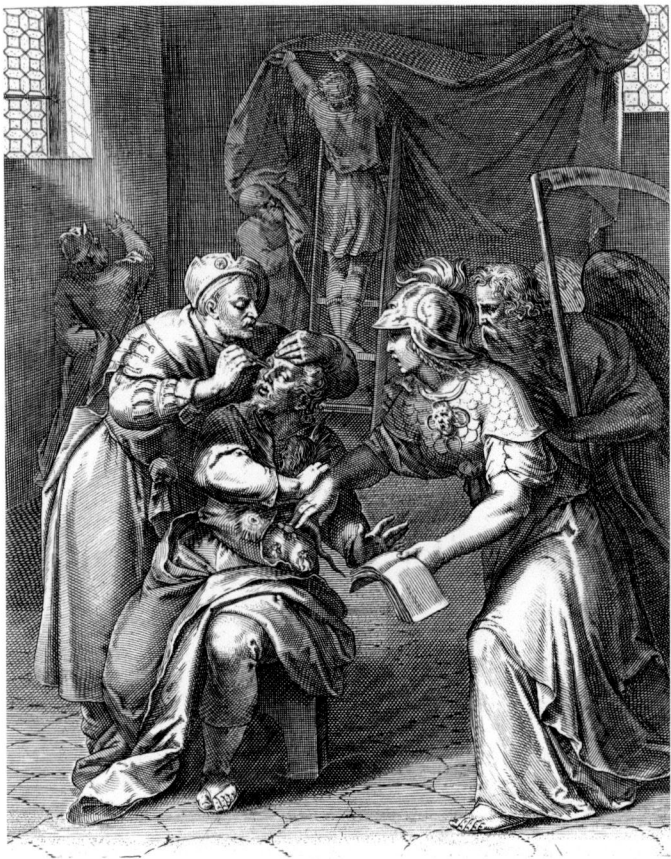

Figure 4. van Veen, O. (1607), *Q. Horati Flacci Emblemata: Imaginibus in æs incisis, notisque illustrata*, Antwerp, 1607, 55. An emblem showing an oculist couching cataract. Engraving. Herzog-August-Bibliothek, Wolfenbüttel, Germany.

---

[102] Bartisch, G., *Ophthalmodouleia*, A4v.
[103] Bartisch, G., *Ophthalmodouleia*, 237v. 'Daneben aber bin ich auch des glaubens und der meinung gentzlich und gewis / das ein ernstes und hertzliches Gebete zu Gott dem Herrn uberaus krefftig und thetig sey / für allerley gefahr und bösen zufellen / nicht allein an Augen und am Gesichte/ sondern am gantzen Leibe und an der Seele / den Menschen zu beschützen und zu bewaren'.
[104] Steiger, J. A., *Medizinische Theologie*, 7-10.
[105] SLUB Dresden, Mscr.Dresd.C.295.
[106] Krug, S., *Christlicher Leich-Sermon, Bey öffentlicher Begräbniß deß Weyland VorAchtbarn/ Weisen/ und Kunstreichen Herrn/ Herman Henrichen Sebastian Bintzen/ Stein- und Bruchschneiders/ auch Oculisten zu Coburgk ...*, Coburg, 1626, D2v. 'Endlichen konnen wir aus diesen Sprüchlein Sanct Pauli ein gut Augenwasser distilliren, unser lieber Herr Bintz seeliger / gab ein guten Oculisten, darumb hat er seiner betrübten Wittwin und Kinderlei ein gut Augenwasser hinderlassen / ihre triessende Augen zu Exsicciren und auszudrucknen / in dem er mit Sanct Paulo gesagt / welches mir auch viel besser

first chapter of *Ophthalmodouleia*, Bartisch inserted a page of prayers. One of them is a prayer Tobit made in his blindness. Bartisch admonished that this should be 'properly paid attention to and taken well to heart by all blind people and those affected by eye diseases'.[107] Another passage from the Book of Matthew referred to Jesus's words: 'Seek the Kingdom of God and his righteousness first, then everything will fall into place for you'.[108] He reminded the readers that caring for one's eye was a Christian duty, and our piety could also help heal our eyesight. Turning the pages of the treatise, the readers were thus not only learning more about the afflictions and treatment of the eye but were also setting forth on a spiritual journey of self-healing by reflecting on God's power and grace.

5. Conclusion

An oculist appeared in the popular emblem book *Q. Horati Flacci Emblemata* (1607) that went over twenty-five editions and was translated into several European languages. In an emblem with the title 'take care of everything above your soul', while the oculist is performing an operation on the patient's eye, Minerva lays the man's hand on a book, and Father Time stands by (fig.4).[109] It communicates to the audience that sickness of the soul is graver than any bodily affliction. Health can only be achieved through both a sound external eye and wellbeing inside. In the expanded German edition of the emblem book, the accompanied text also brought up the proper conduct of one's profession, 'it is absolutely necessary for us to be accountable for our vocation, so we must learn our duty', which required one to cultivate both a healthy body and soul.[110]

The correspondence between the physical wellbeing of the eye and spiritual faith was deeply ingrained in Bartisch's time. As this article has shown, religion is critical to understanding Bartisch's practice and his treatise *Ophthalmodouleia*, which contains a large number of biblical episodes and passages. Christian piety underlay Bartisch's conception of the eye, its afflictions, and treatments. He also used theological discourses to justify the necessity and decency of his profession and presented himself as an honorable and responsible healer. The eye was a most wonderful instrument for divine knowledge, and his commitment to his healing art served as a pious act. While oculists could often be disparaged and derided, in the second half of the sixteenth century, practitioners like Bartisch increasingly laid claim to their expertise and the respectability of their work.

Bartisch regarded his practice not only as a treatment for the eye, but also as consolation for the soul. In the treatise, he showed the readers that the eye was both noble and vulnerable. Through both images and texts, he constructed the reading experience of the treatise as a spiritual exercise. My analysis is based not only on what's in the book, but also how the readers might have interacted with the book. Bartisch produced more than a book about the

---

were'.
[107] Bartisch, G., *Ophthalmodouleia*, unpaginated. 'Das Gebet des alten frommen Tobie / welches er in seiner betrübten Blindheit gethan hat / das auch allen benötigten Blinden / und Augenbresthafftigen Menschen billich zu betrachten und wol zu behertzigen ist'.
[108] Bartisch, G., *Ophthalmodouleia*, unpaginated. 'Spricht Jesus selber / Trachtet am ersten nach dem Reich Gottes und nach seiner Gerechtigkeit / So wird euch solches alles zufallen'.
[109] van Veen, O., *Q. Horati Flacci Emblemata: Imaginibus in æs incisis, notisque illustrata*, Antwerp, 1607, 54-55.
[110] von Zesen, P., *Moralia Horatiana: das ist, Die horatzische Sitten-Lehre*, Amsterdam, 1656, 28. 'Weil wier nun vernommen haben / das wier alle gleich zur schuhle der Weisheit beruffen / und das es derchaus nohtwendig / dass wie unsers beruffs wegen rechenschaft tuhn / so müssen wier unsere pflicht erkennen'.

eye, rather he created a world where the readers looked and contemplated alongside him, being actively engaged and illuminated in the process.

Bibliography

Manuscript sources

ÖStA, AVA Adel RAA 18.34
ÖStA, HHStA RHR Impressoria 3-51.
SLUB Dresden, Bibl.Arch.I.Ba,Vol.23, *Katalog der Kurfürstlichen Bibliothek*, 1574–1580.
SLUB Dresden, Bibl.Arch.I.Ba,Vol.28, *Inventarii über die Churfürstliche Sächsische Librarey zu Dreszden*, 1595.
SLUB Dresden, Mscr.Dresd.C.286, *Artznei Buch*, 1584.
SLUB Dresden, Mscr.Dresd.C.287, *Das andere Artznei Buch*, 1584.
SLUB Dresden, Mscr.Dresd.C.291, Bartisch, G., *Kunstbuch*, 1575.
SLUB Dresden, Mscr.Dresd.C.295, *Heilung der Krankheiten nach dem Beispiele Jesu und der Apostel*, c.1585.

Printed Primary Sources

Bartisch, G. (1583), *Ophthalmodouleia, das ist Augendienst*, Dresden: Stöckel.
– (1599). *Testimonia*, Dresden.
– (1996). *Ophthalmodouleia*, trans. Blanchard, D., L., Ostend, Belgium: J.P. Wayenborgh.
Fabry, W. (1652), *Wund-Artzney*, Frankfurt am Main.
Forer, L. (1629), *Catholischer Oculist oder Starnstecher*.
– (1631), *Nichts ist gut für die Augen*, Dilingen.
Joseph, C. (1627), *Medicus christianorum felicissimus, oder Eine Christliche Leichpredigt*, Schmalkalden: Ketzel.
Luther, M. (1883), *Weimarer Ausgabe*, Weimar: Hermann Böhlau.
van Veen, O. (1607), *Q. Horati Flacci Emblemata: Imaginibus in æs incisis, notisque illustrata*, Antwerp.
Vogtherr, H. (1539), *Außlegung und beschreybung der Anatomi*, Nuremberg.
von Zesen, P. (1656), *Moralia Horatiana: das ist, Die horatzische Sitten-Lehre*, Amsterdam.

Secondary sources

Blair, A. (2000), "Mosaic Physics and the Search for a Pious Natural Philosophy in the Late Renaissance", *Isis*, 91, 32-58.
Berger, S. (2021), "Georg Bartisch's *Ophthalmodouleia* and His Theory of Painting and Drawing", *Early Science and Medicine*, 26, 1-54.
Biernoff, S. (2002), *Sight and Embodiment in the Middle Ages*, New York: Palgrave Macmillan.
Blanchard, D. (2005), "Superstitions of George Bartisch", *Survey of Ophthalmology*, 50, 490-494.
Cameron, E. (2013), *Enchanted Europe: Superstition, Reason and Religion, 1250-1750*, Oxford: Oxford University Press.
Carlino, A. (1999), *Paper Bodies: A Catalogue of Anatomical Fugitive Sheets, 1538–1687*, trans. N. Arikha, London: Wellcome Institute for the History of Medicine.
Crowther, K. (2013), *Adam and Eve in the Protestant Reformation*, Cambridge: Cambridge University Press.

Dupré, S. and Korey, M. (2009), "Inside the Kunstkammer: The Circulation of Optical Knowledge and Instruments at the Dresden Court", *Studies in History and Philosophy of Science*, 40, 405-20.

Haab, O. (1921), "Weiteres über alte Augenmodelle", *Albrecht von Graefes Archiv für Ophthalmologie*, 104, 279-283.

Harrison, P. (1998), *The Bible, Protestantism, and the Rise of Natural Science*, Cambridge: Cambridge University Press.

Jütte, R. (1994), "Zur Sozialgeschichte der Handwerkschirurgen im 16. Jahrhundert", in *Paracelsus und Salzburg: Vorträge bei den internationalen Kongressen in Salzburg und Badgastein anlässlich des Paracelsus-Jahres 1993*, Salzburg: Gesellschaft für Salzburger Landeskunde, 45-60.

Keller, H. E. (ed.), (2008), *Jakob Ruf: Leben, Werk und Studien*, vol. 3, Zürich: Verlag Neue Zürcher Zeitung.

Kusukawa, S. (1995), *The Transformation of Natural Philosophy*, Cambridge: Cambridge University Press.

Lederer, D. (2006), *Madness, Religion and the State in Early Modern Europe*, Cambridge: Cambridge University Press.

Park, K. (2006), *Secrets of Women: Gender, Generation, and the Origins of Human Dissection*, New York: Zone Books.

Porterfield, A. (2005), *Healing in the History of Christianity*, Oxford: Oxford University Press.

Rankin, A. (2014), *Panaceia's Daughters: Noblewomen as Healers in Early Modern Germany*, Chicago: University of Chicago Press.

Ross, T. M. (2019), "Sacred Medicine and the Bible: Thomas Bartholin's On Biblical Diseases (1672)", *Early Science and Medicine*, 24, 90-116.

– (2017), *Care of Bodies, Cure of Souls: Medicine and Religion in Early Modern Germany*, PhD diss., Duke University.

Schmidt, S. K. (2018), *Interactive and Sculptural Printmaking in the Renaissance*, Leiden: Brill.

Sleumer, A. and Schmid, J. (eds.), (2017), *Kirchenlateinisches Wörterbuch*, Limburg an der Lahn: Verlag von Gebrüder Steffen, 1926.

Smith, P. (2004), *The Body of the Artisan: Art and Experience in the Scientific Revolution*, Chicago: University of Chicago Press.

Steiger, J. A. (2005), *Medizinische Theologie: Christus medicus und theologia medicinalis bei Martin Luther und im Luthertum der Barockzeit*, Leiden; Boston: Brill.

Stolberg, M. (2011), *Experiencing Illness and the Sick Body in Early Modern Europe*, New York: Palgrave Macmillan.

Syndram, D. and Minning, M. (eds.), (2010), *Die Inventare der kurfürstlich-sächsischen Kunstkammer in Dresden: Inventarbände 1587-1619- 1640- 1741*, 4 vols., Dresden: Sandstein Verlag.

Watanabe-O'Kelly, H. (2002), *Court Culture in Dresden: From Renaissance to Baroque*, New York: Palgrave.

Williams, R. (2017), *Holy Living: The Christian Tradition for Today*, London: Bloomsbury.

Zeis, E. (1866), "Einige biographische Nachrichten über Georg Bartisch und seinen Sohn und Nachfolger Tobias Bartisch", *Deutsche Klinik*, 29, 261-271.

Manducare irrationabiliter:
pica o apetito irracional en los textos médicos latinos medievales[1]

Victoria Recio Muñoz[2]
Universidad de Valladolid

1. Concede a la preñada lo que pide

Juan Alonso Ruices de Fontecha (1560-1620) publica en Alcalá de Henares en 1606 una obra que lleva por título *Diez previlegios para mugeres preñadas*. Encabeza su introducción el siguiente axioma: "La vida de la preñada es vida previlegiada",[3] pues a pesar de las innumerables molestias que sufren las embarazadas (náuseas, vómitos, dolores de vientre, antojos, etc.) disfrutan de una condición especial: ha de concedérseles todo lo que pidan, como reza el *previlegio primero* de su obra.

Una constante en los textos médicos latinos medievales, y que, como hemos comprobado, persiste todavía en el siglo XVII, es insistir en la necesidad de no contrariar a una embarazada para evitar que sufra un aborto, especialmente en lo concerniente a antojos prenatales, hasta el punto de que ni siquiera debe nombrarse delante de ella aquello que no pueda conseguirse. La preocupación por la reproducción, más allá del ámbito médico, estuvo muy presente durante toda la época medieval, por lo que los tratados científicos dedican un espacio considerable a todo lo relacionado con la gestación (signos del embarazo, consejos de alimentación, cuidados de salud, etc.), pero también a las causas que impedían la reproducción como la impotencia, la esterilidad y determinadas enfermedades ginecológicas y andrológicas. Satisfacer los deseos de la gestante y reducir la ansiedad y el miedo que la acompañaban durante todo el proceso, comprensibles teniendo en cuenta que literalmente podía 'dejarse la vida' en ello, eran una prioridad en el entorno familiar. El problema viene cuando la embarazada empieza a sentir "appetitos de cosas extraordinarias", lo que Ruices de Fontecha denomina *pica famis*,[4] y que hoy día seguimos llamando así, 'pica'. El objetivo de nuestro trabajo, por tanto, consistirá en mostrar cómo los textos médicos latinos medievales describieron esta enfermedad, prestando especial atención a las traducciones del árabe al latín y a los textos herederos de ellas.

---

[1] Este trabajo se ha realizado en el marco de los siguientes proyectos de investigación: "Amato Lusitano y su tiempo: literatura médica, pacientes y enfermedad en el siglo XVI" (referencia VA222P20), subvencionado por la Junta de Castilla y León y Fondos FEDER y *Recetarios, experimentación y ciencia. Los cuidados del cuerpo en la Edad Media y su aplicación en el siglo XXI* (referencia 1381195-R) financiado por Fondo Europeo de Desarrollo Regional (FEDER) y Consejería de Economía y Conocimiento de la Junta de Andalucía.
[2] Email: victoria.recio@uva.es. Orcid: https://orcid.org/0000-0002-5661-2028.
[3] Ruices de Fontecha, J. A., *Diez previlegios para mugeres preñadas*, Alcalá de Henares: Luys Martynez Grande, 1606, 1r.
[4] Ruices de Fontecha, J. A., *Diez previlegios*, 22v.

2. Pica, un extraño comportamiento[5]

El DLE define 'pica' como la "afición del apetito a comer materias extrañas, tierra, etc". En latín *pica* también se refiere a la urraca, asimismo llamada en castellano 'pega', evolución fonética de *pica*. Desde hace siglos los autores no se han puesto de acuerdo a la hora de explicar esta relación, aunque probablemente se deba a que se trata de un ave que atesora objetos de diverso tipo, sin que llegue a comérselos.[6] En medicina se define como la "inclinación a ingerir determinadas sustancias no asimilables por el organismo", como la arcilla o la arena (geofagia), el carbón (carbofagia), los cabellos (tricofagia), etc.[7]

En la Clasificación Internacional de Enfermedades (CIE-10) (4ª ed. Enero-2022) se incluye dentro de los trastornos de la conducta alimentaria (F.50.89), en concreto, dentro de la misma categoría que enfermedades como la anorexia nerviosa, la bulimia nerviosa o el trastorno de ingestión compulsiva. Este trastorno transitorio, a veces considerado síntoma, se diagnostica más frecuentemente en embarazadas, enfermos mentales y personas con discapacidad intelectual. Los pacientes parecen perder la razón como si se apoderara de ellos un deseo irrefrenable por consumir objetos extraños. Este mismo concepto de irracionalidad está muy presente en los autores medievales, como veremos a continuación. Así en el *Viaticum*, de Ibn al-Ǧazzār (†980), traducido por Constantino el Africano a finales del siglo XI, se describe este mismo fenómeno como *manducare irrationabiliter* 'comer de manera irracional', expresión que da título a este trabajo.

3. De κίσσα a pica: origen y evolución

Hipócrates (s. V a.C.), padre de la medicina occidental, describe este trastorno, aunque no le confiere un término específico. Así, en su tratado *Superfetación* lo menciona asociado a una creencia, similar a algunas que persisten hoy día,[8] según la cual los antojos de la madre repercuten físicamente en el feto:

> Si una mujer embarazada siente deseos de comer tierra o carbones y los come, en la cabeza del niño aparecen, al ser alumbrado, signos de tales materias.[9]

Galeno (s. II-III d.C.), por su parte, designa con el nombre de κίττα (*De symptomatum causis* 1.7 [K. 7.134],[10] *De locis affectis* 5.6 [K. 8.343]) o κίσσα (*Hippocratis aphorismi et Galeni in eos commentarius* V 4.71 [K. 17b.860]) a una afección que provoca deseo por comer alimentos perjudiciales. En concreto, en la obra *De symptomatum causis* la describe como aquella en la que las mujeres, pero también los hombres, sienten apetito por alimentos ácidos o amargos, barro, fragmentos

---

[5] Sobre este trastorno y los diferentes puntos de vista (antropológico, médico, cultural) desde los que se puede analizar cf. Young, S. L., *Craving Earth. Understanding Pica. The urge to eat Clay, Starch, Ice and Chalk*, New York: Columbia University Press, 2011.
[6] Young, S. L., *Craving Earth*, 4.
[7] Fiestas-Teque, L., "Pica en anemia severa: a propósito de un caso", *Revista de Neuropsiquiatría*, 77.2 (2014), 123-127,125.
[8] Todavía hoy seguimos llamando 'antojo' a "una mancha en la piel de una persona, atribuida popularmente a un antojo no satisfecho de su madre durante el embarazo" (cf. DLE s.v. 'antojo'), aunque la ciencia moderna ha desechado este tipo de asociaciones.
[9] Hipócrates, *Tratados hipocráticos IV*, trad. L. Sanz Mingote, Madrid: Gredos, 1988, 338.
[10] Con K. nos referimos a la edición latina y griega de Galeno: *Claudii Galeni Opera Omnia*, 20 vol. ed. C.G. Kühn, Leipzig: Cnobloch, 1821-1833 [repr. Hildesheim: Olms, 1964–1965].

de cerámica, tizones, etc. Según el médico de Pérgamo, afecta a las mujeres que están repletas de humores corruptos o aquellos pacientes en los que se aloja algún tipo de excremento en el estómago. En el caso de las embarazadas, se produce especialmente en el segundo y en el tercer mes, pues al cuarto esta materia viciada desaparece bien porque se ha evacuado a través de los vómitos o porque se ha digerido. Ideas semejantes aflorarán en los textos posteriores.

Este trastorno entra en el vocabulario técnico latino como transliteración del griego, un mecanismo habitual en la formación del lenguaje de la medicina desde época de Celso (s. I d.C.). En concreto, se adopta la transliteración de la forma griega κίσσα, documentada en Dioscórides (s. I d.C.), Galeno de Pérgamo y Sorano de Éfeso (II d.C.). Así, hallamos el término *cissa* en autores tardoantiguos como Celio Aureliano (s. V d.C.) o Musción (s. V-VI d.C.). La profesora Brigitte Maire,[11] quien ha estudiado de manera pormenorizada este fenómeno en estos autores, señala, a tenor de los textos, dos explicaciones etimológicas a *cissa*: una vegetal, según la cual la palabra deriva del griego κισσός 'hiedra', en la idea de que su trazado es muy variado y otra animal, que la hace derivar del griego κίσσα 'urraca', un ave que tiene diferente plumaje y canto. Este carácter cambiante se podría aplicar al deseo que sienten los pacientes por objetos extraños cuando la padecen.

No obstante, este *cissa* no vuelve a documentarse en los textos latinos posteriores y solo se recupera en el Renacimiento, aunque en su variante *citta*.[12] Por su parte, habrá que esperar también a los humanistas del siglo XVI para encontrar *pica*, calco semántico latino para la urraca, un término innovador que seguimos usando hoy día en castellano (también en inglés) para referirnos a este tipo de trastorno.

4. Appetitus irrationalis, corruptus o non naturalis

4.1 *Las traducciones del árabe de Constantino el Africano y la Escuela médica de Salerno*

A finales del siglo XI se abre una nueva etapa para la medicina occidental a partir de las traducciones latinas de obras árabes.[13] Una de las figuras más importantes en este proceso de traducción fue Constantino el Africano, monje de la abadía de Montecassino (†1098/1099), quien tradujo, entre otras obras el *Pantegni* de 'Alī ibn al-'Abbās (s. X) o el *Viaticum* de Ibn al-Ġazzār.

En estas traducciones el término antiguo *cissa* desaparece y el deseo de comer alimentos no nutritivos se asocia a un sintagma nominal en el que se califica al apetito de irracional (*de*

---

[11] Brigitte, M., "Cissa, ma chissà cos'è? Enquête sur un terme gynécologique énigmatique", en *Nova studia Latina Lausannensia: de Rome à nos jours*, Mudry, P. y Thévenaz, O. (eds.), Lausanne: Études des Lettres, 2004, 1-2, 181-198.
[12] Montero Cartelle, E. et al., *Diccionario Latino de Andrología, Ginecología y Embriología desde la Antigüedad al siglo XVI (DILAGE)*, Barcelona-Roma: FIDEM, 2018, s.v. cissa.
[13] Sobre el impacto de la medicina árabe en el occidente latino cf. Jacquart, D., y Micheau, F., *La médecine árabe et l'Occident médiéval*, Paris: Editions Masionneuve et Larose, 1990; Montero Cartelle, E., "La recepción de los textos médicos en la Edad Media: de Salerno a Toledo", en Alvar Ezquerra, A. (ed.) *et al.*, *Actas del XI Congreso de la Sociedad Española de Estudios Clásicos*, Madrid: Sociedad Española de Estudios Clásicos, 2006, vol. 3, 173-206; Kwakkel, E., Newton, F. y Glaze, E., *Medicine at Monte Cassino: Constantine the African and the oldest manuscript of his 'Pantegni'*, Turnhout: Brepols, 2019.

irrationabili appetitu),[14] no natural (*de non naturali appetitu)*,[15] corrupto (*de corruptione appetitus)*,[16] perjudicial (*malus appetitus)*,[17] incompetente (*appetitum incompetentem)*[18] o que se inclina por alimentos inconvenientes (*appetitum inconvenientium ciborum)*.[19]

La afección se encuentra como un capítulo más de las enfermedades del aparato digestivo, pero se registra también en los capítulos ginecológicos, en concreto, en los capítulos que contienen recomendaciones para las gestantes. Las traducciones de Constantino explican las causas de este mal como un efecto provocado por la retención de humores corruptos en el estómago, a semejanza de la etiología galénica. Estos humores pueden generarse en el propio órgano o derivan de otros miembros, como en el caso de las mujeres embarazadas porque retienen la menstruación.

Desde la Antigüedad la menstruación se consideraba una materia impura que, si no se expulsaba de manera natural, generaba humores corruptos que provocaban graves alteraciones tanto en las propias mujeres como en otros individuos. El hecho de retener el flujo menstrual constituía en sí mismo una enfermedad a la que todos estos compendios medievales dedican un capítulo específico y podía derivar a su vez en otra grave patología femenina, la sofocación de la matriz, el llamado 'mal de madre' en textos castellanos y un antecedente de la más moderna *hysteria*.[20] En otras ocasiones se entendía la retención del menstruo como la causante de un aumento del apetito sexual en las gestantes.[21] Por lo tanto, es fácil comprender que a una mujer que no ha expulsado la sangre menstrual se le puedan atribuir conductas anómalas como es el deseo de productos extraños.

Por su parte, Constantino el Africano en el *De stomacho* añade otra explicación en la línea de la anterior: durante los tres primeros meses del embarazo el feto no aprovecha toda la materia de la sangre menstrual que le llega como alimento en el útero de la madre, por lo que aquella que sobra asciende al estómago y causa el trastorno. Al séptimo mes, el feto, de mayor tamaño, es capaz de atraer para sí toda la materia y el deseo desaparece.[22]

Las traducciones de Constantino se muestran unánimes a la hora de señalar como principal y, casi único, signo de los pacientes de este mal el deseo de productos como el barro, el carbón, la greda, los ladrillos o sustancias desagradables al gusto por su sabor ácido, amargo o avinagrado.[23]

---

[14] Constantino el Africano, *Viaticum* en *Omnia opera Ysaac*, Lugduni: in officina probi viri Iohannis de Platea, 1515, 155rb.
[15] Montero Cartelle, E., *Liber Constantini De stomacho. El tratado Sobre el estómago de Constantino el Africano*, Valladolid: Universidad de Valladolid, 2016, 250.
[16] Constantino el Africano, *Liber Pantegni* en *Omnia opera Ysaac*, Lugduni: in officina probi viri Iohannis de Platea, 1515, 107rb.
[17] Constantino el Africano, *Pantegni*, 107rb.
[18] Constantino el Africano, *Viaticum*, 165vb.
[19] Constantino el Africano, *Pantegni*, 117va.
[20] Sobre esta patología cf. Jacquart, D y Thomasset, C., *Sexualidad y saber médico en la Edad Media*, Barcelona: Labor, 1989, 67-75. Sobre su presencia en *La Celestina* y la relación con los textos médicos cf. Montero Cartelle, E., "El 'mal de madre' en *La Celestina*", en Maestre Maestre, J. Mª, Pascual Barea, J. y Charlo Brea, L. (eds.), *Humanismo y pervivencia del mundo clásico: homenaje al profesor Antonio Prieto*, Alcañiz-Madrid: CSIC-Instituto de Estudios Humanísticos-Ayuntamiento de Alcañiz, 2008, vol. 5, 2749-2776.
[21] Barragán Nieto, J. P., *El* De secretis mulierum *atribuido a Alberto Magno. Estudio, edición crítica y traducción*, Porto: FIDEM, 2011, 246.
[22] Montero Cartelle, E., *De stomacho*, 250.
[23] Constantino el Africano, *Viaticum*, 155va; Montero Cartelle, E., *De stomacho*, 250.

El tratamiento que se prescribe consta de varias fases. En primer lugar, se requiere atajar la causa del problema: la plétora de un humor corrupto que desequilibra el estómago. Para ello, se recomienda tomar medicamentos vomitivos como el hidromiel o el ojimiel. No descartemos que en muchos casos estos purgantes perseguían expulsar las sustancias extrañas ingeridas en el momento en que aún estaban en el estómago o en otros lugares del aparato digestivo, pues la obstrucción intestinal es una de las complicaciones más usuales en este tipo de desórdenes junto con los vómitos, el estreñimiento o incluso la perforación intestinal.[24] En el caso de las embarazadas, se aconseja tomar vomitivos suaves (hiera picra, píldoras áureas, jarabe de ajenjo, eneldo con miel) y no abusar de ellos, pues vomitar en exceso puede causar un aborto, cuando uno de los objetivos fundamentales en estos capítulos es preservar tanto la vida de la madre como la del feto.[25]

También deben tomar purgantes como el rábano, a veces acompañado de eneldo o sal. Se prescriben también legumbres asadas, en concreto, garbanzos y habas,[26] alimentos constantes en las prescripciones terapéuticas de los autores posteriores, como veremos. Con todo, el régimen dietético constituye la parte fundamental, especialmente en el caso de las embarazadas. Una de las consecuencias inmediatas de la ingesta de estos productos no nutritivos era la malnutrición o la desnutrición por lo que contrarrestarla con una buena dieta constituía el núcleo de la terapia.

Se les recomienda, por tanto, pescado fresco sin sal o en salazón, siempre pan fermentado y de buena calidad —probablemente hecho con harina de trigo candeal, el mejor considerado— y caldo de aves. Y como postre frutas o su zumo. Como vemos, todos ellos son productos de excelente condición para la época. Y aunque contrasta sobremanera con nuestros hábitos dietéticos actuales, se recomienda, incluido a las embarazadas, vino aromático y 'de calidad'.[27] Por último, han de aplicárseles epítimas y cataplasmas aromáticas (mástique, espicanardo, rosa, etc.) tanto en el pecho como en el estómago, quizás con fines relajantes.[28]

La influencia de las traducciones de Constantino se vio reflejada unas décadas después en el entorno de la denominada Escuela médica de Salerno, ciudad del sur de Italia a no mucha distancia de la abadía de Montecassino. El sur de Italia, en general, y Salerno en particular, fue durante toda la alta Edad Media una zona de confluencia de las culturas griega, árabe y normanda, por lo que no resulta extraño que en medio de este 'crisol de culturas' surgiera el que se ha considerado como uno de los primeros centros de enseñanza de la medicina europea occidental y un hito importante para el desarrollo de la ciencia médica. En Salerno en el siglo XII emerge especialmente un tipo de texto médico conocido como *practica* o *compendium*, una especie de *vademécum* en el que se definían las enfermedades del cuerpo siguiendo el orden de la cabeza a los pies.[29] Nos detendremos en algunas de las más influyentes como la *Practica* de

---

[24] Los pacientes también pueden necesitar cirugía e incluso fallecer por ello. Cf. Viguria Padilla, F. y Miján de la Torre, A., "La pica: retrato de una entidad clínica poco conocida", *Nutrición Hospitalaria*, 21.5 (2006), 561-562.
[25] Constantino el Africano, *Pantegni*, 107rb; *Viaticum*, 155vb; Montero Cartelle, E., *De stomacho*, 251. Sobre los consejos para las embarazadas en los textos médicos medievales cf. Recio Muñoz, V. y Martín Ferreira, A. I., "La transmisión de los 'Secretos de las mujeres': de Salerno al siglo XIV", *Ágora. Estudos Clássicos em Debate,* 21 (2019), 199-222, 206-207.
[26] Constantino el Africano, *Pantegni*, 107rb; *Viaticum*, 155vb; 165vb.
[27] Constantino el Africano, *Pantegni*, 107rb; *Viaticum*, 155va; Montero Cartelle, E., *De stomacho*, 254.
[28] Constantino el Africano, *Pantegni*, 117va; *Viaticum*, 155va.
[29] Para las características de este tipo de obra cf. Recio Muñoz, V., *La Practica de Plateario. Edición crítica, traducción y estudio*, Firenze: SISMEL-Edizioni del Galluzzo, 2016, 1-12.

Plateario, el *Breviarium* de Johannes de Sancto Paulo y el compendio *Trotula*, compuestos entre mediados y la segunda mitad del siglo XII.

Todos ellos parten de las traducciones del árabe de Constantino, aunque también presentan sus propias particularidades. En primer lugar, no le dedican un capítulo específico, sino que aparece integrado en aquellos que tratan otros desórdenes alimentarios o bien, como ocurría también en Constantino, se menciona este trastorno en los capítulos de las embarazadas o de la retención de la menstruación. Tanto los signos de los pacientes como la etiología es la misma: se produce una alteración del apetito como deseo fisiológico[30] y la causa se debe a una corrupción de humores, provocada en el caso de las embarazadas por la retención de la menstruación,[31] aunque se añaden los enfermos de manía y melancolía como posibles pacientes.[32]

A la arcilla y al carbón como objetos del apetito irracional se suman otros como el jabón, el vinagre y un producto característico de la zona que dio bastantes quebraderos de cabeza a los copistas de los manuscritos que transmitieron estas obras: la toba (*tophus* en latín, *tufo* en italiano), un tipo de roca de origen volcánico muy porosa y común en las regiones italianas de Campania y Lacio. Por lo que respecta a la terapia, apenas se registran cambios. El compendio *Trotula*, por su parte, añade el azúcar como complemento de las alubias cocidas.[33]

4.2 Otras traducciones del árabe: Avicena, Razes, Pseudo-Serapión.

A partir de la segunda mitad del siglo XII comienza a traducirse una nueva remesa de textos árabes que marcaron un antes y un después en la producción de textos médicos en Occidente, especialmente la traducción del *Canon* de Avicena (Ibn Sīnā) (s. X-XI), un autor que seguirá siendo estudiado y reconocido como autoridad en el Renacimiento. En esta segunda fase, uno de los responsables más importantes fue Gerardo de Cremona (s. XII) quien en el entorno de la Escuela de Traductores de Toledo traduce del árabe al latín un gran número de obras científicas, muchas de ellas de medicina, aunque en este caso, los autores objeto de atención son diferentes a los traducidos por Constantino el Africano.

Nosotros nos detendremos en el *Liber divisionum* y el *Liber ad Almansorem* de Razes (Ar-Rāzī) (S. IX-X), el *Breviarium* de Serapión (Yūḥannā Ibn Sarābiyūn) (s. IX?) y el *Canon* de Avicena, todos ellos traducidos al latín por Gerardo de Cremona.[34]

El autor que mayor espacio dedica al trastorno objeto de nuestro estudio es Avicena en su *Canon*, en concreto, en los capítulos *De corruptione appetitus*[35] y *De appetitu pregnantis*,[36] aunque

---

[30] Recio Muñoz, V., *Practica*, 520; Sancto Paulo, I. de, *Breviarium*, Oxford Pembroke College, ms. 13 (pars 4ª), 154va. A la espera de contar con una edición crítica de la obra, en la que estamos trabajando la profesora A.I. Martín Ferreira y yo misma, citamos por este códice de inicios del siglo XIII.
[31] Sancto Paulo, I. de, *Breviarium*, 162vb.
[32] Recio Muñoz, V., *Practica*, 520.
[33] Green, M., *The Trotula. A Medieval Compendium of Women's Medicine,* Philadelphia: University of Pennsylvania Press, 2001, 96.
[34] Sobre estos autores y sus obras cf. Hasse, D. G., *Success and suppression. Arabic sciences and philosophy in the Renaissance*, Cambridge-London: Harvard University Press, 2016.
[35] Avicena, *Liber Canonis medicine cum castigationibus Andreae Bellunensis,* Venetiis: in edibus Luce Antonii Iunta Florentini, 1527, 219va.
[36] Avicena, *Liber Canonis medicine*, 290vb.

aquí de forma mucho más breve. Por su parte, Razes lo trata en los capítulos de las embarazadas y su régimen tanto en el *Liber ad Almansorem*[37] como en el *Liber divisionum*,[38] pues para él se trata de un trastorno más de los que afectan a las gestantes, como la alteración del ánimo, la ausencia de apetito o las náuseas. En el *Breviarium* de Serapión se incluye entre los capítulos dedicados al aparato digestivo.[39] Todos ellos insisten en calificar a este desorden como un apetito corrupto o perjudicial que desea alimentos extraños.

La etiología del trastorno y los signos que muestran los pacientes son muy semejantes a los que encontramos en las traducciones de Constantino. Avicena explica que la causa del problema reside en la acumulación en el estómago de un humor nocivo y diferente en sus cualidades a los humores normales. Esto provoca que la naturaleza exija alimentos que le son contrarios: así hallamos los habituales hasta el momento como el barro (Avicena, Razes y Serapión), el carbón (Avicena, Razes, Serapión) o la tierra (Avicena), y se añade como novedad el yeso (Avicena). Se alude también a los alimentos agrios y ácidos (Avicena y Serapión). Con respecto al tratamiento, hallamos unos remedios muy similares a los textos analizados: purgantes y vomitivos, dieta específica (pan cocido, legumbres, frutos secos, carne de aves, vino y fruta) y emplastos y aceites en el tórax.

5. Appetitus irrationalis en los textos de los siglos XIII al XV

Durante los siglos XIII y XIV seguimos encontrando este trastorno con idéntico planteamiento y con apenas variaciones en compendios de naturaleza práctica. Como norma general, se van añadiendo más productos objeto de deseo de los pacientes: el agua fría o el pescado y la carne crudos. Se incrementan también los remedios terapéuticos y se aportan consejos nuevos. Así, Gilberto Ánglico (s. XIII^{med}) en su *Compendium medicinae* no siente ningún reparo a la hora de recomendar agudizar el ingenio para 'engañar' los antojos de las gestantes y, si no es posible, siempre es mejor resignarse a que satisfagan su deseo para evitar un mal mayor, el tan temido aborto.[40]

Así, la deriva natural de la recomendación de Gilberto Ánglico la hallamos en la obra atribuida a Alberto Magno, el *De secretis mulierum*, un texto de origen alemán perteneciente a la denominada 'literatura de secretos', un género muy popular a partir de la Baja Edad Media que trataba de revelar los misterios de la naturaleza a través de la filosofía y la medicina. Aquí el autor da un paso más y anima a ofrecer a la gestante todo aquello que pida para evitar la pérdida del feto, incluso si demanda carbones:

> Esto se produce por causa de una predisposición desfavorable del apetito: de alguna manera, el feto formado del semen queda dañado y a menudo muere. Por eso es recomendable que cuando pidan carbones o alguna otra cosa se les entregue al instante.[41]

Los autores, en un afán de demostrar la fiabilidad de todas sus enseñanzas, incluyen experiencias, aunque no siempre han de considerarse como vivencias reales. Uno de estos

---

[37] Razes, *Liber Rasis ad Almansorem*, <Venetiis>: per Bonetum Locatellum, 1497, 49rb-49va.
[38] Razes, *Liber divisionum*, <Venetiis>: per Bonetum Locatellum, 1497, 67rb.
[39] Serapión, *Practica Io. Serapionis dicta breviarium*, Venetiis, per Bonetum Locatellum, 1497, 21rb-21va.
[40] *Compendium medicine Gilberti Anglici tam morborum universalium quam particularium nondum medicis sed et cyrurgicis utilissimum*, Lugduni: per Iacobum Saccon, expensis Vicentii de Portonariis, 1510, 307va.
[41] Barragán Nieto, J. P., *El* De secretis mulierum, 484.

autores que otorga un papel importante a esta *experientia* fue Michele Savonarola (1384-1468), médico de Ferrara que escribe a caballo entre la Edad Media y el Renacimiento.[42] En su *opus magnum*, su *Practica*, hallamos en el capítulo del regimiento de las embarazadas, una anécdota propia: *Vidi clibanariam unam que omni die comedebat unam parasiden cinerum*[43] "Vi a una panadera que cada día se comía un plato de cenizas".[44] En siglos posteriores, algunas de estas anécdotas se exageran y acrecientan, convirtiéndose más en tópico que en realidad. Por ejemplo, Juan Sorapán de Rieros, autor de la obra *Medicina española contenida en proverbios vulgares de nuestra lengua*, dice en el refrán "De hambre a nadie vi morir de mucho comer cien mil" a propósito de la pica:

> Yo e visto alguna que dio en comer naranjas agrias y dexandose llevar de su gusto, despachó en un día dozientas. Otras e visto comer tanto queso que parece cosa increíble.[45]

6. El hierro como ingrediente en los textos de origen árabe

Aunque la etiología de la pica, fenómeno ciertamente complejo, se desconoce hoy día, algunos estudios apuntan, sin excluir otras explicaciones de índole cultural, psicológica, sociológica e incluso religiosa, a la carencia de algunos micronutrientes, especialmente el hierro, un déficit común en embarazadas o pacientes con anemia ferropénica. En algunos casos, si se corrige el trastorno con suplementos disminuye o desaparece. No obstante, también cabe preguntarse si el déficit de estos micronutrientes es consecuencia de la propia pica, pues la ingesta de tierra, yeso y otras sustancias no digeribles impiden la correcta absorción de los nutrientes.

En cualquier caso, hay cierto consenso en que hay una relación entre la falta de hierro y este trastorno.[46] A propósito de esta cuestión, el psiquiatra Luis Fiestas–Teque menciona que "Avicena, en el siglo X, ya refería con notable agudeza que ciertas deficiencias nutricionales podrían llevar a un comportamiento de pica, y que esta podría ser suprimida con la administración de mínimas cantidades de hierro pulverizado y diluido en vino".[47] A tenor del análisis de todos los textos que hemos llevado a cabo, la terapia propuesta tanto por Avicena como por el resto de los autores estudiados se basaba fundamentalmente en vomitivos, purgantes, dieta y cataplasmas en el estómago. Sin embargo, es cierto que se registra no solo en Avicena, sino también en otros autores de origen persa, como ʿAlī ibn al-ʿAbbās, traducido por Constantino el Africano, o Razes, recetas entre cuyos ingredientes se encuentra el hierro, las escorias de hierro o la atutía cocidos en vinagre y/o vino añejo o amargo:

> Cum stomachus est mundificatus, dabis hoc quod valet malum appetitum habentibus et desiderantibus: recipe cupule glandium ʒ III, passorum mundatorum ʒ VI, anisi, mirobalanorum, radicis bdellis, emblicis ana ʒ V, ferruginis cum aceto cocte et asse ʒ X. Coquantur in libra I vini stiptici, libra semis aque dulcis, usque ad medium cola. Da

---

[42] Una de sus obras sobre termalismo ha sido editada y traducida al castellano recientemente por Pasalodos Requejo, S., *Michele Savonarola. De balneis et termis Ytalię*, Firenze: SISMEL-Edizioni del Galluzzo, 2022. No debe confundirse a este Savonarola con el célebre predicador dominico Girolamo Savonarola (1452-1498), nieto del anterior.
[43] Savonarola, G. M., *Practica Ioannis Michaelis Savonarole*, Venetiis: per Bernardinum Vercellensem, 1502, 56va-57ra.
[44] Si no se indica lo contrario, las traducciones son de la autora, como es el caso.
[45] Sorapán de Rieros, J., *Medicina española contenida en proverbios vulgares de nuestra lengua*, Granada: Martín Fernández Zambrano, 1616, 27.
[46] Young, S. L., *Craving Earth*, 102.
[47] Fiestas-Teque, L., "Pica en anemia severa", 123.

quotidie mane ʒ II [...] Aliud: recipe cupularum glandium, anisi ana ʒ III, kebuli, emblici ana ʒ V, ferruginis in aceto infuse et asse ʒ V, passi mundati ʒ VII. Coque cum ʒ VIII vini veteris usque ad medius cola et da quotidie ʒ VI.[48]

Cuando el estómago esté purgado, darás el siguiente medicamento que es beneficioso para los que tienen un mal apetito y sienten antojos: coge tres dracmas de cascabillos de bellotas, seis dracmas de pasas sin semillas, cinco dracmas de anís, de mirobálanos, de raíz de bedelio y de émblico, diez dracmas de hierro cocidas y asadas con vinagre. Cuézanse en una libra de vino astringente y media libra de agua dulce, cuela hasta la mitad. Administra a diario dos dracmas. [...] Otra: coge tres dracmas de cascabillos de bellotas y de anís, cinco dracmas de mirobálanos de Kabul y de émblicos, cinco dracmas de hierro disueltas y cocidas en vinagre, siete dracmas de pasas sin semillas. Cuécelo con ocho onzas de vino añejo, cuela hasta la mitad y administra seis dracmas a diario.

De cura corruptionis appetitus [...] Et iterum: cuppularum glandium ʒ II <et anisi ʒ III, passularum ʒ VII, mirobalanorum nigrorum>, myrobalanorum (sic) bellicorum [polypodii], embilicorum omnium ana ʒ V, scorie ferri infuse in aceto forti multotiens (post quod omni vice assatur) super patellam ʒ X decoquantur in VIII ʒ vini pontici et VIII ʒ aque donec ad medietatem perveniant, et dentur in ieiunio VII ʒ.[49]

Tratamiento del apetito corrupto [...] Y también: dos dracmas de cascabillos de bellotas, tres dracmas de anís, siete dracmas de pasas, cinco dracmas de mirobálanos negros, de mirobálanos beléricos, de polipodio, de émblicos y diez dracmas de escoria de hierro disueltas muchas veces en vinagre fuerte (después de freírse cada vez) sobre una sartén, cuézanse en ocho onzas de vino amargo y ocho onzas de agua hasta que se quede en la mitad, y dense siete dracmas en ayunas.

Detur eis (sc. qui desiderant res malas) post illud trifera facta de scoria ferri et sedetur appetitus eius cum corrosione ossium pullorum columborum assatorum et carne salita sicca preparate facta cum ameos et spodio et nuce muscata et alhehil et cardamomo.[50]

Adminístreles (sc. a quienes desean substancias nocivas) después de esto trífera hecha con escorias de hierro y cálmese su apetito con la rayadura de huesos de pichones asados y carne seca preparada en salazón con ameos, atutía, nuez moscada, resina de acónito y cardamomo.

El hierro calentado en vinagre o vino se convierte en una sustancia que puede ser asimilada por nuestro organismo, lo que no ocurre si se consume en su estado mineral o metálico, por lo que es probable que estas recetas que a priori nos puedan parecen extrañas fueran eficaces para contrarrestar las carencias de este y otros micronutrientes en los pacientes aquejados de pica. No obstante, por razones que desconocemos no se transmitió de las traducciones árabes a los tratados posteriores, al menos cuando se trataba de esta patología. Y por supuesto tampoco llegó a los textos renacentistas. Sorprende esta ausencia porque ciertamente en los tratados médicos se documentan ingredientes de origen mineral como el cobre, el oro, la plata,

---

[48] Constantino el Africano, Pantegni, 107rb.
[49] Avicena, Liber Canonis medicine, 219va.
[50] Razes, Liber divisionum, 67rb.

las piedras preciosas, etc. para elaborar ungüentos o epítimas de uso externo —por ejemplo, la atutía se usaba especialmente en cataplasmas para curar enfermedades oculares—, pero también para ingerirlos. Por ejemplo, las limaduras de hierro o acero (hierro con carbono) se usaban para purgar el vientre[51] y Plateario en su *Practica* menciona varias recetas en las que las añadía calientes a líquidos como el vino o la leche en casos de tisis o enfermedes renales.[52]

7. Conclusiones

Este breve recorrido por los textos médicos medievales permite conocer el tratamiento que estos autores daban a un trastorno de la conducta alimentaria, que todavía hoy se registra como tal en la Clasificación Internacional de Enfermedades (CIE). Los tratados medievales insisten en definir como 'irracional' o 'corrupto' un apetito que se asocia más frecuentemente a mujeres, sobre todo embarazadas, pero también a hombres y en ocasiones a pacientes de manía y melancolía. Independientemente de la etiología del trastorno: déficit de nutrientes, alteraciones del gusto y del olfato, cambios hormonales en el caso de las gestantes, etc., la medicina medieval trata de erradicar el síntoma, el deseo por sustancias no nutritivas, recurriendo a los tratamientos habituales del momento: dieta y farmacia. Tanto la descripción de los signos de los enfermos como los remedios prescritos apenas presentan cambios durante toda la Edad Media, con una excepción: el uso del hierro como ingrediente que se consume, un procedimiento atestiguado en las traducciones árabes que se perdió en el resto de las obras medievales, al menos para esta enfermedad. El resto de los consejos terapéuticos se repetirán en los tratados de los siglos XVI y XVII.[53]

Más allá de los textos médicos, la literatura española del Siglo de Oro ha dejado constancia también de este mal que debió de estar muy extendido. Es más, comer barro se convirtió en una moda calificada de 'peligrosa', por razones evidentes, entre las jóvenes, tanto en la corte como en algunos conventos. Natacha Seseña la denominó 'bucarofagia', porque comían o mordisqueaban búcaros, vasijas de barro cocido, aunque más que por razones patológicas, a tenor de las fuentes, lo hacían como medio de evadirse o de conseguir cierto trance psicológico.[54] Con ello pretendían blanquear su rostro, adelgazar y suprimir la menstruación. Asistimos, por tanto, a un cambio de paradigma: lo que los medievales consideraban la causa, la ausencia del menstruo, y una de sus consecuencias inmediatas, la pérdida de peso por desnutrición se convierte aquí en el objetivo de quienes lo practican. En este punto, no debe extrañarnos que el mejor remedio para tratarlas fuese el llamado *acero* o *agua acerada*, agua con limaduras de hierro.[55]

---

[51] Fresquet Febrer, J. L., "Inventario de minerales y productos de origen mineral", en *Historia de la Ciencia y de la Técnica en la corona de Castilla*, García Ballester, L. (coord.), Valladolid: Junta de Castilla y León, 2002, vol. III, 514. El médico sevillano Nicolás Monardes (ca. 1508-1588), por su parte, publicó en 1574 un diálogo sobre las virtudes medicinales del hierro y otros minerales titulado *Diálogo del hierro y de sus grandezas*.
[52] Recio Muñoz, V., *Practica*, 480; 660.
[53] Usunáriz Garayoa, J. M., "La alimentación de la mujer en el embarazo, parto y puerperio en la España de la temprana Edad Moderna", *Hipogrifo. Revista de literatura y cultura del Siglo de Oro,* 9.1. (2021), 683-686.
[54] Seseña, N., *El vicio del barro*, Madrid: Ediciones El viso, 2009; Kirz, K., "La bucarofagia en el Siglo de Oro. Los efectos deseados y los efectos secundarios dañinos por la salud", *Avisos de Viena*, 3.1 (2022), 40-46.
[55] Ambrosi, P. y De Beni, M., "*Tomar el acero y pasearlo*. Notas lingüísticas y culturológicas en torno al significado médico de la voz *acero*", en Dalle Pezze, F.; De Beni, M. y Miotti, R. (eds.), *Quien lengua ha a Roma va. Studi di lingua e traduzione per Carmen Navarro*, Mantova: Universitas Studiorum, 2014, 37-70.

Bibliografía

Ambrosi, P. y De Beni, M. (2014), "*Tomar el acero y pasearlo*. Notas lingüísticas y culturológicas en torno al significado médico de la voz *acero*", en Dalle Pezze, F.; De Beni, M. y Miotti, R. (eds.), *Quien lengua ha a Roma va. Studi di lingua e traduzione per Carmen Navarro*, Mantova: Universitas Studiorum, 37-70.

Avicena, (1527), *Liber Canonis medicine cum castigationibus Andreae Bellunensis,* Venetiis: in edibus Luce Antonii Iunta Florentini.

Barragán Nieto, J. P. (2011), *El* De secretis mulierum *atribuido a Alberto Magno. Estudio, edición crítica y traducción*, Porto: FIDEM, 246.

Brigitte, M. (2004), "Cissa, ma chissà cos'è? Enquête sur un terme gynécologique énigmatique", en Mudry, P. y Thévenaz, O. (eds.), *Nova studia Latina Lausannensia: de Rome à nos jours*, Lausanne: Études des Lettres, 1-2, 181-198.

Compendium medicine Gilberti Anglici tam morborum universalium quam particularium nondum medicis sed et cyrurgicis utilissimum, Lugduni: per Iacobum Saccon, expensis Vicentii de Portonariis, 1510.

Constantino el Africano (1515) *Liber Pantegni* in *Omnia opera Ysaac*. Lugduni: in officina probi viri Iohannis de Platea, 1ra-144ra.

Constantino el Africano (1515) *Viaticum* in *Omnia opera Ysaac*. Lugduni: in officina probi viri Iohannis de Platea, 144rb-171vb.

Fiestas-Teque, L. (2014), "Pica en anemia severa: a propósito de un caso", *Revista de Neuropsiquiatría*, 77.2, 123-127.

Fresquet Febrer, J. L. (2002), "Inventario de minerales y productos de origen mineral", en García Ballester, L. (coord.), *Historia de la Ciencia y de la Técnica en la corona de Castilla*, vol. III, Valladolid: Junta de Castilla y León.

Green, M. (2001), *The Trotula. A Medieval Compendium of Women's Medicine* Philadelphia: University of Pennsylvania Press.

Hasse, D. G. (2016), *Success and suppression. Arabic sciences and philosophy in the Renaissance*, Cambridge-London: Harvard University Press.

Hipócrates, (1988), *Tratados hipocráticos IV,* trad. L. Sanz Mingote, Madrid: Gredos.

Jacquart, D y Thomasset, C. (1989), *Sexualidad y saber médico en la Edad Media*, Barcelona: Labor, 67-75.

Jacquart, D., y Micheau, F. (1990), *La médecine árabe et l'Occident médiéval*, Paris: Editions Masionneuve et Larose.

Kirz, K. (2022), "La bucarofagia en el Siglo de Oro. Los efectos deseados y los efectos secundarios dañinos por la salud", *Avisos de Viena*, 3.1, 40-46.

Kwakkel, E., Newton, F. y Glaze, E. (2019), *Medicine at Monte Cassino: Constantine the African and the oldest manuscript of his 'Pantegni'*, Turnhout: Brepols.

Montero Cartelle, E. (2006), "La recepción de los textos médicos en la Edad Media: de Salerno a Toledo", en Alvar Ezquerra, A. (ed.) et al., *Actas del XI Congreso de la Sociedad Española de Estudios Clásicos*, Madrid: Sociedad Española de Estudios Clásicos, vol. 3, 173-206.

— (2008), "El 'mal de madre' en *La Celestina*", en Maestre Maestre, J. Mª, Pascual Barea, J. y Charlo Brea, L. (eds.), *Humanismo y pervivencia del mundo clásico: homenaje al profesor Antonio Prieto*, Alcañiz-Madrid: CSIC-Instituto de Estudios Humanísticos-Ayuntamiento de Alcañiz, vol. 5, 2749-2776.

— (2016), *Liber Constantini De stomacho. El tratado Sobre el estómago de Constantino el Africano*, Valladolid: Universidad de Valladolid.

Montero Cartelle, E. *et al.* (2018), *Diccionario Latino de Andrología, Ginecología y Embriología desde la Antigüedad al siglo XVI (DILAGE)*, Barcelona-Roma: FIDEM.

Pasalodos Requejo, S. (2022), *Michele Savonarola. De balneis et termis Ytalię*, Firenze: SISMEL-Edizioni del Galluzzo.

Razes (1497), *Liber divisionum*. <Venetiis>: per Bonetum Locatellum, 60vb-86vb.

- (1497), *Liber Rasis ad Almansorem*. <Venetiis>: per Bonetum Locatellum, 2ra-60vb.

Recio Muñoz, V. (2016), *La Practica de Plateario. Edición crítica, traducción y estudio*, Firenze: SISMEL-Edizioni del Galluzzo.

Recio Muñoz, V. y Martín Ferreira, A. I. (2019), "La transmisión de los 'Secretos de las mujeres': de Salerno al siglo XIV", *Ágora. Estudos Clássicos em Debate*, 21, 199-222, 206-207.

Ruices de Fontecha, J. A. (1606), *Diez previlegios para mugeres preñadas*, Alcalá de Henares: Luys Martynez Grande.

Savonarola, G. M. (1502), *Practica Ioannis Michaelis Savonarole*, Venetiis: per Bernardinum Vercellensem.

Serapión, (1497), *Practica Io. Serapionis dicta breviarium*, Venetiis: per Bonetum Locatellum.

Seseña, N. (2022), *El vicio del barro*, Madrid: Ediciones El viso.

Sorapán de Rieros, J. (1616), *Medicina española contenida en proverbios vulgares de nuestra lengua*, Granada: Martín Fernández Zambrano.

Usunáriz Garayoa, J. M. (2021), "La alimentación de la mujer en el embarazo, parto y puerperio en la España de la temprana Edad Moderna", *Hipogrifo. Revista de literatura y cultura del Siglo de Oro,* 9.1, 683-686.

Viguria Padilla, F. y Miján de la Torre, A. (2006), "La pica: retrato de una entidad clínica poco conocida", *Nutrición Hospitalaria,* 21.5, 561-562.

Young, S. L. (2011), *Craving Earth. Understanding Pica. The urge to eat Clay, Starch, Ice and Chalk*, New York: Columbia University Press.

Mantenersi in salute nell'Alto Medioevo: Il ruolo terapeutico dell'esercizio fisico nel Manuale medico di Paolo di Nicea

Irene Calà[1]

Munich University (Ludwig-Maximilians-Universität München) y Ulm University

1. L'opera medica di Paolo di Nicea

Su Paolo di Nicea autore dell'opera nota con il titolo di "De re medica" non abbiamo informazioni e anche sulla datazione dell'opera prevale incertezza.[2] L'opera è verosimilmente da datare prima del IX secolo, secondo le ricerche dell'editrice dell'opera.[3]

I pochi manoscritti che la tramandano, il più antico datato al XIV secolo e il più recente al XVI secolo, sono stati studiati approfonditamente e sono stati utilizzati per l'edizione dell'opera. Utilizzerò appunto l'edizione critica curata da Anna Maria Ieraci Bio e la sua traduzione in lingua italiana per lo studio qui presentato. Gli obiettivi e le finalità dell'opera sono esposti brevemente sia nelle poche righe che precedono il proemio e nella sezione relativa alla visita medica:

> <Περὶ> πολλῶν τε καὶ ποικίλων γενομένων νοσημάτων ἀναριθμήτων τε συμπτωμάτων περὶ τὰ ἀνθρώπινα σώματα, ποτὲ μὲν ἀπὸ διαφόρων ἀέρων, ποτὲ δὲ καὶ ἀπ' αὐτῶν, τῆς φύσεως τῆς συνεχούσης τὸ ζῷον πανταχόθεν ἀναλυομένης, ἔτι δὲ καὶ διαίτης καὶ τῶν ποιοτήτων ὧν γε προσφερομένων.[4]

> *Intorno a molti e vari malanni ed innumerevoli sintomi, che colpiscono i corpi umani, talora causati dall'aria diversa talora anche dagli stessi corpi, in quanto la natura che sostiene il vivente si disfà da ogni parte; e inoltre anche dalla dieta e dalla qualità di ciò che si assume.*[5]

Queste considerazioni, come vedremo, indirizzano la terapia in modo molto marcato. Nell'ambito poi della visita medica,[6,7] sarà necessario oltre a constatare le condizioni del paziente anche informarsi su alcune sue abitudini:

---

[1] Email: annadalassena@gmail.com. Orcid: https://orcid.org/0000-0001-8647-5389
[2] Hunger, H., *Die hochsprachliche profane Literatur der Byzantiner. Zweiter Band*, München: C.H. Beck'sche Verlagsbuchhandlung, 1978, 303.
[3] Ieraci Bio, A. M., *Paolo di Nicea. Manuale medico. Testo edito per la prima volta, con introduzione, apparato critico, traduzione e note*, Napoli: Bibliopolis, 1996, 15-16.
[4] Ieraci Bio, A. M., *Paolo di Nicea* 49.
[5] Ieraci Bio, A. M., *Paolo di Nicea* 239.
[6] Gärtner, H., "Zum ersten Kapitel des Paulos Nikaios", *Hermes*, 95 (1967), 366-377.
[7] Kouzis, A., "Das Fragment Quo modo debes visitare infirmum und seine Abhängigkeit vom Werke des Paulus Nicaeus", *Byzantinisch- neugriechische Jahrbücher*, 6 (1928), 91-94.

Κἂν μὴ τύχω προεπιστάμενος τὸν ἄνθρωπον, οἷός ἐστιν τὴν ἕξιν καὶ τὴν κρᾶσιν, ἡνίκα ὑγίαινε, πότερον εὔσαρκος ἢ ἰσχνὸς ἢ κατάξηρος ἢ κάθυγρος ἢ πολύθερμος ἢ πολύψυχρος ἢ ἱδρωτικὸς ἢ κοιλίαν εὔλυτον ἔχων ἢ τοὐναντίον, ἀργῶς διαιτώμενος ἢ πόνοις καὶ γυμνασίοις χρώμενος, φίλυπνος ἢ γρηγορικός· καὶ πρός τινα τῶν ἐσθιομένων ἡδέως ἢ ἀηδῶς διάκειται, καὶ τίσιν εἴθισται νοσήμασιν ἁλίσκεσθαι καὶ περὶ ποίαν ὥραν τοῦ ἔτους καὶ εἰ σύνηθες τὸ νόσημα ἢ οὔ, <καὶ εἰ> πρῶτον ἐγένετο. ταῦτα πάντα ἐρωτᾶν.[8]

Non trovandomi a conoscere da prima il paziente, domanderò quale fosse il suo sistema temperamentale quando stava bene, se era in carne o magro, asciutto o umido, molto caldo o molto freddo o portato a sudare facilmente, dal ventre facile a svuotarsi o al contrario, se conduceva una vita inattiva o faceva sforzi ed esercizi ginnici, se amante del sonno o della veglia; e ancora verso quali cibi è bene o male disposto, a quali malanni è solito andar soggetto e in quale stagione dell'anno, se la malattia è abituale o no, se si è verificata per la prima volta. Tutte queste cose bisogna domandare.[9]

Tra le domande da rivolgere al malato figurano quelle relative alla sua attività fisica, per cui tra i trattamenti proposti per la cura delle malattie ha dunque un posto di rilievo l'attività fisica nelle sue diverse forme. Mi soffermerò nel presente contributo, dunque, sull'importanza dell'esercizio fisico nel trattamento di alcune patologie. Le patologie prese in esame sono numerose, la parte terapeutica costituisce la seconda parte di ciascun capitolo, nella prima parte viene descritta la tipologia della malattia e la sua sintomatologia. Le malattie enumerate nel trattato possono suddividersi nei seguenti gruppi:

Febbre (capitoli 2-10);
Malattie della testa e della mente (capitoli 11-35);
Malattie del petto (34-46);
Malattie dell'apparato gastro-intestinale (47-73);
Malattie dell'apparato urinario e genitale (74-85);
Malattie della pelle (87-95) e dermatiti (110-122);
Ferite e traumi (96-103);
Pratiche chirurgiche (104-109);
Malattie del sistema nervoso-muscolare, delle articolazioni e delle estremità (123-133).

2. Esercizio attivo e passivo

L'esercizio fisico in diverse forme, come vedremo, concorre al trattamento di numerose malattie. Dobbiamo innanzitutto distinguere tra l'esercizio fisico passivo e attivo, per il primo il paziente è soggetto passivo, per il secondo deve esercitare la sua forza. Tra le forme di esercizio passivo enumerate nel testo grande spazio hanno i massaggi e la frizione, il dondolio e l'uso della lettiga o del letto sospeso; tra le forme di esercizio attivo, le passeggiate, il nuoto, le cavalcate e gli esercizi con vari strumenti.

3. Iatraliptica e unzioni del corpo

Tra gli esercizi passivi interessante è l'uso della tecnica chiamata iatraliptica, essa è menzionata nel capitolo dedicato a coloro che hanno problemi localizzati al fegato:

---

[8] Ieraci Bio, A. M., *Paolo di Nicea*, 51.
[9] Ieraci Bio, A. M., *Paolo di Nicea*, 240-241.

ἐὰν δὲ φλεβοτομηθῆναι μὴ δύνανται, καθαρτικῷ [δὲ] χρήσομαι τῇ διὰ κολοκυνθίδος ἱερᾷ καὶ διαιτήσω λεπτῶς· 'κενώσω μάλιστα τοὺς δι' ἐπίσχεσιν αἱμορροΐδων <ἢ> καταμηνίων καθάρσεως εἰς τὸ πάθος ἐμπεσόντας', καὶ 'χρησόμεθα αὐτοφυῶν ὑδάτων στυπτηριωδῶν καὶ ἀσφαλτωδῶν· τὸ δ'ἄλλο[υ] λουτρῶν ἐκ διαστημάτων καὶ γυμνασίων χρῆσθαι παντοδαπῶν καὶ κελεύσομεν μάλιστα διὰ τῶν καλουμένων ἰατραλειπτῶν, ὕστερον καὶ ἐλλεβοριζέσθωσαν· καὶ προποτισμὸς διὰ ἀψινθίου καὶ κοτταβισμοὶ καὶ δρώπακες.[10]

Se non possono ricevere il salasso, userò come rimedio purgativo la purga di colocintide e sottoporrò a un regime leggero; farò evacuare soprattutto quanti incorrono nel male per ritenzione delle emorroidi e del mestruo e useremo acque sorgive contenenti allume e bitume; per il resto, ordineremo di servirsi di bagni ad intervalli e di esercizi ginnici di ogni sorta, soprattutto mediante la cosiddetta tecnica iatraliptica, dopo si curino anche con l'elleboro; si dia da bere assenzio, si usino cottabismi ed empiastri di pece.[11]

Dopo aver purgato il paziente, se il problema al fegato è causato da bile gialla, o averlo salassato, se la causa è un umore sanguigno, si raccomandano bagni e ogni tipo di esercizio fisico, soprattutto mediante la iatraliptica. La ἰατραλειπτικὴ τέχνη è una pratica medica esercitata dallo ἰατραλείπτης cioè da un medico che pratica unzioni e frizioni. La parola è composta dal sostantivo ἰατρός "medico" e dal verbo ἀλείφω "ungere", pochissime sono però le menzioni di questa pratica e di coloro che la esercitano nella letteratura medica in lingua greca.

Galeno in una delle sue opere farmacologiche, *il De compositione medicamentorum secundum locos*, menziona un certo Diogas definito *iatraliptes* a proposito dell'uso di un rimedio di Antonio Musa.[12] Si tratta di un medico non menzionato altrove, ma la cui attività può collocarsi tra il I e il II secolo d.C., il *terminus post quem* è l'attività di Musa, l'*ante quem* ovviamente Galeno, unico testimone. Se non abbiamo nessun'altra testimonianza in merito al medico Diogas, siamo informati invece dell'esistenza di medici con la qualifica di *iatraliptes* dal trattato del cosiddetto *Anonymus Parisinus*. Le menzioni sono due e sembrano attribuire questa qualifica ad alcuni medici: i quali sono legati alla pratica chiamata ἀποθεραπεία, trattamento ristorante che segue la fatica, e presenti anche nella ginnastica passiva e nelle unzioni del corpo.

Nella sezione terapeutica del capitolo sulla *phtisis*, si legge tra i diversi trattamenti proposti il seguente riferimento ai *iatraliptai*: Παρέστωσαν δὲ αὐτοῖς καὶ οἱ ἰατραλεῖπται κατὰ τὰς ἀποθεραπείας.[13] *physiotherapists [iatraliptai] should be always present in the apotherapeiai*.[14] Nella sezione dedicate ai trattamenti della *cachexia* leggiamo: Μετὰ δὲ ταῦτα ἀκτέον ἐπὶ περιπάτους καὶ αἰώρας καὶ ἀφωνήσεις καὶ ἀλείμματα τὰ κατὰ δύναμιν παραληφθέντα, οἷς παρέστωσαν ἐκ παντὸς οἱ λεγόμενοι <ἰ>ατραλεῖπται.[15] *Then lead them to walks and passive exercises and vocal exercises and ointments, applied with regard to strength, which the aforementioned medical anointers should always take into account.*[16]

---

[10] Ieraci Bio, A. M., *Paolo di Nicea*, 134-135.
[11] Ieraci Bio, A. M., *Paolo di Nicea*, 297.
[12] Kühn, K.G., *Claudii Galeni Opera Omnia*, XIII, 104.
[13] Garofalo, I., *Anonymi medici De morbis acutis et chroniis*, Leiden-New York-Köln: Brill, 1997, 152.
[14] Garofalo, I., *Anonymi medici*, 152.
[15] Garofalo, I., *Anonymi medici*, 222.
[16] Garofalo, I., *Anonymi medici*, 223.

Un'altra testimonianza si legge in Paolo Egineta a proposito degli esercizi fisici prescritti per il trattamento della *cachexia* (*De re medica* III 47), anche in questo caso si fa riferimento esplicitamente a questa categoria di medici:

Περὶ καχεξίας. Τὴν ἀρχὴν τῶν ὑδρωπικῶν παθῶν καχεξίαν καλεῖν εἰθίσμεθα· θεραπεύειν δὲ αὐτὴν χρὴ φλεβοτομοῦντας, εἰ μή τι κωλύοι, μεμερισμένως ἄχρι τρίτης καὶ τετάρτης ἡμέρας ποιοῦντας τὴν ἀφαίρεσιν, κενωτέον δὲ μάλιστα τοὺς δι' ἐπίσχεσιν αἱμορροΐδων ἢ καταμηνίου καθάρσεως εἰς τὸ πάθος ἐμπεσόντας, ὥσπερ οὖν τοὺς διὰ πλῆθος κενώσεως ἀφεκτέον τῆς φλεβοτομίας· πάντως δὲ καθαρτέον τῇ διὰ κολοκυνθίδος ἱερᾷ. ἡ δὲ δίαιτα ἔστω λεπτὴ καὶ ξηραίνουσα, καὶ χρῆσις αὐτοφυῶν ὑδάτων παραλαμβανέσθω, στυπτηριωδῶν καὶ νιτρωδῶν μᾶλλον, εἶτα θειωδῶν· τὸ δὲ ἄλλο λουτρὸν ἐκ μακροτέρων διαστημάτων παραλαμβανέτωσαν· καὶ γυμναζέσθωσαν παντοδαπῶς, μάλιστα δὲ διὰ τῶν καλουμένων ἰατραλειπτῶν, εἰς ὕστερον δὲ καὶ ἐλλεβοριζέσθωσαν. θαυμαστῶς δὲ ὀνίνησιν αὐτοὺς καὶ προποτισμὸς ἀψινθίου καὶ κοτταβισμοὶ καὶ δρώπακες. εἰ δὲ τὸ πάθος εἰς ὕδρωπα μεταπέσοι, τῇ τῶν ὑδρωπιώντων ὑπαγέσθω θεραπείᾳ κατὰ τὸν ἐκτεθησόμενον τρόπον.[17]

On cachexia. We are accustomed to call the commencement of dropsical affections cachexia. Wherefore we must cure it by bleeding, if nothing prevent, at intervals, and continuing the abstraction until the third or fourth day. But, in an especial manner, we must evacuate those who have fallen into this affection from retention of the hemorrhoidal or menstrual discharge; as in those cases which arise from a copious evacuation, we must abstain from venesection, and by all means purge with the hiera from colocynth. The diet should be light and desiccative; and recourse must be had to natural baths, namely the aluminous, and more especially the nitrous, and then the sulphureous; but the other kind of baths may be taken at greater intervals. Let them be exercised in every may, more especially by those who are called jatraliptae. At last they must be put under a course of hellebore. They are wonderfully remedied by a propoma of wormwood, and by sinapisms and dropaces. If the affection is converted into dropsy, we must have recourse to the treatment applicable for dropsical cases in the manner about to be explained.[18]

Dalle testimonianze ora presentate emergono alcuni dati: la loro specifica qualifica e la loro specifica attività legata all'esercizio passivo.[19]

L'uso di unguenti e unzioni in varie parti del corpo e il ripetuto ricorso a frizioni ci testimoniano la passività del paziente, sul quale colui che applica questi rimedi interviene prontamente a spalmarli sulla superficie corporea interessata dalla patologia. Si tratta dunque di spalmare sull'epidermide i vari rimedi e tramite il massaggio permetterne l'assorbimento e dunque l'assunzione da parte del malato. Significativo per quanto riguarda l'uso di unguenti e unzioni sulle porzioni di corpo interessate dalla patologia è il capitolo dedicato all'artrite che è un'affezione delle articolazioni e che si differenzia dalla podagra, nella quale sono interessati solo i piedi, investendo tutte quante le articolazioni:

Περὶ ἀρθριτικῶν. Τί ἐστιν 'ἀρθρῖτις; <διάθεσις> περὶ τὰ ἄρθρα. διαφέρει δὲ ποδάγρας, ὅτι ὁ μὲν ποδαλγὸς περὶ μόνον τοὺς πόδας τὴν διάθεσιν ἔχει, ὁ δὲ ἀρθριτικὸς περὶ πάντων

---

[17] Heiberg, J., *Paulus Aegineta. Pars Prior. Libri I-IV*, Lipsiae et Berolini: in aedibus B.G. Teubneri, 1921, 254-255.
[18] Adam, F., *The Seven books of Paulus Aegineta, translated from the Greek*, London: Syndenham Society of London, 1844, 568.
[19] Si veda anche Plinius, *Naturalis historia*, XXIX, 2.

τῶν ἄρθρων. Παρέπεται τούτῳ ἄλγημα σφοδρότατον περὶ τὰ νεῦρα καὶ τὰ ἄρθρα δίχα προφανοῦς αἰτίας· ἔπειτα δὲ κατὰ βραχὺ καὶ ἐρυθήματα κατὰ τῶν δακτύλων γίνονται. ἀρξάμενον μὲν τὸ πάθος, τά τε σύμπαντα ἄρθρα πάσχει καὶ οἱ δάκτυλοι διαστρέφονται καὶ σκληρύνονται· χρονίζοντος δὲ τοῦ πάθους, καὶ πύρωσις γίνεται καὶ ναρκώδης παραδρομὴ ἐν τοῖς παροξυσμοῖς, μάλιστα δὲ ἐν νυκτί· καί ποτε μὲν αὐτοῖς ψῦξις ποτὲ δὲ θερμασία'. Πῶς οὖν θεραπεύσῃς 'Τοὺς μὲν οὖν συνεχῶς ἀλγοῦντας καὶ ὁμολογουμένους ἀρθριτικούς, καὶ αὐτοῖς μὲν εὐπεπτεῖν πρὸ παντὸς κελεύσω καὶ ὀλιγοποτεῖν. ἀλείμμασί τε καὶ συγχρίσμασιν ἀκόποις θερμαντικοῖς κατὰ τῶν ἀλγούντων χρήσομαι δι' εὐφορβίου καὶ καστορίου ὀποπάνακος θαψίας κόστου πυρέθρου ζιγγιβέρεως καὶ ὁμοίων καὶ τοῖς διὰ νάπυος καὶ καρδαμώμου καὶ τοῦ διὰ δαφνίδων καταπλάσσω. προνοήσω δὲ τοῦ τὴν κοιλίαν ἔχειν ὑγράν, καὶ ἔμετος μετὰ τροφὴν ἀπὸ ῥαπανίδων· χρίσω καὶ τρίψω μετά τινος τῶν θερμαντικῶν <ἢ> ἐλαίου δαφνίνου καὶ τῶν ὁμοίων· προποτίσω δὲ τὸ διὰ κενταυρίου καὶ χαμαιδρύου καὶ τοῖς ἐπὶ τῶν ποδαλγικῶν ἀντιδότοις καὶ ταῖς ἄλλαις δυνάμεσιν ταῖς πρὸς τὰ τοιαῦτα ἀναγεγραμμέναις' χρήσομαι.[20]

Gli artritici. Che cosa è l'artrite? Un'affezione nella zona delle articolazioni. Differisce dalla podagra per il fatto che, mentre il podagroso ha l'affezione solo ai piedi, l'artritico l'ha in tutte le sue articolazioni. Si accompagna un dolore violentissimo intorno ai nervi e alle articolazioni senza una causa manifesta; in seguito, a poco a poco, si presentano anche arrossamenti alle dita. Una volta iniziato il male, soffrono tutte quante le articolazioni, le dita si storcono e si induriscono; quando poi diventa cronico, subentra anche un senso di bruciore e di disattenzione torpida nei parossismi, soprattutto di notte; i malati ora hanno freddo, ora caldo. La cura. Per ciò che riguarda quanti provano sofferenze continue e sono manifestamente artritici, prima di tutto prescriverò loro di digerire bene e di bere poco. Mi servirò di unguenti lungo le parti dolenti e di unzioni fortificanti riscaldanti a base di euforbia, castoreo, opopanace, tapsia, costo, piretro, zenzero e simili, spalmerò con rimedi a base di senape e cardamomo e di bacche d'alloro. Provvederò a tenere umido il ventre. Utile dopo mangiato è vomitare con l'ausilio di ravanelli; ungerò e frizionerò con qualcuno dei rimedi riscaldanti o con olio di alloro e quelli simili; farò bere, poi, il rimedio preparato con centaurea e camedrio, mi servirò degli antidoti per i sofferenti di podagra e degli altri rimedi registrati per siffatti mali.[21]

Si raccomanda dunque l'uso di unguenti e unzioni da applicare sulle parti doloranti, tali rimedi hanno lo scopo di riscaldare e di fortificare, per la loro preparazione vengono usati ingredienti vegetali, quali l'euforbia, il castoreo, l'opopanace, la tapsia, il costo, il piretro e lo zenzero. Un'altra preparazione è a base di senape, cardamomo e bacche di alloro. L'obiettivo è quello di riscaldare la parte interessata dal dolore. La senape è utilizzata anche nei casi di epilessia, spalmata sulla testa e sul corpo, nel caso in cui non siano possibili esercizi fisici: Εἰ δὲ μὴ γυμνασθέν, νάπυι τὴν κεφαλὴν καὶ τὸ λοιπὸν σῶμα καταπλάσω.[22] *Ma se non sia possibile fare esercizi, spalmerò la testa ed il resto del corpo con senape.*[23]

L'assenza di movimenti e quindi il totale riposo è raccomandato in diversi casi, ad esempio nel caso in cui il paziente abbia la tosse:

---

[20] Ieraci Bio, A. M., *Paolo di Nicea*, 224-225.
[21] Ieraci Bio, A. M., *Paolo di Nicea*, 356-357.
[22] Ieraci Bio, A. M., *Paolo di Nicea*, 79.
[23] Ieraci Bio, A. M., *Paolo di Nicea*, 259.

Περὶ βηχός. Τοῖς βηχικοῖς μὲν οὖν εὔδηλα τὰ συμπτώματα· βήσσουσι γὰρ οἱ μὲν ὑγροῦ ἀπὸ τῆς κεφαλῆς <δι'> ὑπερῴας εἰς φάρυγγα καὶ πνεύμονα καταρρυέντος, οἱ δὲ αὐτοῦ τοῦ βρόγχου κατὰ τὰ ἔνδον μέρη [τοῦ] τραχυτέρου γεναμένου· καὶ ἐν περιπνευμονίᾳ καὶ <κυ>νάγχῃ βὴξ οὖν γίνεται· καὶ παραπεσόντος δὲ εἰς φάρυγγα ἐκ τῆς τροφῆς ἢ τοῦ ποτοῦ ἢ ἄλλου τινὸς δριμέος ἢ καπνοῦ ἢ κονιορτοῦ, βηχὸς δὲ καὶ ἐμέτου ἀναγωγὴ ἐγένετο. ἐρευνήσω τοίνυν τὴν πρόφασιν, ᾗ δυνατόν, ἀφ' ἧς [γέγονεν] ἦρεν, πρὸς ταύτην ἐνστήσω τὴν θεραπείαν. Πῶς οὖν θεραπεύσῃς. Ἐν οἴκῳ εὐαέρῳ κατακλινῶ καὶ σκεπάσω τὸν τράχηλον καὶ τὸν θώρακα· καταδήσω ταῖς ἡνίαις ἐξ ἐρίων πεποιημέναις, κελεύσω δὲ ἠρεμεῖν τὰς πρώτας ἡμέρας ἀπεχόμενον σιτίων καὶ ποτοῦ. θρέψω δὲ ῥοφήμασι, † ὅπως ἂν προφάσι † βλέπων τὸ ἀναγόμενον· εἰ μὲν οὖν δύσκολον ἀνάγοιτο, ἀφέψημα ὀριγάνου ἢ ὑσσώπου ἢ πηγάνου ἐν μελικράτῳ πιεῖν δώσω ἢ σύκων ἀφέψημα· εἰ μέντοι γε λεπτὰ ἀνάγοιτο, πτισάνης χυλὸν ῥοφεῖν δώσω καὶ φακῆν μετὰ μέλιτος καὶ πολταρίοις ἅπασι θρέψω· πέπερι ζιγγίβεριν ἐμπάσσων. ταριχοφαγεῖν καὶ δριμυφαγεῖν κελεύσω καὶ τὰς διὰ πεπέρεως καὶ ζιγγιβέρεως καὶ πηγάνου καὶ ὀπίου καὶ στύρακος καὶ σμύρνης ἀντιδότους εἰς νύκτα προποτίσω. εἰ δὲ εἰς χρόνον ἐμπέσῃ βήσσων τις, παρὰ πῦρ αὐτὸν διαφέρεσθαι συμφέρει, καὶ ξηροτριβίαι κατὰ τοῦ τραχήλου καὶ τοῦ θώρακος ἀκόποις θερμαντικοῖς καὶ ἀναφωνήσεις ἐμπείρου τινός. σύκα ὀπτὰ μετὰ πεπέρεως ἐσθίειν δώσω καὶ κυάμους ἑφθοὺς καὶ πράσα ἑφθὰ καθηψημένα καὶ λελουμένα λιτῶς ἠρτυμένα· καὶ τὰ διὰ ῥητίνης καὶ μέλιτος ποτήματα δώσω καὶ πάντα ἐκλε<ι>κτά ἐστιν σκίλλης καὶ καστορίου καὶ καρδαμώμου καὶ πυρέθρου πεπέρεως ζιγγιβέρεως, καὶ τοῖς ὁμοίοις ὅλοις σκεπτόμενος δώσω.[24]

La tosse. Evidenti sono i sintomi a quanti sono presi da tosse: alcuni tossiscono per un umido che dalla testa, attraversa il palato, scende giù nella faringe e nel polmone, altri quando la stessa gola nelle parti interne diventa alquanto ruvida; la tosse insorge anche nella polmonite e nell'angina canina; si verifica un accesso di tosse e anche di vomito quando va di traverso nella faringe qualche cibo o bevanda o qualche altro elemento acre o venga immesso fumo o polverone. Ricercherò pertanto la causa, per quanto possibile, in seguito alla quale la tosse è insorta e ne fisserò la terapia. La cura. Farò coricare il paziente in una stanza ben arieggiata e proteggerò la gola e il torace; lo fascerò con bende fatte di lana, gli ordinerò di stare a riposo, astenendosi per i primi giorni da cibi e bevande. Lo nutrirò poi con cibi semiliquidi ..., guardando quanto cacciano fuori; se lo sputo viene fuori con difficoltà, darò da bere decotto di origano o issopo o ruta in idromele, o decotto di fichi; se, invece, viene sputato materiale fluido, darò da sorbire il succo del decotto d'orzo e passato di lenticchie con miele e nutrirò con ogni tipo di farinata, cospargendovi sopra pepe e zenzero. Darò da mangiare pesce salato e cibi astringenti e di notte farò bere i rimedi a base di pepe, zenzero, ruta, succo di papavero, storace e mirra. Se qualcuno permane a lungo tossendo, giova tanto il condurlo vicino al fuoco, frizioni a secco lungo la gola e il torace con rimedi fortificanti riscaldanti, ed anche gli esercizi vocali di qualche esperto. Darò da mangiare fichi cotti con pepe, fave bollite, porri bolliti ben cotti e puliti conditi semplicemente; darò bevande con resina e miele e quanti altri elettuari vi siano, di scilla, castoreo, cardamomo, piretro, pepe, zenzero; li darò badando anche a tutti i rimedi simili.[25]

Nei primi giorni in cui il paziente presenta la tosse si raccomanda il riposo e il digiuno, invece, se la tosse persiste, il paziente dovrà fare degli esercizi vocali e dovranno essergli somministrati dei rimedi fortificanti scaldanti.

---

[24] Ieraci Bio, A. M., *Paolo di Nicea*, 114-115.
[25] Ieraci Bio, A. M., *Paolo di Nicea*, 283-284.

4. Esercizio attivo: il nuoto

Tra le numerose forme di esercizio attivo, prevalgono le passeggiate, gli esercizi a corpo libero e con strumenti e infine nuoto e cavalcate. Nel presente contributo prenderò in esame i passi in cui il nuoto viene prescritto come parte della terapia. Il nuoto è raccomandato in alcuni specifici casi e si distingue tra i diversi tipi di acqua in cui nuotare, dalle acque sorgive, di mare e bituminose.

Si raccomanda di nuotare nelle acque sorgive quando si soffre di stiramento muscolare per lenire il dolore che accompagna questa patologia: ἐπιμενόντων δὲ τῶν ἀλγημάτων, νήχεσθαι ἐν ὕδασιν αὐτοφυέσιν καὶ οἴνοις χρᾶσθαι συμβουλεύσω.[26] *Se il dolore persiste, prescriverò di nuotare in acque sorgive e di prendere vini.*[27] Si prescrive di nuotare in acque sorgive anche quando si è affetti da lienteria, cioè una patologia delle parti interne degli intestini deputate all'assimilazione dei cibi: Συνοίσει δὲ ἐν ὕδασιν αὐτοφυέσιν νήχεσθαι.[28] *Giova, poi, nuotare in acque sorgive.*[29] Il nuoto nelle acque sorgive e bituminose è prescritto in due casi. Per le affezioni del ventre:

> Ἕλκους δὲ ἐν κοιλίᾳ γιγνομένου, δάκνεται κατὰ τὰς προσφορὰς τῶν σιτίων καὶ τοῦ ποτοῦ· παρακολουθοῦσι δὲ καὶ ναυτίαι καὶ δυσωδία τοῦ στόματος καὶ πυρετοὶ καὶ τοῖς κατὰ τὴν κοιλίαν ἀποκρινομένοις ἰχῶρές τινες, ὡς ἀπὸ ἑλκῶν εἰώθασ<ιν> ἀποφαίνεσθαι καὶ τοῖς ἄνω ἐμουμένοις ἰχῶρες ὁμοίως ἐκφέρεσθαι. τούτοις συμφέρει λαμβάνειν ῥοφήματα διὰ γλυκέος καὶ μέλιτος σκευαζόμενα· ἔξω δὲ κηρωταῖς χρήσομαι καὶ τρίψει τοῦ σώματος· συμφέρει δὲ καὶ ὕδασι ἀσφαλτώδεσι αὐτοφυέσι τούτοις νήχεσθαι ἄρτοις τε <χρῆσθαι> σεμιδαλίταις καὶ οἴνοις γλυκέσι καὶ Σκυβελίταις <ἢ> σιρίνοις. οὕτω γὰρ διαιτώμενος εὐκόλως δυνήσονται περιγενέσθαι.[30]

> *Se poi nel ventre si verifica una piaga, punge con l'assunzione dei cibi e delle bevande; si accompagnano anche nausee, alito cattivo, febbri; a quanti evacuano da sotto il ventre si presentano materie sierose, quali solitamente fuoriescono dalle piaghe, e così pure a quanti evacuano dall'alto col vomito fuoriesce similmente del siero. A costoro giova assumere cibi semiliquidi preparati con mosto e miele; all'esterno userò unguenti di cera e frizione del corpo; a costoro giova anche nuotare in acque bituminose sorgive, assumere pani di fior di farina, vini dolci e di Scibela o mosto. Con un tal regime potranno star bene.*[31]

O per alcune affezioni della vescica:

> εἰ δὲ οἷον ὡσεὶ τρίχας ἀπορροῖντο ἢ βάρος καὶ ὀδαξησμὸς ἔχει τὴν κύστιν, πυρίαις μὲν ἐγκαθίσμασιν τοῖς αὐτοῖς χρήσομαι γυμνασίοις τε πλείοσιν, καὶ τῶν ἄνω μερῶν τρίψει πολλῇ συμβουλεύσω καὶ νήχεσθαι ἐν ὕδασιν αὐτοφυέσιν ἀσφαλτώδεσι καὶ πίνειν ἐκ διαλειμμάτων τὸ δι' ἀσφάλτου καὶ σμύρνης καὶ τῶν ὁμοίων ποτημάτων.[32]

---

[26] Ieraci Bio, A. M., *Paolo di Nicea*, 118.
[27] Ieraci Bio, A. M., *Paolo di Nicea*, 285-286.
[28] Ieraci Bio, A. M., *Paolo di Nicea*, 146.
[29] Ieraci Bio, A. M., *Paolo di Nicea*, 306.
[30] Ieraci Bio, A. M., *Paolo di Nicea*, 143.
[31] Ieraci Bio, A. M., *Paolo di Nicea*, 303.
[32] Ieraci Bio, A. M., *Paolo di Nicea*, 165.

Se invece vengono fuori filamenti sottili proprio come capelli o c'è un senso di peso e bruciore nella vescica, userò per loro fomenti, cataplasmi e parecchi esercizi ginnici, consiglierò anche una frizione frequente delle parti alte, di nuotare in acque sorgive bituminose, bere ad intervalli bevande con bitume e mirra, e pozioni simili.[33]

Per la cura della paralisi dello sfintere si raccomanda il nuoto in acque di cui non si specifica la qualità, solo dopo la somministrazione di rimedi e in una fase successiva rispetto alla prima insorgenza della patologia:

τὸ δὲ ἐπιπονώτερον καὶ δι' εὐτονωτέρων στυφόντων καὶ στελλόντων θεραπεύσω τρίψει τε τῆς ὀσφύος καὶ τῶν ἰσχίων, ἰσχυρότητός τινος ἀνατρίψεσι καὶ γυμνασίοις συμβουλεύσω χρῆσθαι· προϊόντι δὲ τῷ χρόνῳ νήχεσθαι ἐν ὕδασι τοὺς τοιούτους συμφέρει· πρὸς τὸ ἀνυγραίνειν τὴν κοιλίαν καὶ τροφαῖς ὑγραινούσαις χρῆσθαι.[34]

L'affezione dolorosa la curerò, invece, con rimedi alquanto energici fortemente astringenti; consiglierò di praticare frizioni dei lombi e delle anche, massaggi d'una certa energia ed esercizi ginnici; col passare del tempo giova loro nuotare in acque; per umettare il ventre, servirsi anche di alimenti che inumidiscono.[35]

Acque contenenti nitro e allume saranno indicate per i soggetti affetti da elefantiasi:

Περὶ ἐλεφαντιάσεως. Τί ἐστιν ἐλεφαντίασις; <οὐ> τῇ τοῦ περισσοῦ καὶ μεγίστου καὶ ἰσχυροῦ τούτων ζῴων εἰσὶν πεπονθότες, ἀλλὰ περὶ τοῦ πάθους διὰ τὴν πρὸς θηρίον ὁμοιότητα τοῦ δέρματος τὴν προσηγορίαν ἔχει· ἔστι δὲ τραχύτης καὶ ἀνωμαλία τοῦ δέρματος ὀχθώδεις τε καὶ ἐπαναστάσεις ποιοῦσιν καὶ τῶν ὀφθαλμῶν ἐρυθήματα καὶ τῆς φωνῆς ἀσάφειαν <καὶ> ἀπορίαν. Προϊόντι δὲ τῷ χρόνῳ τὰ ἄκρα χειρῶν καὶ ποδῶν καὶ ὤτων καὶ ῥινῶν καὶ χειλέων ἀποσήπεται καὶ μέχρι τῶν σπλάγχνων τῆς διαθέσεως καταβάσης †ἐνί τε μὲν† τελευτῶσιν. Πῶς οὖν θεραπεύσῃς. Ἐν ἀρχαῖς οὖν τοῦ πάθους φαινομένου, φλεβοτομήσω καὶ κλυστῆρσι καθαρτικοῖς τὴν κάτω κοιλίαν κενώσω, ῥεύμασί τε καὶ σηπεδόσι τῆς ἐπιφανείας ἕνεκεν χρήσομαι Κιμωλίαν τε καὶ λίβανον μετὰ ὄξους καὶ στυπτηρίας καὶ ἀμμωνιακοῦ καὶ τῇ κεραμικῇ γῇ ὄξει πεφυραμένη καταχρήσω καὶ ἐν ἡλίῳ ξηραίνεσθαι κελεύσω· ἔπειτα ἀποτρίβεσθαι καὶ λούεσθαι θαλασσίοις ὕδασι αὐτοφυέσι, νίτρου δὲ καὶ στυπτηρίας νήχεσθαι ὕδασι. καὶ τροφὰς κούφας εὐαναδότους ἐσθίειν καὶ λαχάνων σέλινα καὶ ἀνδράχνην μετ' ὄξους καὶ ἄρτου, ἰχθύων τε τοὺς πετραίους καὶ ὑδροποτεῖν καὶ ἐμέτοις πᾶσι ἀπὸ ῥαπανίδων νήστισι καὶ ἀπὸ τροφῶν, καὶ ἐλλεβόρῳ καθαρῷ. τὰ δὲ ἑλκούμενα καταχρίσω· πρὸς τὰ νεμόμενα δὲ τὸ διὰ χαλκίτεως ὀπτῆς καὶ Κιμωλίας γῆς πράως χρήσομαι· πρὸς δὲ τὰ ἐν τοῖς χείλεσι καὶ στόμασι τῇ ἀνθηρᾷ καὶ διφρυγοῦς μετὰ μέλιτος χρήσομαι καὶ ταῖς ἄλλαις δυνάμεσι ταῖς πρὸς αὐτὰ ἀναγεγραμμέναις.[36]

L'elefantiasi. Che cosa è l'elefantiasi? Non sono affetti dalla costituzione di quel grossissimo e forte fra gli animali, ma il loro male ha preso denominazione dalla somiglianza cutanea con l'animale: vi sono anche durezza e ruvidità della pelle, si generano tuberculi e protuberanze, ci sono occhi rossi, incertezza e mancanza della voce. Col passare del tempo le estremità di mani, piedi, orecchie, naso e

---

[33] Ieraci Bio, A. M., *Paolo di Nicea*, 317-318.
[34] Ieraci Bio, A. M., *Paolo di Nicea*, 153.
[35] Ieraci Bio, A. M., *Paolo di Nicea*, 310.
[36] Ieraci Bio, A. M., *Paolo di Nicea*, 181-182.

labbra cadono putrefatte e l'affezione discende fino alle viscere .... Muoiono. La cura. Quando il male comincia a manifestarsi, praticherò un salasso ed evacuerò con clisteri purgativi il basso ventre; per il colo di umori e le putrefazioni della pelle spalmerò terra di Cimolo e incenso con aceto, allume e sale ammoniaco, mi servirò anche di argilla impastata con aceto e farò asciugare al sole; poi farò togliere e lavare con acqua sorgiva marina, e inoltre nuotare in acque contenenti nitro e allume. Da mangiare, cibi leggeri e di facile digestione, tra gli ortaggi apio e porcellana con aceto e pane, tra i pesci quelli di scoglio; bere acqua; (mi servirò) di tutti i vomiti mediante ravanelli, a digiuno e dopo mangiato, purgherò anche con elleboro. Ungerò le parti ulcerate; per le parti divorate dal male userò con delicatezza il rimedio a base di calcite cotta e terra di Cimolo; per l'affezione che colpisce labbra e bocca mi servirò della parte fiorita del difruge con miele e degli altri rimedi registrati per tale affezione.[37]

Indicazioni sulla tipologia di acque e sulla loro temperatura vengono offerte nel trattamento del tremore che, essendo causato dall'eccesso di umore freddo, viene curato con il nuoto in acque calde, siano esse sorgive o di mare:

Περὶ τρόμου. Τί ἐστιν τρόμος; τὸν διὰ ψύχους ἢ φόβου διὰ τῶν διεγερτικῶν καὶ παρηγορικῶν θεραπεύσω· εἰ δὲ ἄνευ προδήλου προφάσεως τρόμος γένοιτο διὰ πλεονεξίαν ψυχροῦ χυμοῦ καταλαβόντος τὰ κινητὰ μόρια ἤτοι νεῦρα, διὰ τρίψεων καὶ ἀλειμμάτων καὶ γυμνασίων ποικίλων μετὰ κατοχῆς πνεύματος καὶ νήξεως ὕδατος θερμοῦ αὐτοφυοῦς ἢ θαλασσίου θερμοῦ θεραπεύσω. Πῶς οὖν θεραπεύσῃς. Φλεβοτομίαν καὶ συστολὴν πάντων συμβουλεύσω καὶ κενώματι καὶ καθάρματι χρήσομαι· τὸ δὲ πλεῖστον μέρος τῆς θεραπείας ἐπὶ τῶν τρεμόντων ἐστὶ διά τε λουτροῦ καὶ τρίψεων καὶ συγχρισμάτων. ἰδίως ἐπ' αὐτῷ ποτήματα δώσω καστόριον σὺν μελικράτῳ· εἰ δὲ ἐπιμένει, καὶ νέος καὶ ἀκμάζων τῇ ἡλικίᾳ, μετὰ ἐμέτου καὶ δι' ἐλλεβόρου.[38]

Il tremore. Che cos'è il tremore? Quello causato dal freddo o da paura lo curerò mediante rimedi stimolanti e corroboranti; qualora il tremore si verifichi senza un motivo evidente, per l'eccesso di umore freddo che prende le parti mobili, cioè i nervi, curerò mediante frizioni, unguenti e vari esercizi ginnici, con ritenzione del respiro e con nuoto in acqua sorgiva calda o in acqua di mare calda. La cura. Consiglierò un salasso e il digiuno assoluto e mi servirò di evacuazioni e di purghe; per quanti soffrono di tremore, la maggior parte della terapia consiste in bagni, frizioni e unzioni. In modo particolare, contro di esso darò come bevanda castoreo con idromele; ma se il male persiste ed il malato è nel pieno vigore giovanile, provocherò vomito mediante elleboro.[39]

Appare chiaro anche dalla lettura del capitolo dedicato al tremore che il nuoto sia una parte del trattamento e non l'unico trattamento prescritto, quasi una sorta di cura accessoria. Il nuoto, come abbiamo visto, è raccomandato solo per alcune malattie e concorre a ristabilire la salute del malato in quanto favorisce la respirazione e tonifica il fisico. Nuotare in acqua di mare è uno dei trattamenti che giova a coloro che sono affetti da idropisia:

ἡ μὲν οὖν ἡ θεραπεία τῶν ὑδρωπικῶν οὐ παντάπασιν εὔκολος καὶ χρῄζουσα τὴν τοῦ τεχνίτου παρουσίαν· ὅμως δέ, πρὸς ἴασιν καταπλάσμασι χρήσομαι καὶ ἐμπλάσω τε τοῖς διογκουμένοις μέρεσι καὶ τῶν ἄνωθεν γυμνασίων ἀναγκάσω τρίψει χρῆσθαι καὶ ἐν

---

[37] Ieraci Bio, A. M., *Paolo di Nicea*, 328-329.
[38] Ieraci Bio, A. M., *Paolo di Nicea*, 92.
[39] Ieraci Bio, A. M., *Paolo di Nicea*, 268.

θαλάσσῃ νήχεσθαι καὶ δριμυφαγεῖν ταρίχη τε σκόρδα καὶ ἄρτους μετὰ σύκων ὀπτῶν καὶ ὡς ἐπὶ πλεῖστον ἀπέχεσθαι ποτοῦ.[40]

Certo la cura degli idropici non è assolutamente facile ed ha bisogno d'un medico esperto; comunque, quando l'affezione è presente, per la guarigione mi servirò di cataplasmi, spalmerò le parti gonfie e tra gli esercizi ginnici delle parti alte costringerò a praticare la frizione, a nuotare nel mare, a mangiare cibi acri come carni salate, agli e pane con fichi cotti e soprattutto ad astenersi dal bere acqua.[41]

Lo stesso affermava già Oribasio in un capitolo delle *Collectiones medicae* dedicato al nuoto, che riporto qui integralmente:

Περὶ νήξεως, τοῦ αὐτοῦ, ἐκ τοῦ αὐτοῦ λόγου. Ὀλίγοις μὲν τῶν χρονίων παθῶν ἡ νῆξις ἁρμόδιος καὶ ὀλιγάκις· παραλαμβάνεται δὲ θέρους μόνον καὶ δύναται ἰσχναίνειν, διαφορεῖν, τονοῦν, θερμαίνειν, λεπτύνειν, δυσπάθειαν παρασκευάζειν. ἡ μὲν οὖν ἐν θαλάττῃ ὑδεριώδεσι, ψωρώδεσι, τοῖς ὑπ' ἐξανθημάτων ἐνοχλουμένοις, ἔτι δὲ τοῖς ἐλεφαντιῶσι καὶ τοῖς ῥεῦμά τι κατὰ σκέλος ἢ μέρη τινὰ τοῦ σώματος ἐσχηκόσι κατάλληλος καὶ ἀτρόφοις καὶ τοῖς ἐκ νόσου παρῳδηκόσιν· κεφαλῇ δ' ἀσύμφορος οὐχ ἡ ἐν θαλάττῃ μόνον, ἀλλὰ καὶ ἡ πανταχοῦ. ἡ δ' ἐν τοῖς γλυκέσιν ὕδασιν ἀσθενῶς καὶ ἀτόνως δύναται τὰ προειρημένα· διὸ καὶ παραιτητέα ὡς τὸ πολύ· καὶ γὰρ κακοῖ τὸ νευρῶδες διὰ τὴν ψῦξιν καὶ τὴν ὑγρότητα τοῖς ἐγχρονίσασιν. ἡ δ' ἐν τοῖς θερμοῖς τοῖς αὐτοφυέσι νῆξις ἀνάρμοστος, συμπληρωτικὴ τυγχάνουσα· ἔτι δὲ μᾶλλον παραιτητέος κόλυμβος ἐξ ὕδατος τεθερμασμένου. ἀλλ' εἴτε θαλάττῃ, εἴτε καὶ ἄλλῳ τις ὕδατι ἐννήχοιτο, δεῖ προαλειψάμενον μετρίως καὶ τρίψει προθερμάναντα τὸ σῶμα ἐξαπίνης ἐμπίπτειν τῷ ὕδατι.[42]

De la natation, du même auteur, tiré du même livre. La natation ne convient que rarement et dans un nombre restreint de maladies chroniques; on n'y a recours qu'en été; elle peut amaigrir, favoriser la perspiration, renforcer, réchauffer, atténuer et donner la faculté de résister aux causes morbifiques. Si elle se fait dans la mer, elle convient aussi aux hydropiques, à ceux qui ont la psore ou des dartres; elle convient aussi aux malades affectés d'éléphantiasis et à ceux qui ont des fluxions aux jambes ou à quelque partie du corps; elle est également favorable aux individus émaciés et à ceux qui ont de l'enflure à la suite d'une maladie; mais la natation est nuisible à la tête, qu'elle se fasse dans la mer ou partout ailleurs. La natation dans l'eau douce produit les mêmes effets à un degré faible et peu intense; voilà pourquoi il faut la défendre ordinairement, car elle est nuisible au tissu nerveux à cause du froid et de l'humidité qu'elle produit chez ceux qui restent longtemps dans l'eau. La natation dans les eaux minérales chaudes ne convient pas parce qu'elle remplit; il faut rejeter, à plus forte raison, la natation dans de l'eau chauffée artificiellement. Mais, que l'on nage dans la mer ou dans quelque autre eau, on doit toujours auparavant s'oindre modérément, réchauffer le corps par la friction et ensuite se précipiter brusquement dans l'eau.[43]

L'esercizio fisico, attivo o passivo non riguarda dunque solo malattie legate agli arti e ai muscoli, ma anche, ad esempio, patologie dell'apparato gastro-intestinale. Per concludere, dai passi

---

[40] Ieraci Bio, A. M., *Paolo di Nicea*, 139.
[41] Ieraci Bio, A. M., *Paolo di Nicea*, 300-301.
[42] Raeder, J., *Oribasii Collectionum medicarum reliquiae*, Lipsiae et Berolini: in aedibus B.G. Teubneri, 1928, 183.
[43] Bussemaker, U.C. e Daremberg, Ch., *Oeuvres d'Oribase: text grec, en grande partie inédit, collationné sur les manuscrits*, tome 1, Paris: Imprimerie nationale, 1851, 523-524.

qui analizzati emerge l'attribuzione di un ruolo terapeutico alla pratica dell'esercizio fisico, sia essa attiva o passiva. Tale ruolo però risulta secondario rispetto alla somministrazione di farmaci, alla flebotomia e ad alcune pratiche chirurgiche; l'esercizio fisico, infatti, non è mai l'unica soluzione terapeutica proposta, ma viene utilizzato in combinazione con altri trattamenti. Il testo di Paolo di Nicea risulta ancorato dunque alla tradizione medica greca, seguendo quelle che sono, ad esempio per quanto riguarda il nuoto, le indicazioni che Oribasio di Pergamo aveva dato nella sua opera maggiore, le *Collectiones medicae*, seguendo a sua volta le indicazioni contenute nella perduta opera di Antillo.

Interessante poi è la menzione della iatraliptica, vista l'esiguità di testimonianze su questa pratica medica, che sicuramente era molto conosciuta, se viene ancora ricordata da Paolo Egineta alla fine della tarda antichità. Lo studio puntuale del contenuto dell'opera di Paolo di Nicea potrebbe aiutarci a meglio collocare l'opera nel quadro della letteratura medica in lingua greca, chiarendo il rapporto con le fonti e seguendo la continuità della pratica medica alle soglie della media età bizantina.

Bibliografia

Adam, F. (1844), *The Seven books of Paulus Aegineta, translated from the Greek,* London: Syndenham Society of London.

Bussemaker, U.C. e Daremberg, Ch. (1851), *Oeuvres d'Oribase: text grec, en grande partie inédit, collationné sur les manuscrits,* tome 1, Paris: Imprimerie nationale.

Kühn, K.G. (1821-1833), *Claudii Galeni Opera Omnia,* 20 vols., Leipzig: Cnobloch.

Garofalo, I. (1997), *Anonymi medici De morbis acutis et chroniis,* Leiden-New York-Köln: Brill.

Gärtner, H. (1967), "Zum ersten Kapitel des Paulos Nikaios", *Hermes,* 95, 366-377.

Heiberg, J. (1921), *Paulus Aegineta. Pars Prior. Libri I-IV,* Lipsiae et Berolini: in aedibus B.G. Teubneri.

Hunger, H. (1978), *Die hochsprachliche profane Literatur der Byzantiner. Zweiter Band,* München: C.H. Beck'sche Verlagsbuchhandlung.

Ieraci Bio, A. M. (1996), *Paolo di Nicea. Manuale medico. Testo edito per la prima volta, con introduzione, apparato critico, traduzione e note,* Napoli: Bibliopolis.

Kouzis, A. (1928), "Das Fragment Quo modo debes visitare infirmum und seine Abhängigkeit vom Werke des Paulus Nicaeus", *Byzantinisch- neugriechische Jahrbücher,* 6, 91-94.

Raeder, J. (1928), *Oribasii Collectionum medicarum reliquiae,* Lipsiae et Berolini: in aedibus B.G. Teubneri.

Restaurar la salud:
Recetas para enfermos y remedios en los libros de cocina mexicanos de los siglos XVIII y XIX

Susana Phelts Ramos[1]

Investigadora del Proyecto DHuMAR
(Humanidades Digitales, Edad Media y Renacimiento)

1. Introducción

La relación entre alimentación y salud dista de ser un tópico nuevo. Desde la antigüedad clásica los alimentos ingeridos fueron considerados parte de un delicado equilibrio que permitía conservar la salud. Mantener dicho balance requería no solo una alimentación particular y moderada, sino tener control de la actividad física y el descanso, el sueño y la vigilia, evacuaciones, además de otros elementos ambientales que conformaban el régimen apropiado para cada persona.[2] Los tratados hipocráticos y galénicos, y otros escritos dietéticos de la época, indican que los alimentos también podían contribuir a la restauración del equilibrio cuando una persona se encontraba enferma.

A fines de la Edad Media y principios de la Edad Moderna, la amplia difusión de estas ideas dietéticas presentes en los *regimina sanitatis* y los *consilia* se dio a conocer no sólo a través de la literatura médica, sino gracias a los libros de cocina, un nuevo género de escritura técnica dedicada a la preparación de alimentos. Sin entrar en el discurso de la dietética, de manera práctica, los libros de cocina proponían a través de sus formulaciones los medios para conservar la salud gracias a una alimentación apropiada al temperamento de cada uno y, en algunos casos, incluían recetas para convalecientes y enfermos. Como parte del comercio interoceánico, los libros de cocina medievales y renacentistas llegaron a América, donde fueron leídos, copiados, adaptados, y adicionados mediante la incorporación de nuevos productos, utensilios y saberes, pero en su estructura y contenido fueron herederos textuales de los libros europeos medievales y modernos.

En este trabajo hablaremos de las formulaciones para enfermos y recetas de remedios presentes en un grupo de libros de cocina manuscritos en el territorio que hoy conocemos como México durante los siglos XVIII y XIX[3]; de los elementos europeos en su composición, así como de las diferencias entre las recetas mexicanas y aquellas presentes en sus referentes textuales españoles.

---

[1] Email: susana_phelts@yahoo.com. Orcid: https://orcid.org/0000-0003-3553-7273
[2] Pray Bober, P., *Art, culture and cuisine: ancient and medieval gastronomy*, Chicago, The University of Chicago Press, 1999, 114-115.
[3] El marco cronológico va de 1760 a 1880. A manera de simplificación les llamaremos "mexicanos" a pesar de que algunos de ellos fueron escritos durante el periodo colonial.

2. La salud como equilibrio y su difusión a través de los libros de cocina medievales y modernos

El pensamiento antiguo sobre la dietética consideraba que los alimentos y bebidas tenían virtudes específicas que, calculadas en ciertos grados, compensaban los "humores" de cada persona. El sistema digestivo era visto como una forma de cocción que modificaba las propiedades naturales de los alimentos al ser procesados por el organismo, dándoles características físicas (caliente, frío, húmedo, seco) que facilitaban su mayor o menor absorción. Por tanto, para mantener la salud era preciso personalizar la ingesta con los alimentos necesarios, tanto en cantidad como en preparación, considerar otros aspectos externos como la temporada del año y tomar en cuenta el género, la edad, la constitución y actividad física de cada individuo.[4]

Durante la Edad Media se mantienen estas nociones de equilibrio-salud y desequilibrio-enfermedad formuladas en la literatura médica de la antigüedad, así como en sus traducciones latinas, pero sobre todo en las traducciones, compilaciones y comentarios del corpus galénico-hipocrático realizados por los árabes y traducidos al latín en Europa a partir del siglo XI, que tuvieron gran difusión a lo largo del periodo bajomedieval.[5] Si bien los principios dietéticos continuaron vigentes, incluida la función terapéutica y preventiva de la alimentación, la variedad de productos alimenticios se incrementó, así como el uso de especias, y la dieta personalizada de la antigüedad se transformó en un atributo de clase.[6] Además de las distinciones jerárquicas que marcaban la alimentación medieval, hay que considerar las normas religiosas referentes a los tiempos litúrgicos que marcaban los periodos de ayuno y abstinencia, así como las calidades de los alimentos que podían afectar no solo la salud del cuerpo sino la del alma, al incitar al pecado de la gula o la lujuria.

Si deseamos conocer como se difundía en la práctica esta armonización de la dieta para lograr un estado saludable, debemos tomar en cuenta que no sólo los *regimena sanitatis* y *consilia* medievales difundieron la importancia de los alimentos para conservar la salud y su uso terapéutico. A fines de la Edad Media surge un nuevo género de fuentes escritas de tipo práctico destinada a la preparación de alimentos para consumo humano: el libro de cocina. Estos libros se distinguen por su objeto y su carácter técnico, su unidad básica es la receta y tienen su propia gramática y léxico profesional.[7]

Inicialmente se trató de manuscritos de poca extensión, pero con su arribo a la imprenta en el siglo XV, la extensión y número de recetas se incrementan y su organización se torna más compleja, acentuando su carácter de libro abierto al compilar textos de diverso origen y fundirlos con recreaciones de recetas precedentes, nuevas intervenciones e incorporaciones de la tradición oral. Desde los primeros manuscritos culinarios los límites con otras disciplinas como la medicina, la confitería o la administración doméstica eran permeables. En algunos

---

[4] Mazzini, I., "Diet and medicine in the Ancient World" en Flandrin, J. L. y Montanari, M. (eds.), *Food. A culinary History from antiquity to the present*, New York: Penguin Books, 2000, 141-149.
[5] Santamaría Hernández, Mª T., "Alimentación y Medicina en la Edad Media: el largo viaje de la dietética griega a través de los textos", *eHumanista*, 51 (2022), 134-155, https://www.ehumanista.ucsb.edu/sites/default/files/sitefiles/ehumanista/volume51/07_ehum51.g.SantamariaHernandez.pdf (consultada 10 de marzo de 2023).
[6] Montanari, M., "Toward a new dietary balance", en Flandrin, J. L. y Montanari, M. (eds.), *Food. A culinary History from antiquity to the present*, New York: Penguin Books, 2000, 250.
[7] Laurioux, B., "Les livres de cuisine médiévaux", *Typologie des sources du Moyen Âge Occidental*, Fasc. 77 (1997), 14-18.

casos las recopilaciones de recetas culinarias formaban una pequeña parte de libros mixtos conformados por varias temáticas.[8] Por otra parte, los manuscritos de cocina creados en el ámbito doméstico incluían recetas de remedios para problemas y enfermedades comunes.

Si bien algunos textos médicos medievales y renacentistas incluyen recetas de preparación de alimentos, la comparación con las recetas presentes en los libros de cocina muestra que la extensión, descripción y exactitud en las proporciones de las recetas de los tratados médicos era mayor, mientras que las recetas de los libros culinarios se enfocaban en la técnica y el resultado, aunque emplearan los mismos ingredientes y se refirieran a la misma preparación.[9]

3. Los referentes hispánicos

El propósito de este texto no es hacer un análisis detallado de la literatura culinaria de la Europa moderna en la búsqueda de recetas para enfermos o preparaciones de remedios. No obstante, resulta de interés para este trabajo la revisión de los libros de cocina impresos en la España entre los siglos XV y XVIII, que consignan formulaciones para convalecientes, dolientes o enfermos, ya que, aunque desconocemos las formas de difusión y apropiación de este tipo de libros, resulta útil su comparación con los textos seleccionados en este estudio para identificar más fácilmente los modelos y tradiciones textuales de las que se nutren. En orden cronológico de publicación mencionaremos brevemente la forma en que cada uno de los Artes de cocina presentan o no este tipo de recetas. El número de ediciones o reimpresiones que tuvo cada título puede darnos una idea de su circulación y difusión, no sólo en España sino en las colonias americanas.

El *Libre del Coch*, de Rupert de Nola, tuvo ocho ediciones en catalán y 13 en castellano en el siglo XVI. La edición revisada para este trabajo es la de Logroño de 1529, titulada *Libro de guisados, manjares y potajes intitulado libro de cozina…* Desde el prólogo describe su función de enseñar *la manera de guisar de las viandas y potajes y salsas, assi del tiempo del carnal como de quaresma y algunos guisados para enfermos de mucha sustancia.* Entre los potajes y salsas encontramos una serie de 13 recetas destinadas a los dolientes y enfermos, de las que cuatro presentan la leyenda "añadido", que indica que fueron agregadas de manera posterior a la edición catalana de 1520.[10] Las formulaciones incluidas son: "Caldo destilado y para debilitados muy singular", "Otro solcido de gallinas o de carnero o de capones", "Torta destilada para dolientes", "Manjar blanco para dolientes que no comen nada", "Mazapanes para dolientes que pierden el comer muy buenos y de gran sustancia", "Cazuela para dolientes", "Relleno para dolientes", "Ordiate para dolientes", "Almendrada para dolientes. Añadido", "Otra almendrada para dolientes muy debilitados. Añadido", "Otra almendrada para dolientes que tienen gran calentura y grandes ardores. Añadido", "Letuario de guindas para los enfermos que han perdido la gana de comer Añadido", y finalmente "Para hacer venir el frío a los que tienen fiebres agudas, aunque sea fuera de propósito". Podríamos decir que la base de estos platillos restauradores de la salud es el pollo o gallina, sea su carne o su caldo. Llama la atención que dentro de las recetas de caldos

---

[8] Laurioux, B., "Les livres de cuisine médiévaux", 40-48
[9] Laurioux, B., "Cuisine et médecine au Moyen Âge: Alliées ou ennemies?", *Cahiers de Recherches Médiévales Et Humanistes*, 13 Spécial (2006), 223-238. https://journals.openedition.org/crm/862 (consultado 15 de agosto de 2022).
[10] Pajares Ladrero, L. F., *Carlos V y el Libro de cocina de Ruperto de Nola*, 2019, https://cvc.cervantes.es/literatura/carolvs/carolvs_02/indice.htm (consultado el 5 de marzo de 2023). Al referirse a las recetas añadidas en las primeras ediciones en castellano indica que "la edición logroñesa de 1529 consta de 243, mientras que la de 1525 de Toledo 236 y la edición catalana de 1520 de 203".

se incluya la instrucción de agregarle al caldo 50 monedas de oro al rojo vivo para aumentar su virtud, de forma que "resucite a los cuerpos medio finados".

El análisis de estas preparaciones revela el uso de azúcar, almendras, especias como canela y clavo; hierbas como la borraja, la endivia, la buglosa o lengua de buey, y el sándalo. También se propone el uso de agua de azahar, agua rosada, así como los zumos de naranja, de guindas y de granada; agua de cebada y de salvado.[11]

En 1599 se imprimió en Madrid el *Libro del Arte de Cocina en el qual se contiene el modo de guisar de comer en qualquier tiempo...*, de Diego Granado, que vio tres ediciones (1599, 1609 y 1614). Una parte de este libro se tomó del de De Nola y otra mayor del del italiano Bartolomeo Scappi. En su prólogo señala que *no solamente enseña modos para regalar enfermos, y debilitados, con los quales buelvan a su antiguo vigor y sanidad, pero los necesarios para conservarla y aumentarla...*[12] Contiene un apartado de recetas denominado "Tratado de cocina para convalecientes y enfermos, para hacer caldos perfectos destilados tanto de aves como de otras carnes", compuesto por 30 recetas de caldos, tortas y estofados. Algunas de las recetas son iguales a las de De Nola, y en la receta de "Caldo destilado singular para los enfermos y debilitados" repite la fórmula del caldo al que se le agregan piezas de oro para revivir a los enfermos graves. Entre las recetas de caldos los hay desgrasados y helados, siendo el capón la base de la mayoría de las preparaciones.

Domingo Hernández de Maceras, cocinero del Colegio Mayor de Oviedo, publica en 1607 un Arte de Cocina "para sanos y enfermos y convalecientes", pero no incluye ninguna receta para recobrar la salud.[13]

Quizá el libro de cocina más importante de la España Moderna es el *Arte de cocina, pastelería, bizcochería y confitería*, de Francisco Martínez Montiño, impreso en 1611 y con múltiples reimpresiones que van del siglo XVII al XIX. Su presencia durante todo el periodo colonial lo convierte en un importante referente para los libros de cocina manuscritos en la Nueva España. Si bien carece de un segmento específico dedicado a convalecientes o enfermos, podemos encontrar un grupo de once formulaciones que, en el título, o dentro del texto, mencionan ser apropiadas para ellos. Iniciando con "Sustancias para enfermos" hallaremos varias recetas de caldos concentrados y desgrasados, almendradas y mantecas de almendra, farro y panetelas. Casi al final se presenta la formulación para "una cazolilla de ave para enfermo". Entre las observaciones eruditas de Montiño podremos encontrar a lo largo del texto variadas recomendaciones y referencias al consejo de los médicos, entre ellas la moderación en el uso de la sal y de la grasa cuando se trata de alimentar a un enfermo, y la posibilidad de agregar oro al caldo sólo por instrucción médica ya que la responsabilidad del cocinero era únicamente preparar con gusto la sustancia.[14]

---

[11] Nola, R. de, *Libro de guisados, manjares y potajes intitulado libro de cozina*, Logroño, 1529, f. 2r, 33v-37r.
[12] Granado, D., *Libro del arte de cozina, en el qual se contiene el modo de guisar de comer en qualquier tiempo, assi de carne como...*, Madrid, Por Luis Sanchez: Vendese en casa de Juan Berrillo, 1599, https://bibliotecavirtualmadrid.comunidad.madrid/bvmadrid_publicacion/es/consulta/registro.do?id=19744 (consultado el 20 de agosto de 2022).
[13] Hernández de Maceras, D., *Libro del Arte de Cozina: en el qual se contiene el modo de guisar de comer en qualquier tiempo...*, Salamanca: en casa de Antonia Ramírez, 1607, ed. Facsimilar, Valladolid: Ed. Maxtor, 2004.
[14] Martínez Montiño, F., *Arte de Cocina, en que se trata el modo que más se usa de guisar en este tiempo en viandas de carne y pescado, pastelería, conservería y bizcochería y lo tocante para el regalo de enfermo*, Usunáriz, J. M., y Ortiz Martín, M., ed. crítica y estudio preliminar, Colección Batihoja 78, New York: Instituto De Estudios Auriseculares, 2021, 67-73.

Hacia el final de la Edad moderna son dos los libros de cocina que alcanzarán a ejercer su influencia en los manuscritos culinarios de la Nueva España. El *Nuevo arte de cocina, sacado de la escuela de la experiencia económica*, publicado en Madrid en 1745 por Juan Altimiras o Altamiras. Mucho más sencillo que los anteriores, no cuenta con un capítulo dedicado a la comida para enfermos, pero en el capítulo de volatería encontramos una receta de "Sustancia para enfermos" y otras dos que mencionan la posibilidad de dárselo a los enfermos. Lo mismo sucede con las recetas "Caldo de otro modo", "Escudilla de farro" y "Huevos mejidos". Llama la atención la inclusión de dos recetas de remedios para curar cortaduras y quemaduras, accidentes comunes en la cocina.[15] Por último, el manual culinario de los jesuitas llamado *Común modo de guisar en las casas y colegios de esta Provincia, que con cuidado deben aprender los hermanos coadjutores novicios*, publicado en 1754, tras su revisión no muestra ninguna alusión a recetas para enfermos.

Cabe señalar que las confituras o confecciones de azúcar pertenecían al mundo de la farmacia o la medicina porque al azúcar se le atribuían propiedades terapéuticas, por lo que otra posible fuente para las recetas para enfermos o remedios presentes en los libros de cocina mexicanos son los libros de confitería como *Los cuatro libros del Arte de la Confitería*, de Miguel de Baeza de 1592, o el *Arte de Repostería en que se contiene todo género de hacer dulces secos...* de Juan de la Mata de 1747. Algo más difícil de cotejar, es el flujo de documentos manuscritos que circularon en las colonias en forma de cartas, copias de libros mixtos, instrucciones, etc. Asimismo, se requiere de una investigación exhaustiva para identificar la influencia de ejemplares procedentes de otros países europeos o de las colonias inglesas que pudieran haber llegado a las principales ciudades novohispanas.

4. Los manuscritos de este estudio

Al referirnos a libros de cocina mexicanos es necesario señalar que no se imprimió ningún título de esa materia durante el periodo virreinal, siendo la primera publicación culinaria de 1831. Por ello, al hablar de "libros de cocina" retomamos las categorías propuestas por Juárez López en su libro sobre la cocina mexicana en el siglo XIX, con el fin de diferenciar la producción manuscrita culinaria comunal o personal del siglo XVIII (libros de cocina); de los libros culinarios impresos a partir de 1831 (manuales de cocina); y de los de siglo XX (recetarios).[16]

El corpus analizado para este estudio está compuesto por 26 libros de cocina manuscritos mexicanos de extensión variable, datados entre 1760 y 1881, de los cuales tres se albergan en la Biblioteca Nacional de Madrid (BNE) como parte del Fondo Antiguo; 18 manuscritos en *University of California in San Diego Library, Special Collections & Archives* (UCSD)[17]; y cinco manuscritos culinarios datados en el siglo XVIII y publicados en México de 1979 a la fecha. De

---

[15] Altimiras, J. de, *Nuevo Arte de cocina, sacado de la escuela de la experiencia económica*, Barcelona: imprenta de Don Juan de Bezares dirigida por Ramón Martí impresor, 1758, Huesca: La Val de Onsera 1994, 59,70,75, 81, 82, 102, 125.
[16] Juárez López, J. L., *Engranaje culinario, la cocina mexicana en el siglo XIX*, México, D. F.: Consejo Nacional para la Cultura y las Artes, 2012, 21.
[17] Se trata de diez libros de cocina independientes y un legajo que contiene ocho breves manuscritos culinarios y mixtos bajo la signatura AIWF TX 716.M4 M484, titulados *Mexican Manuscript Cookbook Collection* 1790-1820 y numerados del 1 al 8. La revisión de esta colección sugiere que tuvieron varios poseedores a lo largo de su composición y que algunos de estos cuadernillos pudieron formar parte de un libro más extenso. Véase Phelts Ramos, S., *Edición de Libros de cocina manuscritos mexicanos de los siglos XVIII y XIX: Herencia española, reescritura, compilación y creación*, Tesis doctoral, Universidad de la Rioja, 2021.

los 26 ejemplares que conforman nuestra muestra, dos proceden de comunidades religiosas, el resto proviene de casas particulares.

Al ser documentos personales y prácticos, muy pocos se encuentran fechados o poseen signos que nos informen la identidad del poseedor o creador. En algunas ocasiones su mala conservación, debida al ambiente en que fueron utilizados, así como la baja calidad gráfica de ciertas manos, nos alejan de la posibilidad de identificar plenamente el contexto de su copia o creación. En nuestro caso, al conformar el corpus que se presenta encontramos que, aún aquellos libros que contaban con alguna forma de fechado, al estar escritos a varias manos no garantizaban una datación precisa, por lo que se consideraron como criterios de selección dos aspectos para delimitar la temporalidad de escritura. La primera fue que consignaran unidades de medida anteriores al uso normalizado del sistema métrico decimal. La segunda fue la ausencia de un listado de ingredientes previo a las instrucciones de preparación. De esta manera se evitaron las obras de las dos últimas décadas del siglo XIX y las de inicios del XX.[18]

La mayor parte de los elementos contenidos en los documentos que conforman nuestro objeto de estudio son recetas culinarias, por ello los definimos como libros de cocina; aunque algunos ejemplares poseen otro tipo de apuntes como cuentas, noticias familiares, recetas de preparaciones no comestibles, y algunas otras cuestiones de uso doméstico. Estas generalmente se encuentran al principio o final del manuscrito, en algunos folios dejados en blanco, en las guardas, incluso en pequeñas papeletas sueltas que se convierten en oportunidades de escritura.

En un primer acercamiento nos encauzamos a localizar aquellas recetas de preparación de alimentos que tienen como objetivo restaurar la salud de enfermos o convalecientes, a las que denominamos "recetas para enfermos". Asimismo, aquellas preparaciones domésticas que emulan las recetas médicas, e incluyen jarabes, tisanas, ungüentos y otras formulaciones que usan no sólo algunos productos alimenticios, sino ingredientes de farmacia o herbolaria destinados a aliviar una enfermedad específica, a las que llamaremos "recetas de remedios".[19]

En la Tabla 1 se muestra la signatura o fecha de edición de los manuscritos analizados, título, datación, número de folios que lo componen, número de recetas totales y, en caso de contar con ellas, número de recetas para enfermos y número de recetas de remedios presentes en cada libro de cocina. Como puede verse, la extensión de cada libro es variable; sólo diez de los 26 manuscritos incluyen preparaciones para enfermos y tres de ellos recetas de remedios. Si consideramos el número de recetas, de un total de 4054 formulaciones que componen nuestra muestra, únicamente 19 son recetas para enfermos y 29 de remedios. Aunque en porcentaje puede parecer bajo, la importancia de estas formulaciones no esta en la cantidad, sino en como nos acerca a la forma de solucionar desde el ámbito doméstico los problemas más comunes de salud en esa época, nos permite estimar la influencia de los Artes de cocina españoles en la estructura y contenido de estos libros, y nos muestra la manera en que se adaptaron algunas recetas europeas en casas y conventos que se encontraban del otro lado del Atlántico.

---

[18] Phelts Ramos, S., "Edición de Libros de cocina manuscritos mexicanos", 29-30.
[19] *Diccionario de Autoridades,* Tomo V, 1737, define de la siguiente manera la palabra "Remedio": *Se toma por lo mismo que medicamento, o por qualquiera cosa, que sirve para recobrar o conservar la salud. Latín. Medicamen. Medicamentum.* https://apps2.rae.es/DA.html.

Tabla 1. Signatura de los manuscritos analizados, título, datación, número de folios, y recetas totales.

Repositorio/ editorial	Signatura / Año de publicación	Título	Fecha	Folios	Recetas totales	Recetas enfermos	Recetas remedios
BNE	Ms. 12474	Apuntes de cozina	1763	58	145	0	6
	Ms. 13918	Recetas de cocina, principalmente de repostería	ca. XVIII	35	95	0	0
	Ms. 23133[15]	Recetas de pastelería y cocina	1881	13	45	0	0
UCSD	TX716.M4 L53 1700z	Libro de Cocina	ca. XVIII	178	561	1	0
	TX716.M4 L537 1800VLT	Libro de Cocina Perteneciente a la casa A.O.	1850	163	280	4	0
	TX716.M4 A784 1800 VLT	Arte de Cocina, Colección de Recetas muy escogidas y recomendadas por las personas de buen gusto, para hacer guisados, pasteles y etcétera	ca. 1800	34	71	0	0
	TX716.M4 L534 1832	Libro de guisados, sopas, pucheros, y postres: pa[ra] el uso mi Señora Doña Josefa Diaz Varela	1832	22	25	0	21
	TX716.M4 C67 1820 VLT	Primera parte del Arte de abreviar la vida	ca.1820	89	175	0	0
	TX716.M4 C83 1826 VLT	Cuaderno de cocina, Toluca 1826.	1826	76	439	1	0
	TX716.M4 G68 1800 VLT	Libro de Cocina o Incentivos de la Gula para el uso de la Señorita Doña Doloritas González de Velasco	ca. 1800	110	159	0	0
	TX716.M4 L53 1821	Libro de gasto de casa y cajón que da principio en 1 de enero de 1821	1821–1871	57	141	0	0

Repositorio/ editorial	Signatura / Año de publicación	Título	Fecha	Folios	Recetas totales	Recetas enfermos	Recetas remedios
	TX716.M4 N56 1800	Nineteenth-century Mexican cookery manuscript	1800-1830	69	220	1	0
	TX716.M4 M484 1790z	Mexican manuscript cookbook collection 1790-1820	1790-1820				
	1	[Sin título]		12	23	0	0
	2	[Sin título]		14	35	0	0
	3	[Sin título]		11	21	0	0
	4	Cuaderno de los Apuntes de la venta del Año de 1820 en junio		12	21	1	2
	5	Libro de Cocina		13	33	0	0
	6	[Sin título]		17	54	0	0
	7	Famosa obra titulo De Cocina por Mr. de la Pringue		25	120	1	0
	8	[Sin título]		9	37	0	0
El Parador de José Luis	1979	Cuaderno de guisados caseros	ca. s.XVIII	22	83	0	0
CONACULTA	1999	Recetario Mexiquense	s. XVIII		365	7	0
CONACULTA	2000	Recetario Novohispano	S.XVIII		191	1	0
CONACULTA	2000	Libro de cocina del hno. Fray Gerónimo de San Pelayo	1780		363	0	0
Fundación Herdez	2007	Quadernos de cosina de barios guizados	1773	121	352	0	0

5. Recetas para enfermos

Entre los libros provenientes de la Universidad de California en San Diego encontramos once recetas que contextualizaremos brevemente. El manuscrito AIWF TX 716.M4L53 1700Z, titulado *Libro de Cosina*, está escrito a una sola mano y se compone de 178 folios, incluyendo el índice. No indica fecha de escritura, fue datado en el siglo XVIII por la biblioteca; tampoco menciona el autor o autora, aunque en el folio 84v hay una división en el texto con un encabezado que dice: "Sigue lo de Doña María la Arintero". El otro nombre que encontramos a lápiz en el último folio es María Dolores Ribera. El análisis de este libro arroja que parte de las recetas culinarias proviene del *Arte de cocina* de Francisco Martínez Montiño.[20] La única receta para enfermos que encontramos en este libro no se encuentra titulada como tal, sino que es una variante de la receta "Albondiguitas de gallina", folio 18r-18v, que al final aclara: *Si son para enfermo, sin jitomate ni especias, solo tantita canela. Y a la carne si quieren se le echa tantito vino cuando las revuelven.*

El *Libro de Cocina Perteneciente a la casa A.O.* bajo la signatura TX716.M4 L537 1800 VLT, es un libro familiar cuyo nombre aparece en la portadilla. El monograma familiar parece indicar las iniciales LOAC, y la fecha de 1850 se tomó de una referencia al año en la última receta del libro. Entre los folios 30v y 32r se presentan cuatro recetas para enfermos a base de almendras, y muestra un claro ejemplo de la influencia de los Artes de Cocina españoles en los libros de cocina mexicanos. La primera, titulada "Leche de almendra", menciona al final: *esta es la base de varias leches que se dirán y es a propósito para enfermos.* Su texto es una simplificación de la receta "Una escudilla de almendrada" de Francisco Martínez Montiño que aparece entre sus recetas para enfermos. La segunda receta titulada "Ídem de almendra y huevo" es una variante de la anterior a la que se le agregan tres yemas de huevo que no aparece en el *Arte de cocina*. La tercera receta "Manteca de almendra", nuevamente presenta un resumen o simplificación de la receta "Manteca de almendra amarilla" de Martínez Montiño. La última receta "Otra ídem de huevo y almendra", folio 31v, es una modificación de la receta anterior a la que se agregan cuatro yemas de huevo, unas gotas de vino jerez y añade: *Si en lugar de agua se emplea el zumo de algunas frutas para la primera leche, salen de muy buen gusto y muy variadas.*

La séptima receta para enfermos aparece en el libro titulado *Cosina, arte de abreviar la vida*, TX716 M4 C67 1820, folio 66v. Esta receta se titula "Otro ídem", ya que sigue a una receta de pollo. Este guisado de pollo cocido y frito con hígado molido, comino, ajo, pimienta y clavo, menciona al final: *si no es para enfermo, alcaparras, se le echa esto encima a que fría un poco, y al apartarlo su vinagro.* Esta aclaración parece estar relacionada con la idea de que las alcaparras no son aptas para enfermos; así lo vemos en una receta de pollas que aparece en el segundo tomo del Cocinero Mexicano publicado en 1831, titulada "Yd. de enfermo", que dice al referirse a la anterior receta de pollas alcaparradas: *Lo mismo que las anteriores suprimiendo las alcaparras y alcaparrones.*[21]

El manuscrito TX716.M4 C83 1826 VLT es un cuaderno cuya datación y título aparecen en el reverso del último folio que dice: "Toluca año 1826. Cuaderno de cosina". Dividido por tipos de preparación, en la sección de vigilia tiene la leyenda de posesión "De Ma. Victoriana Salas". Entre los guisados a base de pollo presenta la breve receta "Para enfermos", folio 12v, que indica: *Se pone a tostar en manteca pan, perejil. Esto se muele, y puesto a freír, se echan las gallinas.* Curiosamente, bajo el mismo título aparece una receta similar en la sección "Guisos de gallinas" del *Nineteenth-century Mexican cookery manuscript* o *Cuaderno de guisos para Doña Fortunata Y. Luque*, signatura TX716.M4 N56 1800, folio 43v. No hemos podido identificar la fuente común de la que abrevan estos libros de cocina.

---

[20] Diez recetas transcritas literalmente y al menos otras nueve simplificadas o que presentan cambios, algunas sustituyendo ciertos elementos de la cultura material como morteros por metates.

[21] *El cocinero mexicano ó, coleccion de las mejores recetas para guisar al estilo americano, y de las mas selectas segun el metodo de las cocinas española, italiana, francesa e inglesa. Con los procedimientos mas sencillos para la fabricacion de masas, dulces, licores, helados y todo lo necesario para el decente servicio de una buena mesa*, vol. II, Mexico: Imprenta de Galvan, a cargo de Mariano Arevalo, 1831. https://biblioteca.herdez.com/images/cedulas/COCINERO_MEXICANO_TOMO_II_.pdf (consultado el 14 de marzo de 2023).

Dos de los ocho manuscritos culinarios que conforman la *Mexican Manuscript Cookbook Collection 1790-1820*, con signatura AIWF TX716.M4 M484 (*olim* Ms. 666), incluyen recetas para enfermos. El manuscrito #4 es un cuaderno mixto correspondiente a los años de 1820 a 1822. La mayoría de las recetas que lo componen son de cocina, pero también tiene cuentas, recetas para tintas, remedios y una receta titulada "Atole de sustancia para enfermos", f 5v. El atole es una bebida espesa a base de maíz cocido molido o harina de maíz desleída en agua que en México se sigue considerando un buen alimento para enfermos.

La receta que propone este libro de cocina tiene la textura del atole, pero está hecha a base de pan remojado:

> "Se echa el pan frío o duro a remojar un poco y se deshace. Se echa a hervir en una olla. Así que está como atolito se aparta y se cuela, se le echa yema de huevo, y azúcar, y canela si se quiere, y si no, solo azúcar. Y dura poniéndolo al sereno y frío hasta ocho días, cogiendo con cuchara lo que sea menester".

El manuscrito #7 titulado Famosa obra título "De cocina", por Mr. de la Pringue, en México, 1791, presenta la receta "Asado para enfermos", folio 9r, un plato de carnero asado en una reducción de su caldo. Entre los libros de cocina novohispanos que han sido editados e impresos en las últimas décadas y que hemos considerado en nuestro estudio, el *Recetario Mexiquense*, escrito por Dominga de Guzmán, es el único que cuenta con una sección de recetas para enfermos denominada "Pucheros de fácil digestión que pueden variar lo enfermos y convalecientes".[22] Formada por siete recetas, las de "Panetela", "Migas de Jesús María", "Migas batidas", y "Hormiguillo", son preparaciones a base de pan o bizcocho desleído en agua con la textura del atole a las que se le agregan otros ingredientes, por lo que podemos considerar que representan pequeñas variantes de un mismo tipo de platillo. La receta de "Almendrada de pechuga" tiene la misma consistencia del atole, pero en este caso si incluye nixtamal[23] además de pechuga y almendra como las recetas medievales de manjar blanco. La receta "Gigote" consiste en un guisado de pechuga de gallina en pequeños trozos con tomate y vino blanco. La última receta titulada "Tortillitas de cacahuacintle de las que me cuadran" es una preparación en metate de masa dulce de maíz para hornearse.

El libro de cocina anónimo del siglo XVIII, publicado con el título de *Recetario Novohispano*, presenta la receta de "Dieta para enfermos"[24] más especiada, un plato de carne cocida que se fríe con una salsa de chiles con pimienta y clavo.

6. Remedios

Sólo tres de los 26 libros de cocina incluyen recetas de remedios. Estas formulaciones por lo general indican desde el título la enfermedad o problema de salud que se pretende atender y después una breve instrucción con los ingredientes a utilizar, su preparación y, en algunos casos, la forma de administrarse al enfermo. *Apuntes de cozina* de fray Pedro de la Santísima

---

[22] Guzmán, D. de, *Recetario mexiquense, siglo XVIII. Colección Recetarios antiguos*, México, D. F.: Consejo Nacional para la Cultura y las Artes, 1999, 123-125.
[23] El nixtamal es maíz cocido en agua de cal o con ceniza para que suelte el hollejo, con el que se prepara la masa para hacer tortillas, pozol, etc. (DEM).
[24] Vargas Lugo, E. (prol.), *Recetario novohispano, México siglo XVIII. Colección Recetarios antiguos*, México, D.F.: Consejo Nacional para la Cultura y las Artes, 2004, 23.

Trinidad, es un libro de cocina compuesto por 145 recetas culinarias, cuya función era guiar la preparación de alimentos de una comunidad religiosa, un libro de trabajo práctico para un colegio de novicios. Al final de las recetas culinarias, en lo que consideramos folios sobrantes, se integran seis recetas de remedios escritas por dos manos distintas. La primera receta en el folio 57v inicia con la frase "Para el medicamento de Pablo" y utiliza como ingredientes para curar las quebraduras algunas plantas nativas y confirma que se ha experimentado previamente su efecto curativo:

"Para el medicamento de Pablo, cacalosuche[25] su leche, para <...> propio, el pozpopacle[26] raíz molida con aguardiente. La hay en San Andrés Chalchicomula, para quebraduras de todo género, con experiencia en mi propio".

En el folio 59v, en sentido invertido al resto del texto encontramos "Para dolor de costado", "Para la cabeza", "Para las evacuaciones", "Para los de dolor de costado" y "Para los fríos". En esta última receta podemos ver como se combinaban ingredientes comunes con aquellos adquiridos en las farmacias para preparar estos remedios:

Para los fríos

"Polvos de quina tres dracmas, sal de ajenjos una dracma, medio cuartillo de zumo de naranjas, medio cuartillo de agua de cardosanto, y se endulza con jarabe de culantrillo. Se da en tres veces en ayunas. Se empieza a dar cuando no da el frío".

En *Libro de guisados, sopas, pucheros, y postres para el uso mi Señora Doña Josefa Diaz Varela* las recetas de remedios también se agregan como un apéndice al final denominado "Medicinas de campo"[27]. Este listado de remedios es el más numeroso que encontramos, compuesto por 23 recetas, de las cuales 21 son de remedios para seres humanos y dos para animales. Una parte de las formulaciones guarda la influencia de los libros medievales que emplean alimentos y hierbas de manera simple para elaborar remedios, tal es el caso de recetas como la "Untura secante para granos y fuegos en la boca provenidos de irritación", la de "Purgación detenida en parturientas", o la de "Hidropesía", entre otras, como puede verse en el siguiente ejemplo para aliviar el "Insulto", en el folio 18r:

Insulto

"Epazote hervido como té y se toma en ayunas y después de cada alimento. En la parte o partes dañadas se untará con una tintura hecha de aguardiente y epazote molido".

---

[25] Cacalosúchil, planta del género *Plumeria*, "la corteza y la savia o látex que produce el árbol se usan en medicina tradicional para curar heridas, zafaduras y aires", DEM, en línea: https://dem.colmex.mx/ver/cacalosúchil (consultado el 20 de febrero de 2021).
[26] Pensamos que se refiere a *poztecpatli*. F. Hernández habla de esta planta en el capítulo CXLII de su *Historia Natural de las Indias* como "Poztecpatli o medicina de las fracturas" y dice: "La raíz es amarga y olorosa, caliente y seca en tercer grado y glutinosa [...] suelda los huesos rotos y restituye los luxados a su propio sitio". El GDN menciona como fuentes de la época a Alarcón (1629) "Para la quebradura de huesso vsan emplastar la parte affecta con vn simple desta tierra llamado poztecpatli, quiere decir mediçina para quebraduras" y a Clavijero (1780).
[27] TX716.M4 L534 1832, *Libro de guisados, sopas, pucheros, y postres para el uso mi Señora Doña Josefa Diaz Varela: algunas recetas*, 1r- 21r.

Un segundo segmento de los remedios incluidos en este libro se relaciona con recetas publicadas durante el siglo XIX para prevenir y atender el *Cholera morbus*[28], y que aparecieron en diversas cartillas sanitarias a partir de 1833 para atender dicha epidemia. En este grupo de recetas encontramos algunas preparaciones comunes dedicadas a diversos síntomas del cólera como los calambres, vómitos y evacuaciones; y otras más elaboradas como la receta de "agua sedativa", la de un "método curativo" que propone infusiones, friegas, defensivos y cataplasmas; otra de una lavativa a base de carbón vegetal, y una receta que parece haber sido transcrita directamente de alguna publicación, titulada "Contra el cólera", folio 20v, que asegura seguir las recomendaciones de la Sociedad Higiénica de Paris:

Contra el cólera

"Tómese cinco partes de agua de azahar, cuatro de éter sulfúrico, y tres de láudano de Syndenham. Mézclese bien todo esto. Cuando el cólera se ha desarrollado en la población, o en la provincia donde habitéis, en el momento en que sientan cólico, dolores de estómago, náuseas o diarrea, tomaréis en un terrón de azúcar, 20 o 30 gotas de este líquido varias veces al día. Pero esta dosis es aplicable solamente a los casos ligeros. Si se presentan síntomas alarmantes, tomaréis de una sola vez una cucharada pequeña de esta mistura en una infusión de té muy concentrado, y se repite si fuese necesario. Este es un remedio que recomienda la sociedad higiénica de París".

En el caso del manuscrito #4 de *Mexican Manuscript Cookbook Collection* 1790-1820, se trata de un cuadernillo de doce folios de carácter mixto en el que se mezclan cuentas de gasto, una receta de "Remedio para uñeros y panadizos" (folio 1v), un bloque de recetas culinarias, una serie de instrucciones para teñir tituladas "Recetas de agua de color", una receta de "Remedio para la disentería" (folio 9r) y, finalmente, seis recetas alimentarias. La simplicidad de estos remedios corresponde a la del resto de las recetas de este manuscrito:

Receta para uñeros y panadizos

"Y leche de pechos, y migajón de pan con aceite rosado".

Remedio para la disentería

"Las hojitas de la flor del granado se ponen en un pozuelo o en dos, hasta que quede en uno. Y se toma en ayunas y se desayuna con atole, con ponteduro".

7. Conclusiones

Los libros de cocina novohispanos y los de las primeras décadas del México independiente son herederos textuales de los libros de cocina europeos medievales y modernos. Esta herencia se hace patente al tener como unidad básica la receta culinaria, el carácter abierto que permite su permanente reescritura, y su presencia como parte de libros mixtos. También comparten con sus antecesores europeos la concepción dietética de los "humores" y de la importancia de los

---

[28] Cuenya Mateos, M. A., "El cólera morbus en una ciudad de la provincia mexicana. Puebla de los Ángeles en 1833", *Nuevo Mundo Mundos Nuevos, Débats* (2006). https://doi.org/10.4000/nuevomundo.3103 (consultado 30 de marzo de 2023).

alimentos y su preparación para lograr el equilibrio-salud. Aunque las recetas para enfermos y remedios apenas superan el 1% de las preparaciones presentes en el corpus estudiado, en ellas podemos ver elementos de tradición europea como el uso terapéutico del azúcar, la preferencia por platillos picados como las albondiguillas o los gigotes; o de texturas blandas como las panetelas o leches de almendra; la predilección por la carne de pollo o gallina para alimentar a los enfermos; el uso de varias cocciones para modificar las características del alimento, etc.

Textualmente podemos reconocer la influencia del libro de cocina de Francisco Martínez Montiño, del que se adaptan varias recetas; aunque también hay guiños a otros Artes de Cocina, sea en el nombre de la receta o en el contenido de algunas de ellas. Hablando de remedios, prevalece el uso de infusiones, aceites y jarabes, junto a sustancias de farmacia como el esperma de ballena, los polvos de juanes o la sal de ajenjos y otros elementos comunes como el agua de azahar o los zumos de frutas.

A pesar de su fuerte impronta europea, la adaptación al medio americano puede verse en la incorporación de utensilios como el metate, el ayate, el chiquihuite, o el comal, entre otros. Desde el punto de vista del lenguaje, la introducción del termino "atole", de origen náhuatl, define no sólo la bebida a base de maíz, sino la textura de una serie de platillos espesos y digeribles para enfermos.

La experimentación en torno a ciertas plantas americanas con fines medicinales se ve reflejada sobre todo en las recetas de remedios presentes en el libro *Apuntes de Cozina* de fray Pedro de la Santísima Trinidad. Si bien son pocas las plantas nativas que se mencionan en la formulación de remedios se incluyen algunas como cacalosúchil, poztecpatli, epazote, colpachí, lantrisco, etc. presentes en la medicina tradicional mesoamericana.

Por último, es importante resaltar que estas recetas no representan el conocimiento médico alcanzado en México durante los siglos XVIII y XIX, ni los métodos curativos empleados por la mayor parte de la población, sino las prácticas presentes en las recetas difundidas a través de los libros de cocina y la tradición oral, así como la versión simplificada de algunos documentos escritos por especialistas de la época, sólo accesibles a un cierto estrato de la sociedad con posibilidades de adquirir libros o trasladarlos mediante prácticas de lectoescritura.

Fuentes escritas utilizadas

Arte de Cocina, Colección de Recetas muy escogidas y recomendadas por las personas de buen gusto, para hacer guisados, pasteles y etcétera (Ca. 1800), UCSD, TX716.M4 A784 1800 VLT.
Cuaderno de cocina, Toluca (1826), TX716.M4 C83 1826 VLT.
El cocinero mexicano ó, coleccion de las mejores recetas para guisar al estilo americano, y de las mas selectas segun el metodo de las cocinas española, italiana, francesa e inglesa. Con los procedimientos mas sencillos para la fabricacion de masas, dulces, licores, helados y todo lo necesario para el decente servicio de una buena mesa (1831), vol. II, Mexico: Imprenta de Galvan, a cargo de Mariano Arevalo. https://biblioteca.herdez.com/images/cedulas/COCINERO_MEXICANO_TOMO_II_.pdf (consultado el 14 de marzo de 2023).
Granado, D. (1599), *Libro del arte de cozina, en el qual se contiene el modo de guisar de comer en qualquier tiempo, assi de carne como...*, Madrid, Por Luis Sanchez: Vendese en casa de Juan

Berrillo, https://bibliotecavirtualmadrid.comunidad.madrid/bvmadrid_publicacion/es/consulta/registro.do?id=19744 (consultado el 20 de agosto de 2022).

Libro de Cocina Perteneciente a la casa A.O. (1850), UCSD, TX716.M4 L537 1800 VLT.

Libro de Cocina o Incentivos de la Gula para el uso de la Señorita Doña Doloritas González de Velasco (ca. 1800). UCSD TX716.M4 G68 1800 VLT.

Libro de cosina (s. xviii), UCSD, AIWF TX 716.M4L53 1700z.

Libro de guisados, sopas, pucheros, y postres: pa[ra] el uso mi Señora Doña Josefa Diaz Varela (1832), UCSD TX716.M4 L534 1832.

Libro de gasto de casa y cajón que da principio en 1 de enero de 1821 (1821-1871), TX716.M4 L53 1821.

Mexican manuscript cookbook collection (1790-1820), UCSD, AIWF TX716.M4 M484 (*olim* 666), mss. #1-#8.

Nineteenth-century Mexican cookery manuscript (1800-1830), UCSD, TX716.M4 N56 1800.

Primera parte del Arte de abreviar la vida (ca. 1820), UCSD, TX716.M4 C67 1820 VLT.

Recetas de cocina, principalmente de repostería (S. XVIII), BNE, ms. 13918.

Recetas de pastelería y cocina (S. XIX), BNE, ms. 23133_15.

Santísima Trinidad, P. de la, (1763), *Apuntes de cozina*. BNE, ms. 12474.

Bibliografía

Altimiras, J. de, (1994), *Nuevo Arte de cocina, sacado de la escuela de la experiencia económica*, Barcelona: imprenta de Don Juan de Bezares dirigida por Ramón Martí impresor, 1758, Huesca: La Val de Onsera.

Cuenya Mateos, M. A. (2006), "El cólera morbus en una ciudad de la provincia mexicana. Puebla de los Ángeles en 1833", *Nuevo Mundo Mundos Nuevos, Débats*. https://doi.org/10.4000/nuevomundo.3103 (consultado 30 de marzo de 2023).

Guzmán, D. de (1999), *Recetario mexiquense, siglo XVIII. Colección Recetarios antiguos*, México, D. F.: Consejo Nacional para la Cultura y las Artes.

Hernández de Maceras, D. (2004), *Libro del Arte de Cozina: en el qual se contiene el modo de guisar de comer en qualquier tiempo...*, Salamanca: en casa de Antonia Ramírez, 1607, ed. Facsimilar, Valladolid: Ed. Maxtor.

Juárez López, J. L. (2012), *Engranaje culinario, la cocina mexicana en el siglo XIX*, México, D. F.: Consejo Nacional para la Cultura y las Artes.

Laurioux, B. (1997), "Les livres de cuisine médiévaux", *Typologie des sources du Moyen Âge Occidental*, Fasc. 77, 14-18.

— 2006. "Cuisine et médecine au Moyen Âge: Alliées ou ennemies?", *Cahiers de Recherches Médiévales Et Humanistes*, 13 Spécial, 223-238. https://journals.openedition.org/crm/862 (consultado 15 de agosto de 2022).

Martínez Montiño, F. (2021), *Arte de Cocina, en que se trata el modo que más se usa de guisar en este tiempo en viandas de carne y pescado, pastelería, conservería y bizcochería y lo tocante para el regalo de enfermo*, Usunáriz, J. M., y Ortiz Martín, M., ed. crítica y estudio preliminar, Colección Batihoja 78, New York: Instituto De Estudios Auriseculares.

Mazzini, I. (2000), "Diet and medicine in the Ancient World", en Flandrin, J. L. y Montanari, M. (eds.), *Food. A culinary History from antiquity to the present*, New York: Penguin Books, 141-149.

Montanari, M. (2000), "Toward a new dietary balance", en Flandrin, J. L. y Montanari, M. (eds.), *Food. A culinary History from antiquity to the present*, New York: Penguin Books.

Pajares Ladrero, L. F. (2019), *Carlos V y el Libro de cocina de Ruperto de Nola*, https://cvc.cervantes.es/literatura/carolvs/carolvs_02/indice.htm (consultado el 5 de marzo de 2023).

Phelts Ramos, S. (2021), *Edición de Libros de cocina manuscritos mexicanos de los siglos XVIII y XIX: Herencia española, reescritura, compilación y creación*, Tesis doctoral, Universidad de la Rioja.

Pray Bober, P. (1999), *Art, culture and cuisine: ancient and medieval gastronomy*, Chicago, The University of Chicago Press.

Santamaría Hernández, Mª T. (2022), "Alimentación y Medicina en la Edad Media: el largo viaje de la dietética griega a través de los textos", *eHumanista*, 51, 134-155, https://www.ehumanista.ucsb.edu/sites/default/files/sitefiles/ehumanista/volume51/07_ehum51.g.SantamariaHernandez.pdf (consultada 10 de marzo de 2023).

Vargas Lugo, E. (prol.), (2004), *Recetario novohispano, México siglo XVIII. Colección Recetarios antiguos,* México, D.F.: Consejo Nacional para la Cultura y las Artes.

The Health of Body and Soul in the Monastic Tradition

Gabriele Archetti[1]

Università Cattolica del Sacro Cuore

In the late spring of 400, Paolino of Nola, the Aquitanian ascetic who had moved to Campania with his wife Terasia after his conversion and baptism in Spain in 395, sent a long letter to his friend Sulpicio Severo. The letter was delivered by the young monk Vittore, a disciple of Sulpicio in the monastic retreat of *Primuliacum*, who had humbly served Paolino by performing the most menial tasks such as washing feet, cutting hair, cooking for the community, and comforting Paolino with words. "I, venerating the Lord Jesus in brother Vittore", he writes in the letter, "have desired, I confess, for a remedy to my weakness, that this companion of mine in servitude, better than me, washes me with water and anoints me with oil".[2] This kind act of charity was performed with the oil of Nigella, whose soothing and anti-inflammatory properties relieved the joint pains of the ailing pastor of Nola, as mentioned in epistle 5.[3]

In Vittore's skilled hands, the oil became like a medicine that, as Paolino complains about his poor health, "penetrated the intimate fibers of my body with the same sweetness as an ointment and my bones rejoiced". He then goes on to describe the positive effects that this treatment had on both his body and spirit:

> "It also helped to revive my senses, this arena of piety more than of the body: through his skilled hands, my weak limbs were reassembled, reactivating my bones, and invigorating my mind. Undoubtedly, this was because faith guided his hands, so while the therapist's hand recreated my ailing flesh, the grace of the man of faith purified my suffering soul. The oil, an external holy substance, became joy within me".[4]

Chapter IX of the Regola of Fruttuoso, which was dedicated to hospitality, confirms that this practice was not at all unusual; that is, when at sunset, tired guests and pilgrims were washed and anointed with oil on their weary feet.[5] On another note, the treatises of Hippocrates, Celsus, Galen, and the medical work of Dioscorides were stored in the *Vivarium* monastery's library, founded by the aristocrat Cassiodorus in the 6th century in Calabria near Squillace,

---

[1] Email: gabriele.archetti@unicatt.it. Orcid: https://orcid.org/0000-0002-4706-8286
[2] Paulinus of Nola, *Le lettere*, Latin text with introduction, Italian translation, notes, and index by G. Santaniello, I, (1-23), Naples-Rome: Ler, 1992, Strenae Nolanae, Collana di studi e testi, 4; II, (24-51), Naples-Rome: Ler, 1992, Strenae Nolanae, Collana di studi e testi, 5 [= Nola, P. of, *Lettere*], 23, 5, 621; sull'originalità del monachesimo sperimentato dal presule nolano, cfr. Archetti, G., "Mite iugum Domini. Paolino di Nola e l'esperienza monastica", in Ebanista, C., Piscitelli, T., *Paolino, Nola e il Mediterraneo*, Atti del Convegno internazionale, Naples, 10-11, May 17-18, 2021, Naples-Rome: Ler, 2023, 323-344.
[3] Paulinus of Nola, *Lettere*, 5, chap. 21, 257; 15, chap. 4, 467; 23, chap. 5, 621, 623.
[4] Paulinus of Nola, *Lettere*, 23, 5, 623.
[5] Regola of Fruttuoso, 9, *L'accoglienza degli ospiti*, in *Abitare come fratelli insieme. Regole monastiche d'occidente*, Introduction by E. Bianchi, Translation and notes by C. Falcini, Magnano: Qiqajon, 2016, Padri della Chiesa: volti e voci, 819.

a center for the study of the Bible, the transmission of codes, and the cultural encounter between Christians and pagans, Romans and Goths, Roman science, and Greek knowledge.[6]

These texts mainly focused on curative and botanical topics, confirming the importance of medicine as a therapeutic discipline. For Cassiodorus, the science of health was part of a broader program of classical recovery and assimilation of ancient thought into an updated program of cultural commonality. More on this subject can be found in the Latin translation of Chapter XXXI of *Institutiones* by Hippocrates and Galen, dedicated to the care of sick monks.[7]

However, Cassiodorus's interest was not limited to the study, preservation, and transcription of ancient medical works, but extended to the cultivation of plants and the breeding of animals such as birds, fish, and bees in order to discover their health, pharmacological and medical-dietetic properties for charitable purposes. This found wide and consistent application in the Benedictine rule through the exercise of pharmacopeia for the needs of the community, the care of sufferers, pilgrims, and the poor, and to aid those who knocked on the cloister door. In particular, the nurse monk, or *infirmaries*, took care of sick confreres, studied diseases, observed their manifestations, recorded their courses, and studied the laws that regulated them. Also, he provided remedies tested through experience which was acquired with research and experimentation. These skills were made available to the entire community and to the *hospitalarius* monk, who was responsible for welcoming guests and organizing hospitality services.

Another aspect can be found in a passage of *Vita*, the biography of Benedict of Aniane, the great Frankish reformer who revitalized and codified Cassinese monasticism during the Carolingian period. After embarking on the path of monasticism on his father's lands near the Aniane river, now known as the Hérault region of Occitania, his fame spread to such an extent that the modest rural cell where he lived became insufficient. Since the valley where he had settled was too small, he "began the construction of a new monastery just beyond its borders", and "worked with the brothers who were building the monastery, cooked their food for nourishment and found time to write a cookbook".[8] These latter details are particularly interesting as they pertain to an ascetic who "nourished himself everyday with tears" and "repressed his flesh as if it were a ferocious beast, eating very little and subsisting on bread and water".

This is especially true if we refer to his ascetic life companions, whose bodies, as Smaragdo notes, were "thin and exhausted from hunger" and elicited pity from local women who brought them goat milk and other gifts from time to time. These details offer insights into the saintliness of the son of the Gothic count of Maguelonne, originally from Settimania, but

---

[6] Mazzucotelli, M., *Cultura scientifica e tecnica del monachesimo in Italia*, I, Seregno: Abbazia di San Benedetto, 1999, 143-145.

[7] Cassiodorus, *Institutiones divinarum et saecularium litterarum*, I, XXXI, 3: "legite Hippocratem atque Galienum latine lingua conversos", in Flavio Magno Aurelio Cassiodoro, *Le Istituzioni. Basi per una rinascita di civiltà*, Presentation and translation from Latin by A. Caruso, Romen: Vivere in, 2003, Tradizione e vita, 12, 143.

[8] Ardo Smaragdus, *Vita Benedicti abbatis Anianensis et Indensis*, in Waitz, G. (ed.), *Monumenta Germaniae Historica, Scriptores*, XV, 1, Stuttgart: Berolini apud Weidmannos, 1963, chap. 5, 202-203, with reference to the cookbook, 203: "aliquando autem eorum ad vescendum dequoquere victum librumque etiam pariter circa coquina occupatus scribere satagebat"; more in general, Archetti, G., "Mensura victus constituere. Il cibo dei monaci tra Oriente ed Occidente", in *L'alimentazione nell'alto Medioevo: pratiche, simboli, ideologie*, Sessantatreesima settimana di studio (Spoleto, 9-14 aprile 2015), Spoleto: Fondazione Centro italiano di studi sull'alto medioevo, 2016, 757-758.

also highlight his culinary skills and underscore the monks' considerable interest in dietary regimes and the resulting disciplinary norms. What use could a "cookbook" or a recipe book be to these fasting and abstinence athletes, champions of restraint who made dietary rigor a habitual exercise in their daily training for spiritual combat? The answer is not difficult to find when we consider the Hippocratic medical tradition, which stated that understanding the virtues of different foods was essential for adapting them to each person's needs and individual qualities, through an appropriate diet.

For those who embark on the path of monastic asceticism, as Leandro, the Bishop of Seville, writes concerning the nuns of Sister Fiorentina, "you already are what the saints and all the Church hope to become after resurrection".[9] That is, these nuns are already living examples of such ideal. In a monastic lifestyle, nutrition is important, but it is not the only aspect to consider. It is essential to nourish, but also prevents diseases and preserves health. Therefore, regulations on food intake serve as an organized tool for maintaining or restoring physical and mental health according to different existential choices. This explains the central role of nutrition in ancient medicine, where the individual's health depended on the balance of the elements composing the human body. Physical and psychological wellness, altered by causes only partially related to free will, could be maintained or restored by adjusting food intake and exerting labor, the foundations of the monastic tradition.

According to *De Diaeta*, food and exercise have opposite virtues but together contribute to health. For monks, the exercises, which comprise work, prayer, and communal service, consume the available energy, while food and drink compensate for these losses.[10] Therefore, once the nature of the food is established and administered accordingly, they help maintain the balance by transforming into liquids in the stomach and circulating through the vessels. The knowledge of food properties was essential to properly combine them, maintain health, and combat diseases, based on humoral theory. In fact, this theory was the first attempt in ancient times to explain the onset of pathologies based on their etiology rather than magical, sacral, or superstitious elements. The excess or lack of any of the bodily fluids constituting a person, namely black bile, phlegm, blood, or red humors and yellow bile, had a direct relationship with their health and temperament (choleric, phlegmatic, sanguine, or melancholic), which, according to Galen, was determined by the prevalence of one humor over the others.

The four basic elements, earth, water, air, and fire, described by Aristotle in *De generatio et corruptione*, were characterized by their qualities (cold, moist, dry, and hot), arranged in a mathematical system, linked to the planets, and connected to astral influence. This resulted in a rich interpretative framework of the microcosm as a projection of the macrocosm, i.e., a holistic view where the quaternary model of the elements at the base of the universe was the same model of anthropology. This conception was based on the number four with its rich symbolism ranging from the great rivers of Eden to the cardinal virtues, from the evangelists to the quadrivium of *artes liberales*, from the seasons to the stages of human life and the times

---

[9] Regola of Leandro, *Prologo*, 2, 3, in *Abitare come fratelli insieme*, 100.
[10] Pseudo-Hippocrates, *De diaeta*, 2, 2, in Hippocrate, *Du régime*, Texte établi et traduit par R. Joly, Paris: Les Belles Lettres, 1967; also Mazzini, I., *Alimentazione e salute secondo i medici del mondo antico: teoria e realtà*, in Longo, O. and Sarpi, P., *Homo edens. Regimi, miti e pratiche dell'alimentazione nella civiltà del Mediterraneo*, Milan: Diapress, 1989, 257-264; and, more generally, Hankinson, R. J., *The Pseudo-Hippocratic* Letters *and the Greek self-image of virtue, health and expertise*, in Manetti, D.; Perilli, L. and Roselli, A., *Ippocrate e gli altri*, Rome: Pubblications de l'École française de Rome, 2021, Collection de l'École française de Rome, 590, 197-216.

of the day. Moreover, the number four derived from the Pythagorean principle of *tetractys*, i.e., the quaternary number determined by the arithmetic sequence of the first four natural numbers underlying every phenomenon. Thus, the humor of black bile, which was located in the spleen, corresponded to the element of earth and gave rise to the melancholic temperament. The phlegm, located in the head, corresponded to water and the phlegmatic temperament. The blood, with its seat in the heart, was linked to air and the sanguine character. Finally, the yellow bile, originated in the liver, was the humor of fire and the choleric temperament.

Now, the examples above assume a clear interpretation. The Nigella oil restores vitality and functionality to the body that has been numbed by old age. The recovery of traditional medical-scientific approaches allows for personalized dietary plans according to each individual's "qualities", which is especially important for the cookbook of the monks of Aniane and their ascetic lifestyle. Although there are no restrictions on any particular food, certain foods are favored over others not for their intrinsic value, but for their greater effectiveness in promoting temper in any aspect of the ascetic life: eating, drinking, speaking, dressing, walking, etc. Hildegard of Bingen explains that we are sustained by a vital force or energy called *viriditas*[11], and that health is the result of an organized, harmonious, and balanced activity of the body, as opposed to *infirmitas* or *imbecillitas*, which is the disruption of that physical, psychological, or spiritual balance. Finally, death is the loss of that vital energy.

Aside from the biblical, patristic, and spiritual reference models, the regulations on food confinement seem incomprehensible without understanding the physiological and dietary prerequisites. As Basil observes, "we should use simple foods that can satisfy our needs", just as the Lord did by providing simple, frugal food like barley bread and a bit of fish to the hungry crowds in the desert (Mt 15:32), even though He could have performed even greater miracles with more lavish foods (Jn 6:9).[12] The objective, as the bishop continues, is to "preserve the purpose of pleasing God". Work, agriculture, cooking, and medicine are a way to mitigate the painful consequences of the curse of our predecessors[13], which led to the expulsion from the Garden of Eden – "by the sweat of your brow you shall eat bread" (Gen 3:23). These activities are a way to partially recover the primordial happiness which was lost.

There is a providential design that governs creation, because "not even the herbs endowed with specific properties for each disease – writes Basil – have sprouted spontaneously from the earth but have been produced for our benefit by the will of the Creator". Consequently, "the natural qualities that we find in roots, flowers, leaves, fruits, [...] and that are useful to our bodies, all correspond to foods and drinks. However, what is superfluous, what involves a lot of work, or what seems to turn our entire lives towards caring for the flesh should be avoided".[14] The fact that some people abuse food and use culinary or bakery arts to satisfy their pleasures is not a good reason to reject the health benefits of food and its properties; on the contrary,

---

[11] Hildegard of Bingen, *Libro delle creature. Differenze sottili delle nature diverse*, Campanini, A. (ed.), Rome: Carocci, 2011, Biblioteca medievale, 134, libro I, 39.
[12] Basil of Caesarea, *Le regole, Regulae fusius tractatae, Regulae brevius tractatae*, Introduction, translation, and notes by L. Cremaschi, Magnano: Qiqajon, 1993, D. 19, 2, 140.
[13] Basil of Caesarea, *Le regole*, D. 55,55, 211; also, Archetti, G., "Noli pane satiari. Il pane sulla mensa dei monaci", in Archetti, G., *La civiltà del pane. Storia, tecniche e simboli dal Mediterraneo all'Atlantico*, Convegno internazionale di studio (Brescia, December 1-6, 2014, Spoleto: Fondazione Centro italiano di studi sull'alto medioevo, 2015, Centro studi longobardi. Ricerche, 1, 1663-1704.
[14] Basil of Caesarea, *Le regole*, D. 55,2, 207.

consuming them in the right measure will prevent such excesses. In any case, moderation is the key in everything. Rejecting the benefits of medicine, which are guaranteed by the properties of food, is a sign of obstinacy. On the contrary, those who joyfully accept the gift of healing provided by food express their gratitude towards God. "Hezekiah did not consider the fig poultice (Is 38:21) as the main cause of his health, nor did he attribute his healing to it, but celebrated the glory of God by giving thanks for creating figs",[15] Therefore, there are no foods that are inherently forbidden or opposite to monastic life, nor foods that are intrinsically bad, since moral judgment depends on their use. That is why renouncing something through regular discipline is valuable only if it facilitates a faster and more intimate approach to God; otherwise, it is useless and harmful, such as fasting to show off and receive praise. Instead, it is better to eat small amounts every day than to consume large amounts rarely and excessively. For monasticism, asceticism is an indispensable means of spiritual formation and fasting is a tool that can be either good or bad depending on its use. Even meat, which is usually excluded from the monastic diet, becomes a powerful medicine in cases of illness, and it is a good food by nature whose consumption is mandatory for sick monks.

Basil is the normative reference upon which Agostino, Evagrio, Pelagio, Girolamo, Cassiano, Leandro, Isidoro, and Fruttuoso base their work. While it may be impossible to establish universal rules regarding food, Basil recognizes temperance as the criterion to follow regarding the variety and quantity of food, as well as the timing of meals, applying these rules to each individual's constitution. It is important to avoid "what leads to pleasure" because it is a "source of ruin", even to break any connection with Jewish customs or Manichaean positions. This is because food is neither pure nor impure, but rather, only the desire that comes from within can be described as such, not what enters the body (Mt 15:1-20).[16] Therefore, dietary restrictions are not meant to protect against contamination from external sources, but rather, to purify the heart. By mortifying desire, one is pushed towards Heaven.

Food abstinence is a normal practice in asceticism and plays a key role in controlling one's passions. Therefore, in the rule of the Master and in that of Benedict, deprivation of food, i.e., fasting, is closely connected to chastity: periodic abstinence is practiced in the former, while perpetual in the latter. However, both are recommended, with the same terms, as forms of asceticism that must be "loved": *ieiunium amare, castitatem amare*, since one is a vehicle for the other, and it is easier to restrain sexual appetites by training the body to control desire through fasting.[17] If it is impossible to establish a rule for everyone – "to each according to their needs" (Acts 4:35) as Basil says – and there is no universally valid measure, this does not mean that the principle of asceticism is not a common imperative.[18] Those who aspire to perfection must limit their diet to what is necessary. Gluttony cannot be used as a reference, but it is through it that one begins to control the rest of the body: blocking it prevents vices from entering, as Cassien notes, occupying the rest of the body.[19] Fasting is practiced to guard chastity but also to support the fight against any other defect; renunciation is a detoxifying medicine that purifies and expresses the tension against that the forces of evil.

---

[15] Basil of Caesarea, D. 55,3-4, 208-209.
[16] Basil of Caesarea, D. 19,1, 138-140.
[17] Per il rimando alla regola benedettina, cfr. Archetti, G., "Mensura victus constituere", 767-768.
[18] Basil of Caesarea, *Le regole*, D. 19,1, 138-139.
[19] Jean Cassien, *Conférences I-VII*, Introduction, Latin text, and notes by E. Pichery, Paris : Les Éditions du Cerf, 1955, Sources chrétiennes, 42, con lat., 5, 25.14, Mt 12,43-45, 215-216, 204-206.

Within the Iberian monastic context, three aspects related to health and well-being stand out prior to the year 1000: food consumption, care for the sick, and welcoming of strangers. In *De institutione virginum et de contemptu mundi*, written around 580 by Bishop Leandro for his sister Fiorentina, a nun in Seville, it is noted that food consumption should be moderate, proportionate to personal needs, and indulging with illnesses. There are also three forms of gluttony: when one avidly desires what is forbidden, when something legitimate is prepared with too much care and expense, and when established mealtimes are not respected.[20] Any excess dulls the soul and should be avoided, as a stomach that is fatigued by food reduces the sharpness of the senses. In fact, "the virgin must be in good health, not robust, her face pale and not ruddy", in order to raise the heart's sighs to the Lord and not belch due to indigestion.[21] During sickness, the use of meat is permitted as "a medicine that restores rather than a food that weighs down".

And the bishop continues, "I dare neither forbid nor allow you to eat meat because of your weakness", although those who have enough strength should abstain from it; indeed, "it is a hard condition to nourish the enemy against whom one fights and to nourish one's own flesh in such a way as to feel it rebel. If the virgin uses the same things as other women, it makes one think that she also does what the other women do. What can the flesh that is nourished by flesh do, if not indulge in voluptuousness and ally with the miserable cruelty of lust?"[22] Meat is not a bad food and this is not the reason why it is unsuitable for monastic life, but because it is strongly energetic, it does not fit with cloistered asceticism; eating it "is equivalent to stimulating vices" such as the satiety of any other food. However, in case of illness, when physical strength is weakened and compromises disciplinary commitment, it becomes not only good but necessary to regain health.

Fasting and abstinence serve to subdue the "unruly body" and restrain the appetite. Typically, everyone eats together at the same time, consuming the same type and amount of food, avoiding excess, and without limiting individual choices to opt for simpler fare. Otherwise, as said in *Libellus*, a rule of the Benedictines that possibly originated from the monastery of Saint Martin of Albelda, after the Anian Reforms, in the restricted area of Navarra and Rioja, the more one's gluttony overloads the stomach, the more the spirit is emptied of spiritual strength. Gluttony strengthens the limbs while weakening the soul, causing lethargy, laziness, and indifference. In fact, "a drowsy sister does not welcome vigils or strive to sing psalms at the allotted time; she does not lift her mind to Heaven, nor attain the grace of contrition. She is slow to prayer, easily annoyed by reading, slow to understand the word of God, reluctant to obey elders, and apathetic in performing every good deed".[23] However, the body must not undergo overly strict abstinence to avoid losing the good that has just begun due to the "fear of being oppressed beyond measure by hunger". Everything must be done in moderation.

The same criteria apply to wine, which, although not recommended for monks, Saint Paul advised Timothy to "take a little wine for the sake of your stomach and your frequent ailments" (1 Timothy 5:23). Leandro comments that by saying "a little", wine should be taken as a

---

[20] Regola of Leandro, 13, 5-8, in *Abitare come fratelli insieme*, 118-119.
[21] Regola of Leandro, 24, 11-16, 129.
[22] Regola of Leandro, 24, 1-5.9, 129.
[23] *Libellus a Regula sancti Benedicti subtractus*, I, *Gli strumenti delle buone opere*, 33, 1-9, in *Abitare come fratelli insieme*, 227, 241-242.

medicine and not to the point of drunkenness, that is, in recognition of our fatigue and with consideration for those who are suffering from an illness.[24] Regarding measurement, *Libellus* uses the Benedictine norm of the emina and establishes that "a third of this same quantity – equivalent to roughly three glasses per day – is sufficient for the sisters".[25] However, Isidoro observes that abstinence, in agreement with the quantity of three daily glasses, should not be prohibited but praised, "provided that it is not rejected out of contempt for the creatures of God, which were granted to man for its use" (1 Timothy 4:3-4).[26] Even in the monastery of Saints Giusto and Pastore of Fruttuoso of Compluto, near the Molina River in Bierzo, wine is allowed in the measure of a sextarius, also for hygienic and health reasons, corresponding to a "sober measure" of just over half a liter diluted "to be divided between four brothers", increased by a serving on Saturday evening, Sunday, and holidays.[27]

Wine, like meat, is a product viewed with reluctance by monks, especially due to the risks of excessive consumption and reckless behavior. While abstinence is recommended and fasting is practiced during certain times of the year, such as Lent or as a penance for a punishment – in which case the sanctioned brother must still be offered "the medicine of forgiveness and mercy"[28] – drinking wine can also be a means of fostering cohesion, brotherhood, and sharing. During a special celebration, personal limits can be exceeded, as well as when guests arrive or depart from other monasteries where wine consumption is allowed outside regular hours. The same goes for physically demanding work or harsh weather conditions, in which case an extra dose is permitted to recover energy. This is also true in cases of illness, where the sick brother must be provided with the necessary food and drink to recover their health. Finally, the same applies to welcoming pilgrims, to whom provisions (*viaticum*) can be given for their journey, and to charity for the poor, who are given any leftovers from lunch or dinner.

The abbot has many ways to ensure the quality of life for his monks and their well-being in fulfilling their disciplinary duties. This *scrupolositas* should be even greater when dealing with sickness, for which specific areas, dedicated personnel, exemptions from the enclosed schedule, exemption from communal work, the use of quadruped and bird meat, a moderate amount of wine, specially cooked meals, recourse to pharmacopeia and bathing whenever it benefits healing and recovery are provided. Leandro writes:

> "What can I say about food to you, sister, who only consume what reason recommends due to the fragility of your body? Nevertheless, temperance must remain in the soul, so that if something needs to be granted for the body's infirmity, the mind is not exempt from rigor. If the sick body requires more leniency, there is no fault in the use of food, but there will be concupiscence and a lack of moderation in taking more than necessary or desiring things you can live without".[29]

The same reasoning also applies to the elderly and children who, within the community, are the most vulnerable categories. It is just as unfair to establish the same diet for an adult and

---

[24] Regola of Leandro, 19, 1-19, *L'uso del vino*, 123-124.
[25] *Libellus a Regula sancti Benedicti subtractus*, 15, 10-13, 274.
[26] Regola of Isidoro, 9, 5, in *Abitare come fratelli insieme*, 787.
[27] Regola of Fruttuoso, 3, *La mensa*, in *Abitare come fratelli insieme*, 813.
[28] Regola of Fruttuoso, 15, *Colui che mente, ruba e percuote i monaci*, 825.
[29] Regola of Leandro, *Prologo* 2, 1-4, 118.

a child, as for an older monk as well. This principle also applies to work, assignments, and observing the timetable. *Libellus* sets clear criteria:

> "Although it is human nature to feel mercy towards these ages, namely the elderly and children, the authority of the rule must provide for them. Always consider their weakness and do not maintain the rigor of the rule regarding food for them in any way. Instead, have affection for them and anticipate the expected time, that is when the sisters eat at noon, they will eat at nine in the morning; when the others eat at three in the afternoon, they will eat at noon".[30]

Concerning the observance of fasting, Isidoro adds: "Those who are worn out by their advanced age or impeded by the fragility of their young age" should not fast every day, as "whoever is old may die before their time, or the one who is growing may fall before they can become stronger".[31]

According to Regola Comune, a stratified and complex collection dating back to a very ancient family-type monasticism, possibly influenced by the Priscillianist rule and later reformed according to the Aachen observance, the cellarer "shall be excused from all monastery duties and kitchen tasks, so as to always be in charge of dispensing food to children, elderly, sick people, and guests",[32] Regarding remedies for punished monks guilty of any wrongdoing, it is stated that "the doctor stops cutting the wound when he sees that the patient can be healed with medicine", thus allowing them to eat foods that "do not cause laxness and do not weaken the body."[33] Therefore, no meat, intoxicating drinks, or wine are allowed, although the superior may make exceptions for the elderly or in specific situations; however, fasting remains the most followed remedy. Confined to the solitude of a dark cell, the regimen of these brothers was based on bread and water, even in the evening after the community dinner, when they were given a barley loaf of almost 200 grams (*paximatium*) – six ounces, as Fruttuoso specifies – on which the abbot would simply breathe without uttering any blessings, with a little addition of water[34]

Monasticism attempted to adapt the knowledge derived from sacred Scriptures and ancient medical and dietary traditions to the paths of asceticism along the narrow road to perfection. A peculiar contribution to this, which is not always sufficiently emphasized, was the medical knowledge yielded by the practice of medicine, which, after significant developments in the first millennium, gradually fell into neglect from the end of the eleventh and twelfth centuries, due to a series of ecclesiastical provisions.[35] The reasons for such provisions are to be found in the desire to preserve monastic life from the danger of losing its values in relation to a very demanding medical activity, directed towards others and outside the monastery. The constant attention to the care of the body also carried the risk of distracting from the choice of isolation, asceticism, and prayer, which are typical of monks. Additionally, the earnings, the

---

[30] *Libellus a Regula sancti Benedicti subtractus*, 14, 1-4, 273.
[31] Regola of Isidoro, 11, 3, 790.
[32] Regola Comune, 6, *Come possono vivere in monastero senza pericolo gli uomini con le loro mogli e i figli*, in *Abitare come fratelli insieme*, 846-847.
[33] Regola Comune, 19, *Quali norme devono osservare in monastero coloro che nel mondo avevano dei peccati gravi*, 870.
[34] Regola Comune, 14, 15, and 19, 860, 863-870; Regola di Fruttuoso, 15, *Colui che mente, ruba e percuote i monaci*. 824.
[35] Mazzucotelli, M., *Cultura scientifica e tecnica*, 143-145; also Riva, E., "Il difficile cammino della materia medica presso i monaci dell'alto medioevo", *Atti e memorie. Rivista di storia della farmacia*, XXXVI, 3 (2019), 183-194.

intervention of township in health matters, the secularization of medical schools – such as the Salerno school – followed by the development of university studies, which became the site of clinical study and experimentation, all contributed to excluding the medical profession from cloistered and clerical perspectives.

The first explicit prohibition in this regard is traditionally attributed to the Council of Reims (1119) and reiterated by the Council of Clermont in Auvergne (1130). Along with condemning chivalrous tournaments, canon V restricts the practice of medicine to laymen.[36] The issue reappeared in the Council of Reims in 1131, attended by Innocent II, where canon VI explicitly condemned the "bad custom" of practicing medicine, particularly for profit, and risking the loss of spiritual goals.[37] This provision was reiterated by canon IX of the Second Lateran Council (1139), which stated that "monks and regular canons ought not to learn the secular laws or medicine".[38] The Council of Montpellier in 1162 criticized the greed for gain and the illusion of the false promises of health.[39] A year after, at Tours (1163), Alexander III extended the ban on all disciplines of science and prohibited monks from leaving the monastery to study them.[40] Innocent III, at the Council of Paris in 1212, threatened excommunication for religious who practiced medicine outside their conventual structures, despite permission from their superiors.[41] The Fourth Lateran Council (1215) extended the prohibition of practicing medicine and, especially surgery, to all secular and regular clergy, as "the health of the soul is much more precious than that of the body".[42]

The canonical limitation impoverished the establishments that had cultivated medical science up until that point, and although it was motivated by valid reasons, it contributed to extinguishing a tradition that had improved the quality of life for many in terms of cultural relevance, scientific significance, and healthcare practice. However, studies on botany and medicinal plants (including the compilation of herbaria, recipe books, pharmacopoeias, etc.) continued, as did the preservation and transmission of medical works. It was only with the birth of modern religious congregations dedicated to the care of the sick that the unique

---

[36] Mansi, J.D., *Sacrorum conciliorum nova et amplissima collectio*, XXI, apud Antonium Zatta, Venetiis 1776, can. 5, coll. 438-439: "A wicked and detestable custom, as far as we know, has arisen to the point that monks and regular canons, after receiving their habit and making their profession of faith, in disregard of the rules of Benedict and Augustine, study law and medicine in order to gain temporal profit. And in truth, driven by greed, they become defenders of these causes: relying on the support of their powerful voices and the variety of their duties, they confuse right and wrong and lawful and unlawful, when instead they should dedicate themselves to hymns and psalms. Imperial constitutions attest that it is absurd and shameful for clerics to try to become experts in legal and medical matters. With the Apostolic Authority, we therefore establish that such violators shall be heavily punished. Furthermore, neglecting the care of souls and setting aside the obligations of their order, they themselves promise health in exchange for vile money, thus becoming doctors of human bodies. And since an impure eye is an envoy of an impure heart, religion should not deal with what one is ashamed to talk about. Therefore, in order for monks and canons to please God and be preserved in their sacred duties, we prohibit, by virtue of our Apostolic authority, that this practice continue further. Bishops, abbots, and priors who are complacent toward such serious errors and do not correct them will be deprived of their positions"; e can. 9, col. 439, for the condemnation of the knights' demonstrations.

[37] Mansi, J.D., *Sacrorum conciliorum*, XXI, can. 6, col. 459: *Ne monachi aut regulares canonici leges aut medicinam lucri causa discant*.

[38] Mansi, J.D., *Sacrorum conciliorum*, XXI, can. 9, col. 528: *Ut monachi et regulares canonici, leges temporales et medicinam non discant*.

[39] Mansi, J.D., *Sacrorum conciliorum*, XXI, can. 15, col. 1160.

[40] Mansi, J.D., *Sacrorum conciliorum*, XXI, can. 8, col. 1179: *Ut religiosi saecularia studia vitent*.

[41] Mansi, J.D., *Sacrorum conciliorum nova et amplissima collectio*, XXII, apud Antonium Zatta, Venetiis 1778, can. 20, col. 831: *Ut regulares qui extra claustra jurisprudentia et medicina dent opera, nisi infra duos menses redeant, sin excommuniati*.

[42] Mansi, J.D., *Sacrorum conciliorum nova et amplissima collectio*, XXII, apud Antonium Zatta, Venetiis 1778, can. 20, col. 831: *Ut regulares qui extra claustra jurisprudentia et medicina dent opera, nisi infra duos menses redeant, sin excommuniati*.

ability to combine medical knowledge, charitable assistance, and generous fraternity that had characterized monasticism was recovered. However, this is now a different realm far from the medieval era.

In conclusion, a brief note on Chapter XVI of *Libellus*, taken from the Benedictine rule, concerning "the appropriate times for the sisters to eat", where it is said that the evening meal should be regulated so that the nuns "who have lunch do not need the light of the lamp, but everything is finished before sunset",[43] Although this stipulation had significant historical relevance in the Benedictine rule, serving as a chronological marker of its composition during the difficult Gothic War years (535-553) and not found in the *Regula Magistri*, it no longer held the same importance for the nuns of Navarre and Rioja around the turn of the millennium. Rather, it remained only as an archaeological remnant devoid of evocative significance and disciplinary consequences.

Bibliography

Archetti, G. (2014), "Noli pane satiari. Il pane sulla mensa dei monaci", in Archetti, G., *La civiltà del pane. Storia, tecniche e simboli dal Mediterraneo all'Atlantico*, Convegno internazionale di studio, (Brescia, December, 1-6), Spoleto: Fondazione Centro italiano di studi sull'alto medioevo, Centro studi longobardi. Ricerche, 1, 1663-1704.

- (2016), "Mensura victus constituere. Il cibo dei monaci tra Oriente ed Occidente", in *L'alimentazione nell'alto Medioevo: pratiche, simboli, ideologie*, Sessantatreesima settimana di studio (Spoleto, 9-14 aprile 2015), Spoleto: Fondazione Centro italiano di studi sull'alto medioevo, 757-758.
- (2023), "Mite iugum Domini. Paolino di Nola e l'esperienza monastica", in Ebanista, C., Piscitelli, T., *Paolino, Nola e il Mediterraneo*, Atti del Convegno internazionale, (Naples, 10-11, May 17-18, 2021), Naples-Rome: Ler, 323-344.

Bingen, H. of, (2011), *Libro delle creature. Differenze sottili delle nature diverse*, Campanini, A. (ed.), Rome: Carocci, Biblioteca medievale.

Cassien, Jean (1955), *Conférences I-VII*, Introduction, Latin text, and notes by E. Pichery, Paris: Les Éditions du Cerf, Sources chrétiennes, 42.

Cassiodorus, (2003), *Institutiones divinarum et saecularium litterarum*, in Flavio Magno Aurelio Cassiodoro, *Le Istituzioni. Basi per una rinascita di civiltà*, Presentation and translation from Latin by A. Caruso, Romen: Vivere in, Tradizione e vita, 12.

Basil of Caesarea (1993), *Le regole, Regulae fusius tractatae, Regulae brevius tractatae*, Introduction, translation, and notes by L. Cremaschi, Magnano: Qiqajon.

Dominici Mansi, J. (1776), *Sacrorum conciliorum nova et amplissima collectio*, XXI, apud Antonium Zatta, Venetiis.

Hankinson, R. J. (2021), *The Pseudo-Hippocratic Letters and the Greek self-image of virtue, health and expertise*, in Manetti, D.; Perilli, L. and Roselli, A., *Ippocrate e gli altri*, Rome: Pubblications de l'École française de Rome, Collection de l'École française de Rome.

Pseudo-Hippocrates (1967), *De diaeta*, 2, 2, in Hippocrate, *Du régime*, Texte établi et traduit par R. Joly, Paris: Les Belles Lettres.

---

[43] *Libellus a Regula sancti Benedicti subtractus*, 16, 7-8, 275.

Mazzini, I. (1989), *Alimentazione e salute secondo i medici del mondo antico: teoria e realtà*, in Longo, O. and Sarpi, P., *Homo edens. Regimi, miti e pratiche dell'alimentazione nella civiltà del Mediterraneo*, Milan: Diapress.

Mazzucotelli, M. (1999), *Cultura scientifica e tecnica del monachesimo in Italia*, I, Seregno: Abbazia di San Benedetto.

Paulinus of Nola (1992), *Le lettere*, Latin text with introduction, Italian translation, notes, and index by G. Santaniello, Naples-Rome: Ler.

Regola of Fruttuoso, (2016), *L'accoglienza degli ospiti*, in *Abitare come fratelli insieme. Regole monastiche d'occidente*, Introduction by E. Bianchi, Translation and notes by C. Falcini, Magnano: Qiqajon.

Riva, E. (2019), "Il difficile cammino della materia medica presso i monaci dell'alto medioevo", *Atti e memorie. Rivista di storia della farmacia*, XXXVI, 3, 183-194.

Smaragdo, A. (1963), *Vita Benedicti abbatis Anianensis et Indensis*, in Waitz, G. (ed.), *Monumenta Germaniae Historica, Scriptores*, XV, 1, Stuttgart: Berolini apud Weidmannos.

Ricettari per la bellezza e per la cura femminile

Simona Gavinelli[1]
Università Cattolica del Sacro Cuore

Il primo trattato di cosmetica della letteratura latina è costituito dai *Medicamina faciei femineae* del poeta latino Ovidio che, per l'argomento apparentemente superficiale e poco educativo, è sopravvissuto solo in una decina di testimoni (per lo più basso-medievali), spesso inseriti in antologie poetiche di uso scolastico.[2] La varietà delle ricette di bellezza - che lasciano trasparire in filigrana pure il ricco retaggio etrusco -, risulta comunque pretestuosa rispetto alla novità, quasi ironica e provocatoria, della loro destinazione, convogliata in effetti sulle colte e aristocratiche *puellae nuptae* romane: attraverso la giocosa metafora agricola della cura del volto (equiparabile alla coltivazione dei campi) in cui fare investimenti per poter ottenere lucrosi benefici, il poeta puntava all'esito adulterino dei suoi ritrovati, vellicando di fatto le aspettative di un pubblico femminile altolocato, e pertanto sempre più incline a ostentare come affermazione sociale le mollezze orientaleggianti degli unguenti e degli *aromata* pregiati; il pesante esilio nel Ponto gli fu probabilmente comminato proprio per la sua attitudine a impiegare la *levitas* poetica per scardinare l'intransigente linea politica di Augusto, votato alla *restitutio* di una mitica età dell'oro improntata a un rigoroso *mos maiorum* dove moderazione e riservatezza rappresentavano le virtù più rilevanti, assunte in seguito dal Cristianesimo.[3]

Dal secolo III l'insistenza sulla continenza, elaborata speculativamente anche sul versante pagano, veniva a saldarsi progressivamente su posizioni di marcata diffidenza verso la seduzione del fascino femminile, intrecciandosi in parallelo con la programmatica esaltazione della verginità cristiana, per poi culminare nelle correnti spiritualistiche e neoplatoniche alessandrine, che rimeditavano la bellezza come categoria filosófica.[4] Il *Simposio* del vescovo

---

[1] Email: simona.gavinelli@unicatt.it. Orcid: https://orcid.org/0000-0002-9999-8311
[2] Rosati, G., *I cosmetici delle donne*, Venezia: Marsilio, 1975, 45-47: in cui sono indicati trattati cosmetici in prosa attribuiti a Galeno o a Eraclide di Taranto.
[3] Green, P., "Ars gratia cultus Ovid as Beauticien", *American Journal of Philology*, 100 (1979), 381-392; Cioccoloni, F., "Per un'interpretazione dei Medicamina faciei femineae: l'ironica polemica di Ovidio rispetto al motivo propagandistico augusteo della restitutio dell'età dell'oro", *Latomus*, 65/1 (2006), 97-107; Argentieri, R., "Ovidio Medicamina faciei e dintorni", in Cardone, S. e Carugno, G. e Colangelo, A., *Donne allo specchio. Cosmesi ovidiane e dintorni*, Sulmona: Liceo Classico Ovidio, 2015, 31-45; De Vivo, A., "Il cultus e il trucco delle donne", in Cardone, S. e Carugno, G. e Colangelo, A., *Donne allo specchio. Cosmesi ovidiane e dintorni*, Sulmona: Liceo Classico Ovidio, 2015, 69-80. Sul pubblico delle *doctae puellae* destinatario della poesia elegiaca da Catullo a Ovidio: James, S., *Learned Girls and Male Persuasion: Gender and Reading in Roman Love Elegy*, Berkeley-Los Angeles: University of California Press, 2003, 20-77. La cosmesi etrusca, ricca di rossetti e maschere per il viso, spingeva alcune fonti ostili a stigmatizzare le donne etrusche come ambigue etere dalla vita promiscua: Rallo, A., "La cosmesi", in Rallo, A. (coord.), *Le donne in Etruria*, Roma: L'Erma di Bretschneider, 1989, 173-179. Per la prospettiva patristica: Turcan, M. (coord.), *Tertullien, La toilette des femmes (De cultu feminarum)*, Paris: Éditions du Cerf., 1971.
[4] La tradizione culturale ebraica e cristiana rintracciava nella Bibbia la diffidenza verso una donna bella, estranea alla sapienza e più incline alla prostituzione (*Prov.* 6, 25), animata quindi da superficiale vanità (*Prov.* 31, 30) fino a essere priva di senno (*Prov.* 11, 22): Zorzi, S., "Da Aglaia alla Vergine Maria: tra bellezza, divinità e corpo femminile", *Storia delle Donne*, 12 (2017), 161-185, https://doi.org/10.13128/SDD-20991. Per i modelli agiografici femminili: Giannarelli, E., *La tipologia femminile nella biografia e nell'autobiografia cristiana del IV secolo*, Roma: Istituto Storico Italiano per il Medio Evo, 1980. Interessanti osservazioni iconografiche sul sincretismo religioso in: Higgins, S., "Divine mothers. The influence of Isis on the virgin Mary in Egyptian Lactans-iconography", *Journal of the Canadian Society for Coptic*

orientale Metodio di Olimpo († 311) prospettava infatti ai circoli femminili la possibilità di vivere la verginità come una sublimazione spirituale, anticipando le posizioni patristiche del secolo IV e l'ascetismo delle prime comunità cenobitiche.[5] Tra gli stati di vita la superiorità della consacrazione verginale veniva così a essere presentata come preferibile rispetto alla subordinazione paterna o maritale ma, insieme alla morigeratezza comportamentale, imponeva un mortificante aspetto esteriore, riformulato dunque nella dimensione della mera bellezza interiore, richiamata negli accenti della spiritualità agiografica di ispirazione mariana attraverso i modelli di perfezione morale profilati sulle figure caratterialmente temprate di madre, vergine o vedova (*mulier virilis, virgo, vidua* et *mater*).[6] Nel lento sviluppo della tradizione medico-terapeutica -, ancorata fino all'età moderna alla dietetica alimentare e alla farmacopea erboristica -, come per la medicina dell'antichità greco-romana i trattati riservati alle donne rimanevano dunque piuttosto marginali, e legati all'esile tradizione classica greco-latina dei *Gynaecia*, che prevedevano contributi di ambito ginecologico, ostetrico o pediatrico o, ancora più raramente, prescrizioni di carattere cosmetico, circolanti attraverso un testo frammentario e surrettiziamente ascritto a Cleopatra.

La trasmissione dei *Gynecia* riprese vigore soprattutto durante il recupero carolingio dei testi tecnici, che spesso venivano riuniti in compilazioni antologiche dove potevano essere affiancate le due versioni tardo-antiche dei *Gynaecia* di Soriano, del suo allievo Muscione, o di Cleopatra, talvolta arricchite dalla riproposizione di apparati iconografici in funzione didascalica, come il Muscione della composita raccolta medica Bruxelles, Bibliothèque Royale, 3701-15, ff. 15r-31v, esemplata con buona probabilità nella Francia occidentale verso la metà del secolo IX, e poi confluita nella biblioteca dei duchi di Borgogna.[7] Anche il celebre Celso, *De medicina* Firenze, Biblioteca Medicea Laurenziana, 73, 1 - copiato nella seconda metà del secolo IX presso il monastero di Sant'Ambrogio di Milano in continuità con la tradizione tardo-antica degli iatrosofisti ravennati - appare curiosamente completato da una rassegna di *Gynaecia*: di nuovo Muscione, ff. 177r-188v, ma senza illustrazioni, con sezioni di Cleopatra, Soriano, Muscione, Vindiciano e Teodoro Prisciano (un africano allievo di Vindiciano del secolo IV), per concludersi infine con un'appendice di ricette ginecologiche incentrate sulla difficoltà del concepimento e sui dolori dell'allattamento.[8] La società medievale, preoccupata

---

Studies, 3-4 (2012), 71-90.

[5] Prinzivalli, E., "Desiderio di generazione e generazione del desiderio. Metodio d'Olimpo e le polemiche sull'Eros tra III e IV secolo" in *L'Eros difficile. Amore e sessualità nell'antico cristianesimo*, Catanzaro: Rubettino, (1998), 39-66; Zorzi, S., "Castità e generazione nel bello. L'eros nel Simposio di Metodio d'Olimpo", *Reportata. Passato e presente della teologia*, 2002, 30. https://mondodomani.org/reportata/zorzi02.htm; Zorzi, S., "La personalità delle vergini e l'epilogo del Simposio di Metodio d'Olimpo: una critica all'encratismo", *Reportata. Passato e presente della teologia*, 2002. https://mondodomani.org/reportata/zorzi03.htm; Zorzi, S., "Metodio d'Olimpo, un autore minore?", *Révue d'études augustiniennes et patristiques*, 52 (2006), 31-56; cfr. anche Bril, A., "Plato and the sympotic form in the Symposium of St. Methodius of Olympus", *Journal of Ancient Christianity*, 9 (2005), 279-302.

[6] Nel contesto patristico Cipriano, *De habitu virginum*, 1, ma anche Tertulliano, *De cultu foeminarum*, II 5, condannavano le donne che alteravano il loro aspetto originario, tingendo di rosso le guance e sottolineando gli occhi con il nerofumo per cui, dimostrandosi insoddisfatte dell'opera dell'artefice divino, finivano per rendersi preda delle seduzioni diaboliche.

[7] Radicchi, R. (coord.), *La Gynaecia di Muscione: manuale per le ostetriche e le mamme del VI secolo d. C. Testo latino a fronte*, Pisa: Giardini, 1970. In merito alla farmacopea medievale: *Farmacopea antica 2008*. Per il codice di Bruxelles: Beccaria, A., *I codici di medicina del periodo presalernitano (secoli IX, X e XI)*, Roma: Edizioni di Storia e Letteratura, 1956, 112-117; Delsaerdt, P. et al., *Honderd schatten uit de Koninklijke Bibliotheek van België*, Bruxelles: Mercatorfonds, 2005, 7.

[8] Il Celso Laurenziano rimase presso la biblioteca santambrosiana dove, nel tardo secolo XIII, fu usato da Simone da Genova (medico pontificio e cappellano di Bonifacio VIII) fino al 1427 quando, durante la stagione delle scoperte umanistiche, fu intercettato dal bolognese Giovanni Lamola, amico di Guarino Veronese, prima di arrivare ad Angelo Poliziano († 1494), che si premurò di donarlo a Lorenzo il Magnifico († 1494): Beccaria, A., *I codici di medicina*, 277-281

di trasmettere i patrimoni attraverso una discendenza controllata, identificando la cura del corpo con la concupiscenza adulterina, tendeva a scoraggiarla diffondendo attraverso la predicazione i moniti patristici contro l'uso dei trucchi cosmetici, volti ad alterare le forme di una creazione costruita *ad imaginem Dei,* per cui i belletti potevano solo essere tollerati per favorire le armoniche dinamiche coniugali; tale concezione emerge con chiarezza dalla metafora adottata dall'aristocratica carolingia Dhuoda (moglie di Bernardo da Settimania) fin dal prologo del suo *Manuale/speculum* formativo per il figlio Guglielmo, il primo testo pedagogico compilato peraltro da una donna pienamente inserita nella mentalità feudale:[9] il giovane (allontanato dalla madre come ostaggio di corte a garanzia della *fidelitas* paterna) avrebbe dunque dovuto forgiare il carattere verificando puntualmente la propria condotta sull'amorevole dettato materno, esattamente come le donne si servivano ogni giorno dello specchio/*speculum* per migliorare le imperfezioni del volto allo scopo di essere più apprezzate dai loro mariti.[10]

Nei presupposti della radicale riforma carolingia, estesa all'organizzazione della vita monastica e canonicale, pare inoltre che la salute e la cura del corpo rientrassero in un programma teorico-pratico di grande rilievo, soprattutto tra i chiostri dei possenti monasteri fortificati, spesso concepiti come vitruviane *villae romanae* preordinate a un'intensa produttività economica. Secondo un'armonica interpretazione teologica della creazione i prodotti agricoli, coltivati per l'alimentazione, ricoprivano anche una funzione terapeutica fondamentale per il mantenimento della salute. Appare dunque quindi più comprensibile la recezione nel circuito monastico altomedievale del rarissimo *De re coquinaria* di Apicio, l'unico ricettario culinario dell'antichità, attestato nei manoscritti New York, Academy of Medicine 1 e Vat. Urb. lat. 1146 (quest'ultimo monumentalizzato dall'inserimento di tabelle purpuree), entrambi realizzati agli inizi del secolo IX rispettivamente presso i cenobi di Fulda e di Tours, culturalmente più avanzati nelle fasi iniziali del riassetto franco.[11] Agli stessi presupposti di selezione letteraria rispondono gli *excerpta,* spesso tratti da autori di ridotta circolazione, che sono stati selezionati all'interno dello zibaldone St. Gallen, Stiftsbibliothek, 878, realizzato a Reichenau da Walafrido Strabone († 849) -, allievo a Fulda del *praeceptor Germaniae* Rabano Mauro (780 circa-856) -, che si era premurato di includervi anche l'*Epistola de observatione ciborum ad Theodoricum regem Francorum* (pp. 352-365), l'unica compilazione gastronomica anteriore alla Scuola medica

---

n. 88, qui con datazione al secolo IX-X: Billanovich, G. and Ferrari, M., "La trasmissione dei testi nell'Italia nord-occidentale", in *La cultura antica nell'Occidente latino dal VII all'XI secolo,* (18-24 aprile 1974), Spoleto: Presso la sede del Centro Italiano di Studi sull'Alto Medioevo, 1975, 303-352, 311-312, 321-332; Bricout, S. "La connaissance du "De medicina" de Celse au tournant du Xe siècle", *Revue d'histoire des textes,* 4 (2009), 289-298, dove viene datato al secolo IX metà o ultimo quarto e con aggiunta della bibliografia precedente.

[9] Polo de Beaulieu, M. A., "La condamnation des soins de beauté par les prédicateurs du Moyen Âge", in Menjot, D. (coord.), *Les soins de beauté, Moyen Âge, Temps modernes,* Actes du colloque de Grasse, Université de Nice : Faculté des lettres et sciences humaines, 1987, 297-309, 301. Sul testo di Dhuoda, noto in tre soli esemplari, di cui il più antico è il frammentario Nîmes, Bibliothèque Carré d'Art olim Bibliothèque Municipale, 393, databile al secolo X-XI: Chiesa, P., in *La trasmissione dei testi latini del Medioevo. Medieval Latin Texts and their transmission,* Te. Tra. 2, Chiesa, P. e Castaldi, L. (coord.), Firenze: SISMEL Edizioni del Galluzzo, 2005, 160-164; Le Jan, R., *Dhuoda ou l'opportunité du discours féminin,* in *Agire da donna. Modelli e pratiche di rappresentazione (secoli VI-X),* Atti del convegno (Padova, 18-19 febbraio 2005), La Rocca, C., Turnhout: Brepols, 2007, 109-128; Bianco, M. G., "Versi nel Manuale ad filium di Dhuoda (IX sec.)", in *La poesia tardoantica e medievale,* IV Convegno internazionale di studi, (Perugia, 5-17 novembre 2007), Atti in onore di Antonino Isola per il suo 70° genetliaco, Burini, Cl., e De Gaetano, M. (coords.), Alessandria: Edizioni dell'Orso, 2010, 81-102.

[10] Bondurand, E., *Le manuel de Dhuoda (843),* Genève : Mégariotis reprints, 1978, 51.

[11] Su Apicio, di cui rimangono tre manoscritti carolingi e diciassette umanistici: Milham, M. E., "Toward a stemma and fortuna of Apicius", *Italia Medioevale e Umanistica,* 10 (1967), 259-320; Laurioux, B., "La cucina nell'antichità: Apicio nel Medioevo", *Médiévale,* 13 (1994), 17-38.

salernitana redatta dal medico bizantino Antimo (secolo V-VI) durante la legazione condotta per conto del re goto Teodorico (593-526) presso la corte merovingia di Teodorico I († 534), nell'intento di modificare le diete carnee delle voraci stirpi germaniche mediante le opzioni alimentari romano-bizantine (basate invece in prevalenza su pesce e vegetali).[12]

Se tisane, decotti, impiastri o unguenti fino all'età moderna erano ben documentati nella tradizione monastica dell'*hortus* dei semplici, anche tra le mura domestiche, se pure in tono minore, la responsabilità dei preparati terapeutici era affidata alle donne, investite dunque non solo della generazione-educazione dei figli, ma anche del nutrimento e della cura fisica di tutti i membri della familia.[13] Un'attitudine all'accudimento che poteva basarsi su facili rimedi empirici, coadiuvati da un'irrinunciabile propensione verso le pratiche magico-sacrali, che spesso esponevano le donne-guaritrici alle pretestuose accuse di stregoneria, fomentate dalle intolleranze religiose o, più semplicemente, dalla concorrenzialità corporativa dei medici e degli speziali.[14]

Una percezione della femminilità inedita ed eccezionale fu invece suggerita dalla canonichessa e scienziata Hildegard von Bingen (1098-1176), nota soprattutto per il suo spirito profetico, dal cui *Epistolario* emerge anche la gioiosità della bellezza esteriore come forma e manifestazione di preghiera: la testimonianza più eloquente è fornita da una lettera responsiva alle indignate ripremende di una badessa sua corrispondente in cui, sovvertendo l'invalsa rigida interpretazione della disciplina monastica, giustificava una serie di presunte trasgressioni normative, accordate di buon grado alle religiose della sua comunità (molto probabilmente di origine aristocratica) alle quali, durante le solenni cerimonie festive, concedeva la possibilità di presentarsi in chiesa agghindate con corone di fiori e indossando anelli preziosi come tributo di reverenza verso lo Sposo divino.[15] Convinta che la natura femminile si dovesse esplicare soprattutto nella cura del prossimo Hildegard intendeva quindi perfezionarne la consapevolezza interiore, qualificando proprio come *tempus muliebre* lo spazio in cui far agire una donna diversa dalla figura fragile e predisposta al peccato suggerita dall'etimologia isidoriana "mulier-mollior", ma riconoscibile invece in una individualità che radicava la sua vera forza nella costante prontezza di mettersi a servizio di persone e di situazioni secondo l'immagine cosmologica ed ecclesiale della subordinazione dell'elemento lunare femminile a quello solare maschile: "Unde mulier et debilis est et ad virum aspicit ut per eum procuretur quemadmodum luna fortitudinem suam a sole recipit, ideoque et vero subdita et ad serviendum parata semper esse debet".[16]

---

[12] Beccaria, A., *I codici di medicina*, 391-393; Paolucci, P., *Profilo di una dietetica tardoantica: saggio sull'Epistula Anthimi de observatione ciborum ad Theodoricum regem Francorum*, Roma: Edizioni scientifiche italiane, 2002; Gavinelli, S., "Tecniche e prodotti nella trattatistica agronomica", in Archetti, G. (coord.), *La civiltà del pane. Storia, tecniche e simboli dal Mediterraneo all'Atlantico*, Atti del convegno internazionale di studio (Brescia, 1-6 dicembre 2014), vol. 2, Spoleto: CISAM, 2015, 966-968.
[13] Vecchio, S., "Cura della famiglia e cura di sé", *I castelli di Yale online*, 8 (2020), 25-41, in cui è soprattutto evidente come i trattati umanistici sulla famiglia abbiano riservato alla donna come funzioni principali la maternità e la cura dei figli.
[14] Gavinelli, S., "Il giardino monastico altomedievale", in Leggero, R. e Gavinelli, S. (coords.), *Salus in horto. Il giardino come cura*, Roma: DeriveApprodi, 2020, 33-43.
[15] Pereira, M., "Maternità e sessualità femminile in Ildegarda di Bingen: proposte di lettura", *Quaderni storici*, 15 (1980), 564-579, 563-564, cfr. Moulinier, L., "Conception et corps féminin selon Hildegarde de Bingen", *Storia delle donne*, 1 (2005), 139-157.
[16] Pereira, M., "Maternità e sessualità femminile", 567-568.

Dal secolo XII i progressi scientifici ebbero modo di approdare a nuovi orizzonti grazie all'insediamento della Scuola medica salernitana in cui la codifica degli insegnamenti medico-farmacologici era didatticamente strutturata in *quaestiones* e *glossae*, successivamente sviluppate nei più articolati *regimina sanitatis* e nell'autorevolezza dei *consilia*: se però da un lato le dimostrazioni anatomiche venivano addirittura realizzate con l'ausilio dei maiali, dall'altro non si potevano trascurare le consultazioni astrologiche che, fino all'organizzazione universitaria dell'età moderna, erano impiegate per stabilire una corretta applicazione dei salassi o per affrontare la reiterata esplosione delle manifestazioni epidemiche, in particolare la peste.[17]

Sempre più chiaro è pure l'originale debito di dipendenza della Scuola medica salernitana rispetto all'avanzato filone medico-farmacologico coltivato nell'abbazia di Montecassino soprattutto verso la fine del secolo XI, in coincidenza con il fecondo abbaziato di Desiderio (1058-1087), quando furono completate diverse traduzioni mediche dall'arabo per intervento del cartaginese Costantino l'Africano († 1087), indirizzato presso il monastero laziale dall'arcivescovo Alfano di Salerno († 1085), già monaco cassinese.[18] In questo ambito culturale fu infatti allestita la composita raccolta di testi medici femminili Copenaghen, Det Kgl. Bibl., Gamle klg. Samling, cod. 1653, 4°, scritta in grafia beneventana da più mani dell'ultimo terzo del secolo XI, e nella cui prima parte si segnala un efficace recupero dei *Gynaecia* illustrati di Muscione (ff. 3r-28v), accompagnati quindi dagli analoghi *Gynaecia* di Cleopatra (ff. 28v-31v) e, in conclusione, per saldare la consueta commistione medievale tra superstizione e scienza, sul finale f. 216v compare un lungo scongiuro per eliminare i dolori all'utero.[19]

Il medesimo avanzato contesto salernitano agevolò l'affermazione di una grossa novità per la medicina femminile, individuabile nel *corpus* tripartito della cosiddetta *Trotula*, a lungo mitizzata in forma personalistica come prima docente presso la stessa Scuola medica salernitana (Trotula Ruggiero), ma ricondotta a una triplice e distinta autorialità maschile grazie agli studi di Monica Green, che hanno inoltre messo in evidenza come tratto essenziale il consistente ricorso agli apporti della più evoluta medicina araba, ovviamente veicolata dall'elaborazione medica cassinese e dalla circolazione in area meridionale di testi medici greco-bizantini.[20] Tale peculiarità, individuabile nei tre testi in percentuali variabili, emerge in maniera più marcata nel *Liber de sinthomatibus mulierum*, noto anche come *Trotula maior*, che

---

[17] Si vedano ad esempio le posizioni sulla peste del medico trecentesco bolognese Gerolamo Manfredi († 1493), astrologo convinto ma di fede aristotelica: Duranti, T., "Due trattati sulla peste di Girolamo Manfredi" in *Gerolamo Manfredi, Tractato de la pestilentia/Tractatus de peste*, Duranti, T. (ed.), Bologna: Clueb, (2008), 11-48. La religione cattolica vietava le dissezioni umane per cui il primo manuale che, in forma innovativa, ne contemplava il ricorso fu l'*Anathomia Mundini* del bolognese Mundino de' Luzzi († 1326), con l'*editio princeps* stampata a Pavia nel 1478: Green, M., *Trotula. Un compendio medievale di medicina delle donne*, Firenze: SISMEL-Edizioni del Galluzzo, 2009, 54-55; Mondadori, A. e Paraskevas, G., "Mondino de Luzzi: a luminous figure in the darkness of the Middle Ages", *Croatian medical journal*, 55 (2014), 50-53.
[18] Sulle versioni dall'arabo di Costantino l'Africano, autore inoltre del *De mulierum morbis liber* o *De passionibus mulierum*: Green, M., "Constantine's De genecia Revisited: Women's Medicine at Monte Cassino", International Congress on Medieval Studies, 12-15 may 2016, Legato allo stesso circuito è, sul piano della farmacopea, l'*Antidotarium magnum* (costituito da 1300 ricette in ordine alfabetico, ovviamente nella stratificazione di *antidotaria* preesistenti, come l'*Antidotarium Nicolai*) trasmesso dalla miscellanea medica Montecassino, Archivio della Badia, 225, 81-128: Beccaria, A., *I codici di medicina*, 303-305; Green, M. e Walker-Meikle, K., *Antidotarium magnum. An Online Edition*, 2015.
[19] Beccaria, A., *I codici di medicina*, 119-124. Sull'istituzione salernitana: Kristeller, P., *Studi sulla Scuola medica salernitana, 1986*, Napoli: Istituto italiano per gli studi filosofici.
[20] Green, M., *Trotula. Un compendio medievale*, (2001), 12-15; Green, M., *Making Women's Medicine Masculine. The Rise of Male Authority in Pre-Modern Gynaecology*, Oxford: University Press, 2008.

appare fortemente modellato sulla coeva raccolta del *Viaticum* nella versione di Costantino l'Africano, in particolare per il libro VI concentrato sulle malattie degli organi riproduttivi femminili.[21]

Il secondo trattato della *Trotula*, denominato *De curis mulierum* o *Trotula minor*, al contrario si prospetta con un abbinamento decisamente meno colto, più disorganico e denso di prescrizioni empiriche riferibili ai maestri salernitani come Copho (attivo nella seconda metà del secolo XII), Trota, *Gariopontus* e *Mattheus Ferrarius*.[22] L'aspetto invece più originale dell'intero *corpus* salernitano è fornito dal primo trattato cosmetico del medioevo, concentrato nel *De ornatu mulierum*, e sempre fortemente caratterizzato da influssi arabi che, più che altro, costituiscono l'esito dell'interazione sociale tra cristiani e musulmani in Italia meridionale, con particolare riguardo verso i ceti aristocratici normanni, come per l'inaspettata insistenza sui bagni (caduti in disuso nel Tardo-antico nella censura della cultura cristiana, e dunque reintrodotti per impulso arabo più che altro in Spagna e dunque nel Meridione italiano), sull'igiene personale, sull'uso dell'henné per la tintura dei capelli o delle dita, o sulla colorazione viola del viso.[23]

In apertura della *Trotula maior* (*Liber de sinthomatibus mulierum*) viene inoltre fornita come motivazione della stesura dell'opera il pudore manifestato dalle donne in relazione ai loro problemi medici, riportando tra le fonti le brevissime ricette di Trota (*Practica secundum Trotam*) -, presumibilmente una guaritrice locale salernitana (stando agli indizi onomastici, diffusamente reperibili in Italia meridionale nei secoli XI-XIII, da cui il diminutivo *Trotula*); le sue 66 prescrizioni per le malattie ostetrico-ginecologiche e per i consigli cosmetici sono tuttavia trasmesse solo all'interno della miscellanea medica Madrid, Biblioteca della Universitad Complutense, Biblioteca Histórica, 119, ff. 140r-144r, copiata forse nella Francia nord-occidentale tra il 1185 e il 1215.[24] Le ricette insistono ad esempio sul modo di provocare le mestruazioni in maniera da favorire le gravidanze (si consiglia ad esempio di bere una tisana composta da acqua o da vino in cui sono state bollite alcune specifiche radici), ma non mancano i tradizionali ricorsi ad amuleti o a sortilegi magici, come la trasposizione su burro o formaggio della formula magica palindroma "SATOR/AREPO" per l'estrazione di un feto morto.[25] Nella *Trotula maior* magia e influssi lapidari si affacciano ancora nelle modalità

---

[21] Green, M., *Trotula. Un compendio medievale*, 14.
[22] Green, M., *Trotula. Un compendio medievale*, 14.
[23] Green, M., *Trotula. Un compendio medievale*, 14, 23, 30-31. A Salerno sono attestati bagni privati presso le abitazioni e perfino nei monasteri di San Giorgio o di Santa Sofia: Green, M., *Trotula. Un compendio medievale*, 18-19. Per le terme medievali, terapeutiche ma anche associate al tema teologico battesimale: Maddalo, S., *Il De Balneis puteolanis di Pietro da Eboli. Realtà e simbolo nella tradizione figurata, Simbologie salvifiche e iconografia battesimale*, Città del Vaticano: Biblioteca Apostolica Vaticana, 2003, 143-179; Danzi, M., "Le terme in Europa tra letteratura e medicina", *Quaderns d'Italia*, 22 (2017), 43-56.
[24] Green, M., "Rethinking the Manuscript Basis of Salvatore De Renzi's Collectio Salernitana. The Corpus of Medical Writings in the Long Twelfth Century", in Jacquart, D. e Paravicini Bagliani, A. (coords.), *La Collectio Salernitana di Salvatore De Renzi*, Convegno internazionale, (Università degli Studi di Salerno, 18-19 giugno 2007), Firenze: SISMEL-Edizioni del Galluzzo, 2008, 15-60, 55, 59; Green, M., *Trotula. Un compendio medievale*, 85-91, 120-121. Trota annoverava ricette per procurare il mestruo nelle ragazze giovani, per lenire i dolori del parto con le purgazioni successive, per curare i pidocchi, le scottature, il cancro, il delirio, le patologie oftalmiche e dentarie, i morsi di serpente, le emorroidi e infine le febbri: Cantalupo, P., "L'inedito opuscolo di pratica terapeutica della medichessa salernitana Trota. La *Practica secundum Trotam*: testo, traduzione, appendice e glossario", *Bollettino storico di Salerno e Principato Citra*, 13/1-2 (1995), 5-109; Barillari, S. M., "Il 'ricettario' di Trocta magistra salernitana fra farmacopea culta e superstizioni popolari", in Barillari, M. S. (coord.), *La medicina magica. Segni e parole per guarire*, Atti del XII Convegno internazionale (Rocca Grimalda, 22-23 settembre 2007), Alessandria: Edizioni dell'Orso, 2008, 67-85 e Green, M., *Making Women's Medicine*, 22.
[25] Green, M., *Making Women's Medicine*, 63.

per impedire il concepimento quando si suggeriva di mettere a contatto del corpo una pietra detta gaietta, mentre nel *De curis mulierum* o *Trotula minor*, decisamente più orientato in senso cristiano, l'ausilio medico viene preordinato solo all'incremento delle nascite, scoraggiando dunque ogni pratica abortiva.[26]

In un più ardito connubio tra libera morale sessuale e belletti seduttivi la sezione cosmetica del *De ornatu mulierum* prospetta invece una serie di ricette tematiche, poi recepite come repertorio consueto, ad esempio per ottenere impiastri depilatori per il viso e per il corpo, per la cura e per la tintura dei capelli (con una predilezione cromatica per il nero mediterraneo, ma senza trascurare il biondo, diventato di moda nel Rinascimento), oppure per schiarire la pelle del viso rimuovendo le macchie e le imperfezioni (foruncoli), per realizzare creme al miele efficaci per ammorbidire le labbra e per rinforzare le gengive contro i rischi di piorrea, oppure ancora ritrovati per sbiancare i denti e combattere l'alito cattivo (proposti sempre per favorire gli incontri amorosi), o tecniche per ricostituire tecnicamente la verginità: sul versante materico da una parte le ricette prevedono l'uso di ingredienti locali o di importazione (incenso, chiodi di garofano, cannella, noce moscata) in genere di provenienza vegetale, ma appaiono introdotte anche diverse molte sostanze minerali (composto di arsenico, calce viva, argento vivo, zolfo, natron e carbonato di piombo) che, per quanto altamente tossiche, rientrarono con grande successo nella tradizione successiva dei Segreti rinascimentali, talora dispregiativamente classificati come testi da *mulierculae* (donnette).[27]

Il *corpus* di *Trotula* conobbe comunque una vastissima circolazione in latino (con 131 esemplari superstiti) ma anche nelle versioni dei volgari nazionali, tanto da soppiantare quasi del tutto gli antichi testi medici femminili fino all'Umanesimo; circolò tuttavia spesso in una prevalente edizione standardizzata alla fine del secolo XIII in cui, forse per facilitarne l'uso presso le comunità religiose, erano stati operati precisi interventi censori, eliminando in particolare le ricette abortive o relative alla sfera sessuale, come le abluzioni dei genitali (femminili e maschili) che rendevano più gradevole il congiungimento, senza dubbio secondo le consuetudini musulmane.[28]

Per un più rapido concepimento la tradizione popolare, recepita da *Trotula*, prescriveva pure di scrivere formule propiziatorie sul formaggio, forse in quanto ingrediente plasmabile di facile reperibilità, ma riconducibile anche a un'immagine teologica e simbolica impiegata da Ildegard von Bingen nel *Liber Scivias*, cap. 13 dove, nella necessaria concrezione tra natura maschile e femminile, elevava la procreazione umana al mistero dell'incarnazione cristológica. Con un vivace linguaggio figurativo la formazione dell'uomo avveniva presentando infatti uomini intenti al trasporto del latte (considerato appunto alla stregua del sangue) per fare il formaggio:[29] "...qui sunt in mundo homines tam viri quam mulieres, in corporibus suis

---

[26] Green, M., *Making Women's Medicine*, 167-173.
[27] Green, M., *Making Women's Medicine*, 22-24, 276-317. [cfr.] anche Skinner, P., "Women, Wills and Wealth in Medieval Southern Italy", *Early Medieval Europe*, 2 (1993), 133-152.
[28] Green, M., "A handlist of the latin and vernacular manuscripts of the so-called Trotula texts. Part 2: the Vernacular translations and latin re-writing", *Scriptorium*, 51 (1997), 80-104; Green, M., *Trotula. Un compendio medievale*, 12-15, 106-111; Mosti, R., "Una versione medievale della Trotula: il MS. 532 della Wellcome Library di Londra. Edizione critica, analisi linguistica e glossario", in Piro, R. e Scarpa, R. (coord.), *Capitoli di storia linguistica della medicina*, Milano: Edizioni Mimesi, 2019, 105-164.
[29] Pereira, M., "Maternità e sessualità femminile", 568.

humanum semen habentes, de quo genus diversorum populorum procreatur, cuius quaedam pars spissa est, unde fortes casei fiunt".[30]

La *Trotula maior* derivava sempre dalla cultura araba pure la presentazione positiva (e antibiblica) delle mestruazioni, denominate appunto *flores*, in quanto l'amenorrea decretava una condanna alla sterilità.[31] Lo stesso atteggiamento è recepito da Hildegard von Bingen nella metafora poetica dell'albero che, senza fiori, non è in grado di produrre frutti "quae viriditate caret, infructiferum lignum dicitur".[32] Le mestruazioni erano infatti inserite tra le varie impurità da contatto annoverate dall'*auctoritas* di *Levitico*, 15, 24, 18, 19, 20, 18, ma confluite nell'enciclopedismo classico di Plinio il Vecchio e poi cristiano di Isidoro di Siviglia, fino al *calembour* del medico padovano Michele Savonarola († 1468) "menstruum quasi monstruum", nella piena convinzione popolare (coltivata fino agli inizi del Novecento) che l'anomala unione con una donna mestruata, suscitando l'ira divina, avrebbe potuto determinare generazioni teratologiche.[33]

La *Trotula maior* del *Liber de sintomatibus mulierum* prescriveva dunque tra i rimedi per riequilibrare il mestruo (*De menstrui retentione*) di ricorrere a bagni e suffumigi di erbe che, tuttavia, andavano sospesi durante il parto per scongiurare il soffocamento uterino del nascituro.[34] Le medesime terapie a base di suffumigi o flebotomie, variamente presenti nella *Trotula maior e minor*, vengono riproposte nel minuzioso manuale del *Causae et curae* di Hildegard di Bingen, connotato da un prevalente ricorso fitoiatrico naturale per le piante coltivate nell'*herbolarium* dei monasteri.[35] Il trattato riservava anche una presentazione estremamente positiva dell'acutezza mentale femminile rispetto alla rigidità maschile, spiegabile con la natura del progenitore biblico Adamo, che era plasmato nella durezza della terra[36]; inaspettata da parte di una religiosa è l'esaltazione della reciprocità dei ruoli sessuali nel concorso all'atto creativo divino: durante la gestazione il sangue mestruale, trasformato in latte, avrebbe nutrito la nuova creatura nel ventre (*vas*) materno.[37] L'atto generativo doveva comportare inoltre l'armonia paritaria degli sposi per determinare la virtù del nascituro, contemplando comunque anche la psicologia del godimento femminile durante l'unione carnale "ita ut una caro fiant".[38] Un piacere (*De mulieris delectatione*), rivisitato attraverso il medico persiano Avicenna (980-1037) e colto fin dal suo affaccio delicato della prima adolescenza, simile a

---

[30] Pereira, M., "Maternità e sessualità femminile", 568.
[31] Green, M., *Trotula. Un compendio medievale*, 42-45. La *Trotula minor*, al contrario, evitando di menzionare i contraccettivi, si preoccupava della castità femminile, dissuadendo le vedove a contrarre nuovi matrimoni, percepiti come negativi destabilizzatori sociali: Green, M., *Trotula. Un compendio medievale*, 65-79.
[32] Kaiser, P. (coord.), *Hildegardis Causae et curae*, Lipsiae: In Aedibus B.G. Teubner, 1903, 105; Pereira, M., "Maternità e sessualità femminile", 571; Green, M., *Trotula. Un compendio medievale*, 46-47.
[33] Niccoli, O., "Menstruum quasi monstruum: parti mostruosi e tabù mestruali nel 500", *Quaderni storici*, 15, 44-2 (1980), 402-428; Malaguti, R., *Le mie cose: mestruazioni, storia, tecnica, linguaggio, arte e musica*, Milano: Mondadori Bruno, 2005, 17, 21-22; Urso, C., "Imago lactis. Maternità e allattamento nel medioevo", in Archetti, G. e Baronio, A. (coords.), *La civiltà del latte. Fonti, simboli e prodotti dal Tardoantico al Novecento. Atti dell'Incontro nazionale di studio* (Brescia, 29-31 maggio 2008), Brescia: Fondazione civiltà bresciana, 2011, 439-441.
[34] Green, M., *Trotula. Un compendio medievale*, 47-52, dove sono indicati anche esorcismi per evitare il soffocamento uterino.
[35] Green, M., *Trotula. Un compendio medievale*, 59-60.
[36] Kaiser, P. (coord.), *Hildegardis Causae et curae*, 46.
[37] Kaiser, P. (coord.), *Hildegardis Causae et curae*, 65-67.
[38] Kaiser, P. (coord.), *Hildegardis Causae et curae*, 67; Pereira, M., "Maternità e sessualità femminile", 566-570. Hildegard nel *Liber causae et curae* condensava pure la differenza del piacere maschile e femminile, il primo veicolato dal sangue per una *delectatio* ardente, paragonabile al fuoco o a una nave in tempesta, ma sconsigliava gli atti violenti, che potevano generare uomini perversi: Kaiser, P. (coord.), *Hildegardis Causae et curae*, 69-76.

un sole calmo pronto a riscaldarsi per dare frutti, o a un vento che entrava nella matrice attraverso il sangue per essere espulso con le mestruazioni.[39] Nel parallelismo filosofico macrocosmo-microcosmo la luna crescente, aumentando il flusso del sangue, predisponeva alla generazione, regolamentando pure il ciclo mestruale fino alla menopausa, paragonata alla luna calante:

> "Sed in mulieribus post quinquagesimum annum menstrua decipiunt exceptis eis quae tantae sospitatis et fortitudinis sunt quod in eis menstrua usque ad septuagesimum annum protrahuntur, et deinde sanguine, velut prius fecit, amplius non profluente, caro earum incrassatur usque ad septuagesimum annum quoniam tunc per menstrua non attenuatur".[40]

Consclusione

Con esclusione dei trattati di cura familiare il dibattito umanistico sulla donna avrebbe però spostato l'accento dalla maternità alle sue possibilità intellettuali.[41]

Alla fine del medioevo, ma al di fuori del contesto medico -, come raccordo tra saperi femminili, cultura alchemica, ricette di salute e di bellezza per uomini e donne -, alcune indicazioni sulle malattie femminili si ritrovano negli *Esperimenti* di Caterina Sforza Riario († 1509): per quanto figlia naturale di Galeazzo Maria Sforza († 1476) e della sua amante Lucrezia Landriani († 1507), fu equiparata al resto della prole e inserita dunque a pieno titolo nella politica matrimoniale del padre, che la diede in sposa giovanissima a Girolamo Riario († 1488) - nipote di Sisto IV della Rovere (1471-1484); quale signora di Imola e Forlì entrò da protagonista degli intrighi politici dell'epoca, e divenne madre del giovane condottiero mediceo Giovanni dalle Bande Nere († 1526).[42] Fu proprio il luogotenente del figlio, il conte Lucantonio Cuppano da Montefalco, a salvare l'unica copia autografa, poi perduta, del ricettario con i suoi *Esperimenti*:[43] la raccolta, strutturata in 454 ricette di salute e bellezza - e che, in qualche caso, proteggeva i passaggi più discutibili del dettato ricorrendo a elementi cifrati -, forniva perfino indicazioni per la contraffazione delle monete ma, più spesso (358), in una commistione tra sacro e profano, presentava le più consuete combinazioni minerali, vegetali e animali per ottenere soluzioni profumate o acque sbiancanti per la pelle, tinture per capelli biondi e bruni, o pratiche rabdomantiche eseguite con bacchette in ulivo (eventualmente benedette e fumigate di incenso e di mirra); maggiore spazio era conferito alle ricette per l'estetica e per le frequenti patologie femminili, allineando dunque ritrovati per la riattivazione del ciclo mestruale, per favorire le gravidanze e garantire un buon allattamento, spingendosi fino alle indicazioni,

---

[39] Kaiser, P. (coord.), *Hildegardis Causae et curae*, 76-77, 136-138.
[40] Kaiser, P. (coord.), *Hildegardis Causae et curae*, 77-78.
[41] Pereira, M, *Maternità e sessualità femminile*, 569.
[42] Per la bibliografia sul personaggio: Piseri, F., "Le lettere della sposa bambina: diplomazia e vita di corte nel carteggio di Caterina Sforza durante la minore età", *Correspondances de femmes et diplomatie: (Espagne, France, Italie, IXe-XVe s.)* [online], Paris: e-Spania Books, 2021. https://doi.org/10.4000/books.esb.3997 (consultato aprile 2023).
[43] Sforza, C., *Caterina Sforza una donna del Cinquecento. Storia e Arte tra Medioevo e Rinascimento*, Imola: La Mandragora, 2000. Sull'alchimia rinascimentale: Pereira, M., *Arcana sapienza. Storia dell'alquimia occidentale dalle origini a Jung.*, Roma: Carocci, 2001; Crisciani, Ch., *Il papa e l'alchimia. Felice V, Guglielmo Fabri e l'elixir*, Roma: Viella, 2002, con l'edizione critica dell'*unicum* (112-117) in cui è ripresa la *Miscellanea alchemica* Bologna, Biblioteca Universitaria, ms. 104, scritta in Francia (1476-77) per il papa Felice V dal piemontese Giovanni di Bartolomeo Lachellis di Fontaneto, su cui Calvet, A., "La tradition alchimique latine (XIIIe-XVe siècle) et le corpus alchimique du pseudo-Arnaud de Villeneuve", *Médiévales*, 52 (2007), 39-50.

debitamente criptate, per provocare gli aborti o per favorire le prestazioni sessuali maschili, mentre il ventaglio dei rimedi prescritti finisce per enumerare le malattie medievali ricorrenti (prima di tutto la peste, quindi febbri, gozzo, epilessia, calcoli, stitichezza, problemi urologici, coliche intestinali, prostatiti per arrivare ai meno gravi inestetismi dermatologici, quali porri e bubboni).[44] Immancabile inoltre una preghiera devota diretta a sant'Elena che, avendo ritrovato la croce di Cristo, avrebbe propiziato il rinvenimento di un eventuale tesoro nascosto ("ad inveniendum thesaurum absconditum").[45]

Gli *Esperimenti* rientravano dunque nel genere letterario dei 'Segreti', che era confluito nell'ampio mercato tipografico del primo Rinascimento sotto la spinta della vita di corte ma pure della parallela creazione dei primi orti botanici tra Padova e Venezia, funzionali all'attività di 'speziari' e di profumieri prima che si affermassero le limitazioni imposte dagli indirizzi rigoristici del Concilio di Trento.[46]

La rivalutazione rinascimentale della vita cortigiana consolidò anche una differente portata valoriale dell'estetica femminile per cui Baldassar Castiglione († 1529) nel *Cortegiano* (libro III), precisava che "...una corte non po' avere ornamento in sé, né allegria senza donna".[47] Anche in età umanistica proseguì la prevenzione maschile contro i belletti, trasferita pure alla satira letteraria: Leon Battista Alberti (1404-1472) nei *Libri sulla famiglia* si accaniva infatti contro le stoltissime donne "lisciate, impiastrate, dipinte".[48] I moniti letterari comunque non scoraggiarono affatto la cosmesi femminile che, in qualche caso, fu persino esaltata, come avvenne agli inizi del secolo XVI nel dialogo *La Raffaella* di Alessandro Piccolomini, in cui compariva una ricetta per sbiancare la carnagione mediante succo di limone mescolato a zucchero cotto: "...io uso di pigliare un limone, e fattolo venire in succhio, l'accosto al fuoco, e dentro vi metto zuccaro candido, e con esso mi lavo".[49]

Il fenomeno più consistente dell'elaborazione cosmetica investì tuttavia la ricca città di Venezia, da sempre approdo e mercato delle pregiate spezie orientali ma che, nel Cinquecento, era riuscita in breve a contare l'apertura di più di cento 'spezierie', rendendo dunque comprensibile il varo della prima e rarissima pubblicazione sui profumi, i *Notandissimi secreti de l'arte profumatoria*, costituita da più di trecento ricette, che concorrono a sottolineare i livelli manifatturieri veneziani dell'epoca, insieme alla vocazione al lusso della città Dominante.[50]

---

[44] Fiumi, F. e Tempesta, G., "Gli esperimenti di Caterina Sforza", in Sforza, C., *Una donna del Cinquecento. Storia e Arte tra Medioevo e Rinascimento*, Imola: Editrice La Mandragora, 2000, 139-146; Caruso, E., *Ricette d'amore e di Bellezza di Caterina Sforza signora di Forlì e Imola*, Cesena: Società Editrice Il Ponte Vecchio, 2009; Rossi, P., *Caterina Sforza. Gli experimenti de la Ex.ma S.ra Caterina da Furlì*, Arenzano (Ge): Castel Negrino, 2018. Per i gusti rinascimentali: Phan, M. Cl., "Pratiques cosmétiques et idéal féminin dans l'Italie des XVème et XVIème siècles", in Menjot, D. (coord.), *Les soins de beauté, Moyen Âge, Temps modernes*, Actes du colloque de Grasse, Université de Nice : Faculté des lettres et sciences humaines, 1987, 109-121 ; Vigarello, G. (coord.), *Histoire de la beauté. Le corps et l'art d'embellir de la Renaissance à nos jours*, Paris : Seuil, 2004.

[45] Fiumi, F e Tempesta, G., *Gli esperimenti di Caterina Sforza*, 139-146.

[46] Flandrin, J. L., "Soins de beauté et recueils de secrets", in Menjot, D. (coord.), *Les soins de beauté, Moyen Âge, Temps modernes*, Actes du colloque de Grasse, Université de Nice : Faculté des lettres et sciences humaines, 1987, 13-29, 22; Lesage, C., "La littérature des Secrets et I Secreti d'Isabella Cortese", *Chroniques Italiennes,* 36 (1993), 145-178.

[47] Castiglione, B., *Il cortegiano*, Milano: Garzanti, 1987, 263.

[48] Alberti, L., *I libri della famiglia*, Torino: Einaudi, 1966, 273.

[49] Lesage, C., *La littérature des Secrets*, 149, cfr. Piccolomini, A., *Raffaella. Dialogo dove si ragiona della bella creanza de le donne*, Venetia; C. Navò e fratelli, 1539, 21.

[50] Si veda anche Lesage, C., *La littérature des Secrets*, 152-154, in cui si indicano le spezie che, dal secolo XI, approdavano nel porto veneziano diffondendo commercialmente quei materiali indispensabili per la farmacologia e la cosmetologia, tra cui lo zucchero di Candia, pepe, cannella, oppio, incenso, ambra, muschio, pietre preziose. Il favore tipografico

Bibliografia

Alberti, L. (1966), *I libri della famiglia*, Torino: Einaudi.

Argentieri, R. (2015), "Ovidio Medicamina faciei e dintorni", in Cardone, S. e Carugno, G. e Colangelo, A., *Donne allo specchio. Cosmesi ovidiane e dintorni*, Sulmona: Licceo Classico Ovidio, 31-45.

Barillari, S. M. (2008), "Il 'ricettario' di Trocta magistra salernitana fra farmacopea culta e superstizioni popolari", in Barillari, M. S. (coord.), *La medicina magica. Segni e parole per guarire*, Atti del XII Convegno internazionale (Rocca Grimalda, 22-23 settembre 2007), Alessandria: Edizioni dell'Orso, 67-85.

Beccaria, A. (1956), *I codici di medicina del periodo presalernitano (secoli IX, X e XI)*, Roma: Edizioni di Storia e Letteratura.

Bianco, M. G. (2010), "Versi nel Manuale ad filium di Dhuoda (IX sec.)", in *La poesia tardoantica e medievale*, IV Convegno internazionale di studi, (Perugia, 5-17 novembre), Atti in onore di Antonino Isola per il suo 70° genetliaco, Burini, Cl. e De Gaetano, M. (coords.), Alessandria: Edizioni dell'Orso, 81-102.

Billanovich, G. and Ferrari, M. (1975), "La trasmissione dei testi nell'Italia nord-occidentale", in *La cultura antica nell'Occidente latino dal VII all'XI secolo*, (18-24 aprile 1974), Spoleto: Presso la sede del Centro Italiano di Studi sull'Alto Medioevo, 303-352.

Bondurand, E. (1978), *Le manuel de Dhuoda (843)*, Genève : Mégariotis reprints.

Bricout, S. (2009), "La connaissance du "De medicina" de Celse au tournant du Xe siècle", *Revue d'histoire des textes*, 4, 289-298.

Bril, A. (2005), "Plato and the sympotic form in the Symposium of St. Methodius of Olympus", *Journal of Ancient Christianity*, 9, 279-302.

Calvet, A. (2007), "La tradition alchimique latine (XIIIe-XVe siècle) et le corpus alchimique du pseudo-Arnaud de Villeneuve", *Médiévales*, 52, 39-50. https://doi.org/10.4000/medievales.2003 (consultato aprile 2023).

Cantalupo, P. (1995), "L'inedito opuscolo di pratica terapeutica della medichessa salernitana Trota. La *Practica secundum Trotam*: testo, traduzione, appendice e glossario", *Bollettino storico di Salerno e Principato Citra*, 13/1-2, 5-109.

Cardone, S. e Carugno, G. e Colangelo, A. (2015), *Donne allo specchio. Cosmesi ovidiane e dintorni*, Sulmona: Liceo Classico Ovidio.

Caruso, E. (2009), *Ricette d'amore e di Bellezza di Caterina Sforza signora di Forlì e Imola*, Cesena: Società Editrice Il Ponte Vecchio.

Castiglione, B. (1987), *Il cortegiano*, Milano: Garzanti.

---

per il genere dei *Segreti* incrementò in effetti la diffusione degli orti botanici come sperimentazione farmacologica, tra cui quelli di Venezia (1533) e di Padova (1545); sembrerebbe inoltre tradire linguisticamente un'origine veneziana pure il *Ricettario galante*, dedicato a tutte le donne, cfr. Lesage, C., *La littérature des Secrets*, 154. Ricette raffazzonate e poco scientifiche "per far bella ciascuna donna", quindi sostanzialmente di semplice cosmesi, sono trasmesse anche dall'*Opera nuova piacevole*, In Venetia, Agostino Bindoni, 1551, la prima completamente in volgare attribuita a Eustacchio Celerino, forse un semplice stampatore che avrebbe ripreso i materiali da un manoscritto sullo stesso tema di Giovan Ventura Rossetti (un funzionario veneziano addetto alle merci di Venezia) edito dallo stesso Bindoni (Rossetti, G.V., in *Notandissimi Secreti dell'arte profumatoria o Notandissimi secreti dell'arte profumatoria, per far ogli, acque, paste, balle, moscardini, uccelletti, paternostri, et tutta l'arte intiera, come si ricerca, così nella città di Napoli del Reame, come in Roma, e quindi in la città di Vinegia*), del 1555: Lesage, C., *La littérature des Secrets*, 154-155, che enumera solo tre copie, una a Paris, Bibliothèque Sainte Geneviève, una seconda presso l'attuale Museo Vidal dei profumi nel veneziano Palazzo Mocenigo (marchio poi passato alla Henkel), quindi una terza copia, appartenuta al letterato decadente Gabriele D'Annunzio († 1938), e conservata presso la sua residenza-museo Il Vittoriale di Gardone Riviera.

Chiesa, P. e Castaldi, L. (coord.) (2005), in *La trasmissione dei testi latini del Medioevo. Medieval Latin Texts and their transmission,* Te. Tra. 2, Firenze: SISMEL- Edizioni del Galluzzo.

Cioccoloni, F. (2006), "Per un'interpretazione dei Medicamina faciei femineae: l'ironica polemica di Ovidio rispetto al motivo propagandistico augusteo della restitutio dell'età dell'oro", *Latomus,* 65/1, 97-107.

Crisciani, Ch. (2002), *Il papa e l'alchimia. Felice V, Guglielmo Fabri e l'elixir,* Roma: Viella.

Danzi, M. (2017), "Le terme in Europa tra letteratura e medicina", *Quaderns d'Italia,* 22, 43-56.

De Vivo, A., (2015), "Il cultus e il trucco delle donne", in Cardone, S. e Carugno, G. e Colangelo, A., *Donne allo specchio. Cosmesi ovidiane e dintorni,* Sulmona: Liceo Classico Ovidio, 69-80.

Delsaerdt, P. et al. (2005), *Honderd schatten uit de Koninklijke Bibliotheek van België,* Bruxelles: Mercatorfonds.

Duranti, T. (2008), "Due trattati sulla peste di Girolamo Manfredi" in *Gerolamo Manfredi, Tractato de la pestilentia/Tractatus de peste,* Duranti, T. (ed.), Bologna: Clueb, 11-48.

Fiumi, F. e Tempesta, G. (2000), "Gli esperimenti di Caterina Sforza", in Sforza, C., *Una donna del Cinquecento. Storia e Arte tra Medioevo e Rinascimento,* Imola: Editrice La Mandragora, 139-146.

Flandrin, J. L. (1987), "Soins de beauté et recueils de secrets", in Menjot, D. (coord.), *Les soins de beauté, Moyen Âge, Temps modernes,* Actes du colloque de Grasse, Université de Nice : Faculté des lettres et sciences humaines, 13-29.

Gavinelli, S. (2015), "Tecniche e prodotti nella trattatistica agronomica", in Archetti, G. (coord.), *La civiltà del pane. Storia, tecniche e simboli dal Mediterraneo all'Atlantico,* Atti del convegno internazionale di studio (Brescia, 1-6 dicembre 2014), vol. 2, Spoleto: CISAM, 966-968.

- (2020), "Il giardino monastico altomedievale", in Leggero, R. e Gavinelli, S. (coords.), *Salus in horto. Il giardino come cura,* Roma: Derive Approdi, 33-43.

Giannarelli, E. (1980), *La tipologia femminile nella biografia e nell'autobiografia cristiana del IV secolo,* Roma: Istituto Storico Italiano per il Medio Evo.

Green, M. (1997), "A handlist of the latin and vernacular manuscripts of the so-called Trotula texts. Part 2: the Vernacular translations and latin re-writing", *Scriptorium,* 51, 80-104.

Green, M. (2001), *The Trotula. A Medieval Compendium of Women's Medicine* Philadelphia: University of Pennsylvania Press.

- (2008), *Making Women's Medicine Masculine. The Rise of Male Authority in Pre-Modern Gynaecology,* Oxford: University Press.

- (2008), "Rethinking the Manuscript Basis of Salvatore De Renzi's Collectio Salernitana. The Corpus of Medical Writings in the Long Twelfth Century", in Jacquart, D. e Paravicini Bagliani, A. (coords.), *La Collectio Salernitana di Salvatore De Renzi,* Convegno internazionale, (Università degli Studi di Salerno, 18-19 giugno 2007), Firenze: SISMEL- Edizioni del Galluzzo, 15-60.

- (2009), *Trotula. Un compendio medievale di medicina delle donne,* Firenze: SISMEL- Edizioni del Galluzzo.

- (2016), Green, M., "Constantine's De genecia Revisited: Women's Medicine at Monte Cassino", International Congress on Medieval Studies, (12-15 mayo, Kalamazoo, EEUU).

Green, M. e Walker-Meikle, K. (2015), *Antidotarium magnum. An Online Edition.*

Green, P. (1979), "Ars gratia cultus Ovid as Beauticien", *American Journal of Philology,* 100, 381-392.

Higgins, S. (2012), "Divine mothers. The influence of Isis on the virgin Mary in Egyptian Lactans-iconography", *Journal of the Canadian Society for Coptic Studies,* 3-4, 71-90.

James, S. (2003), *Learned Girls and Male Persuasion: Gender and Reading in Roman Love Elegy*, Berkeley-Los Angeles: University of California Press.

Kaiser, P. (coord.), (1903), *Hildegardis Causae et curae*, Lipsiae: In Aedibus B.G. Teubner.

Kristeller, P. (1986), *Studi sulla Scuola medica salernitana*, Napoli: Istituto italiano per gli studi filosofici.

Laurioux, B. (1994), "La cucina nell'antichità: Apicio nel Medioevo", *Médiévale*, 13, 17-38.

Le Jan, R. (2007), *Dhuoda ou l'opportunité du discours féminin, in Agire da donna. Modelli e pratiche di rappresentazione (secoli VI-X)*, Atti del convegno (Padova, 18-19 febbraio, 2005), La Rocca, C., Turnhout: Brepols, 109-128.

Lesage, C. (1993), "La littérature des Secrets et I Secreti d'Isabella Cortese", *Chroniques Italiennes*, 36, 145-178.

Maddalo, S. (2003), *Il De Balneis puteolanis di Pietro da Eboli. Realtà e simbolo nella tradizione figurata, Simbologie salvifiche e iconografia battesimale*, Città del Vaticano: Biblioteca Apostolica Vaticana.

Malaguti, R. (2005), *Le mie cose: mestruazioni, storia, tecnica, linguaggio, arte e musica*, Milano: Mondadori Bruno.

Menjot, D. (coord.), (1987), *Les soins de beauté, Moyen Âge, Temps modernes*, Actes du colloque de Grasse, Université de Nice : Faculté des lettres et sciences humaines.

Milham, M. (1994), "Toward a stemma and fortuna of Apicius", *Italia Medioevale e Umanistica*, 10 (1967), 259-320.

Mondadori, A. e Paraskevas, G. (2014), "Mondino de Luzzi: a luminous figure in the darkness of the Middle Ages", *Croatian medical journal*, 55, 50-53.

Mosti, R. (2019), "Una versione medievale della Trotula: il MS. 532 della Wellcome Library di Londra. Edizione critica, analisi linguistica e glossario", in Piro, R. e Scarpa, R. (coord.), *Capitoli di storia linguistica della medicina*, Milano: Edizioni Mimesi, 105-164.

Moulinier, L. (2005), "Conception et corps féminin selon Hildegarde de Bingen", *Storia delle donne*, 1, 139-157.

Niccoli, O. (1980), "Menstruum quasi monstruum: parti mostruosi e tabù mestruali nel 500", *Quaderni storici*, 15, 44-2, 402-428.

Paolucci, P. (2002), *Profilo di una dietetica tardoantica: saggio sull'Epistula Anthimi de observatione ciborum ad Theodoricum regem Francorum*, Roma: Edizioni scientifiche italiane.

Pereira, M. (1980), "Maternità e sessualità femminile in Ildegarda di Bingen: proposte di lettura", *Quaderni storici*, 15, 564-579.

- (2001), *Arcana sapienza. Storia dell'alquimia occidentale dalle origini a Jung.*, Roma: Carocci.

Phan, M. Cl. (1987), "Pratiques cosmétiques et idéal féminin dans l'Italie des XVème et XVIème siècles", in Menjot, D. (coord.), *Les soins de beauté, Moyen Âge, Temps modernes*, Actes du colloque de Grasse, Université de Nice : Faculté des lettres et sciences humaines, 109-121.

Piccolomini, A. (1539), *Raffaella. Dialogo dove si ragiona della bella creanza de le donne*, Venetia; C. Navò e fratelli.

Piseri, F. (2021), "Le lettere della sposa bambina: diplomazia e vita di corte nel carteggio di Caterina Sforza durante la minore età", *Correspondances de femmes et diplomatie: (Espagne, France, Italie, IXe-XVe s.)* [online], Paris: e-Spania Books, https://doi.org/10.4000/books.esb.3997 (consultato aprile 2023).

Polo de Beaulieu, M. A. (1987), "La condamnation des soins de beauté par les prédicateurs du Moyen Âge", in Menjot, D. (coord.), *Les soins de beauté, Moyen Âge, Temps modernes*, Actes du colloque de Grasse, Université de Nice : Faculté des lettres et sciences humaines, 297-309.

Prinzivalli, E. (1998), "Desiderio di generazione e generazione del desiderio. Metodio d'Olimpo e le polemiche sull'Eros tra III e IV secolo", in *L'Eros difficile. Amore e sessualità nell'antico cristianesimo*, Catanzaro: Rubettino, 39-66.

Radicchi, R. (coord.), (1970), *La Gynaecia di Muscione: manuale per le ostetriche e le mamme del VI secolo d. C. Testo latino a fronte*, Pisa: Giardini.

Rallo, A. (1989), "La cosmesi", in Rallo, A. (coord.), *Le donne in Etruria*, Roma: L'Erma di Bretschneider, 173-179.

Rosati, G. (1975), *I cosmetici delle donne*, Venezia: Marsilio.

Rossi, P. (2018), *Caterina Sforza. Gli experimenti de la Ex.ma S.ra Caterina da Furlì*, Arenzano (Ge): Castel Negrino.

Sforza, C. (2000), *Caterina Sforza una donna del Cinquecento. Storia e Arte tra Medioevo e Rinascimento*, Imola: La Mandragora.

Skinner, P. (1993), "Women, Wills and Wealth in Medieval Southern Italy", *Early Medieval Europe*, 2, 133-152.

Turcan, M. (coord.), (1971). *Tertullien, La toilette des femmes (De cultu feminarum)*, Paris : Éditions du Cerf.

Urso, C. (2011), "Imago lactis. Maternità e allattamento nel medioevo", in Archetti, G. e Baronio, A. (coords.), *La civiltà del latte. Fonti, simboli e prodotti dal Tardoantico al Novecento. Atti dell'Incontro nazionale di studio (Brescia, 29-31 maggio 2008)*, Brescia: Fondazione civiltà bresciana, 439-441.

Vecchio, S. (2020), "Cura della famiglia e cura di sé", *I castelli di Yale online*, 8, 25-41.

Vigarello, G. (coord.), (2004), *Histoire de la beauté. Le corps et l'art d'embellir de la Renaissance à nos jours*, Paris : Seuil.

Zorzi, S. (2002), "Castità e generazione nel bello. L'eros nel Simposio di Metodio d'Olimpo", *Reportata. Passato e presente della teologia*, 30. https://mondodomani.org/reportata/zorzi02.htm.

- (2002), "La personalità delle vergini e l'epilogo del Simposio di Metodio d'Olimpo: una critica all'encratismo", *Reportata. Passato e presente della teologia*, https://mondodomani.org/reportata/zorzi03.htm.

- (2006), "Metodio d'Olimpo, un autore minore?", *Révue d'études augustiniennes et patristiques*, 52, 31-56.

- (2017), "Da Aglaia alla Vergine Maria: tra bellezza, divinità e corpo femminile", *Storia delle Donne*, 12, 161-185. https://doi.org/10.13128/SDD-20991.

Immagini, ricette e salute nei Tacuina sanitatis

Francesca Stroppa[1]
Università Cattolica del Sacro Cuore

I *Tacuina sanitatis*[2] costituiscono la traduzione latina e l'illustrazione dell'opera araba dell'XI secolo del medico e letterato cristiano Abu al-Hasan al-Mukhtar Ibn Butlan, intitolata *Taqwim al sihha*, ossia tavole della salute. L'almanacco è una sorta di manuale igienico con notizie sulle peculiarità di frutta e verdura, carni, latticini, acque, cibi, stati di salute, comportamenti fisiologici ed eventi metereologici.

Le rubriche, accompagnate da grandi illustrazioni, si riducono a poche righe, disposte nella parte inferiore della cornice dell'immagine, e informano epigraficamente sulla natura del tema (*Complexio* o *Nature*) che caratterizza lo stato migliore (*Electio* o *Melius ex eo*), sulle sue caratteristiche (*Iuvamentum*), sui disagi che può causare (*Nocumentum*) e sul modo di come porvi rimedio (*Remotio nocumenti*).

I consigli impartiti sono posti in corrispondenza del calendario annuale e riguardano salute, nutrimento e umore. Le quattro stagioni sono in accordo con la teoria degli umori in corrispondenza con i quattro elementi e con le nature umide, secche, fredde e calde. Per Ibn Butlan il mantenimento della salute dipende dalla stabilità delle qualità umorali che nel microcosmo umano corrispondono ai quattro elementi dell'universo. Il predominio di un umore crea il temperamento di una persona sana e la sua malattia è causa di uno squilibrio delle componenti – eccesso di umidità, di secchezza, di calore o di freddo – a cui si cerca di

---

[1] Email: francesca.stroppa@unicatt.it. Orcid:https://orcid.org/0000-0003-4669-2754.
[2] Si vedano almeno: Berti Toesca, E. (ed.), *Il Tacuinum sanitatis della Biblioteca nazionale di Parigi*, Bergamo: Istituto italiano d'arti grafiche, 1937; Cogliati Arano, L., *Tacuinum sanitatis*, Milano: Electa editrice, 1973; Witthoft, B., "The Tacuinum sanitatis: a lombard panorama", *Gesta*, XVII-1 (1978), 49-60; Unterkircher, F. (ed.), *Tacuinum sanitatis in medicina: Codex vindobonensis series nova 2644 der Österreichischen Nationalbibliothek*, Roma: Salerno Editrice, 1986; Mariani Canova, G. et al., *Di sana pianta. Erbari e taccuini di sanità. Le radici storiche della nuova farmacologia*, Modena: Panini, 1988; Opsomer-Halleux, C., *L'art de vivre en santé. Images et recettes du Moyen-Âge. Le* Tacuinum sanitatis *(manuscript 1041) de la Bibliothèque de l'Université de Liege*, Liege: Ed. du Perron, 1991; Moly-Mariotti, F., "Contribution à la connaisance des Tacuina sanitatis lombards", *Arte lombarda*, 104 (1993), 32-39; Poirion, D. e Thomasset, C. (eds.), *L'art de vivre au Moyen-Âge. Codex vindobonensis series nova 2644, conservé à la Bibliothèque nationale d'Autriche*, Paris: Ed. du Félin, 1995; Segre Rutz, V., "Il Tacuinum sanitatis di Verde Visconti e la miniatura milanese di fine Trecento", *Arte cristiana*, 88 (2000), 375-390; Moly-Mariotti, F., "Tacuinum sanitatis", in *Enciclopedia dell'arte medievale*, VIII, Roma: Treccani, 2000, 61-62; Moly-Mariotti, F., "I Tacuinum sanitatis", in Rossi, M. (ed.), *Lombardia gotica e tardogotica. Arte e architettura*, Milano: Skira, 2005, 211-218; Stroppa, F., "Lac et caseum nelle fonti artistiche tra età medievale e moderna", in Archetti, G. (ed.), *La civiltà del latte. Fonti, simboli e prodotti dal Tardoantico al Novecento*, Atti dell'incontro nazionale di studio, (Brescia, 29-31 maggio 2008), Brescia: Fondazione Civiltà bresciana, 2011, 103-182, Stroppa, F., "Vite, uva e vino nella tradizione iconografica medioevale e moderna", in Carassale, G. e Lo Basso, L. (eds.), *"In terra vineata". La vite e il vino in Liguria e nelle Alpi Marittime dal medioevo ai nostri giorni. Studi in memoria di Giovanni Rebora*, Atti del convegno internazionale, (Taggia 6-8 maggio 2011), Ventimiglia: Philobiblon edizioni, 2014, 306-356; Stroppa, F., "Aspetti del mondo rurale nelle fonti artistiche tra storia e storiografia (secoli IX-XV)", *Hortus artium medievalium*, 20 (2014), 689-699; Orofino, G., "Il pane e le rose: donne e cereali nell'iconografia dei *Tacuina sanitatis*", in Archetti, G. (ed.), *La civiltà del pane: storia, tecniche e simboli dal Mediterraneo all'Atlantico*, Atti del convegno internazionale, (Brescia, 1-6 dicembre 2014), Spoleto: Fondazione CISAM, 2015, 1339-1355; Pomarici, F., "I *tacuina sanitatis* miniati: un'idea troppo bella per durare", in *La medicina nel baso medioevo: tradizioni e conflitti*, Atti del LV congresso storico internazionale, (Todi, 14-16 ottobre 2018), Spoleto: Fondazione CISAM, 2019, 365-381.

ovviare, somministrando sostanze di qualità opposte e influenzando l'ambiente e le abitudini del paziente: dette sproporzioni sono alla base delle teorie di Ippocrate e di Galeno[3], sulle quali il medico arabo si basa. Queste sono le teorie mediche più accreditate e diffuse in Occidente[4] dalla tarda antichità fino al XVIII secolo, che a loro volte tenevano in considerazione i riferimenti classici indicati.

Ibn Butlan interprete della tradizione medica assembla in un prontuario, per pochi, medici e aristocratici, pillole salutistiche utili per il mantenimento della salute che dipende esclusivamente dall'equilibrio delle qualità umorali, che nel microcosmo umano – cioè vale a dire nella sfera terrestre, creata da Dio a sua immagine, pertanto a immagine del cosmo, cioè del macrocosmo – sotto forma di bile gialla, sangue, flemma e bile nera o atrabile corrispondono ai quattro elementi che compongono l'universo: bile gialla, calda e secca come il fuoco; sangue, caldo e umido come l'aria; flemma, fredda e umida come l'aria; bile nera, fredda e secca come la terra. La predominanza di un umore determina il temperamento di un soggetto sano: bilioso o collerico; sanguigno; flemmatico e malinconico.

In una catena consequenziale fondata sul principio della *divina quaterninate*[5] – esemplificata dal quadrato, simbolo della terra, che ricorre ad esempio come simbolo grafico mediante la cornice quadrangolare rossa, indicante la vitalità del fuoco – si sviluppano corrispondenze con i quattro organi principali (fegato, cuore, cervello-polmoni e milza), con le quattro età dell'uomo (infanzia, adolescenza, maturità e vecchiaia), con i quattro sensi[6], con pianeti corrispondenti (Giove o Venere, Marte o Sole, Luna o Venere, Saturno o Mercurio) insieme ai segni zodiacali, con i quattro punti cardinali, con le stagioni (primavera, estate, autunno e inverno) i momenti della giornata (aurora, mezzogiorno, vespro e notte), in una simmetria correlata tra dimensione universale e una terrena.

Si deve a Ippocrate, sulla base di concezioni preesistenti, lo sviluppo della teoria dei quattro umori[7], la cui mescolanza armonica o disarmonica era in grado di mantenere la salute o provocare una malattia; tuttavia, fu con Galeno che la tramutò da indicazioni a scienza dei temperamenti umani, attribuendoli a seconda della prevalenza di uno degli umori sugli altri. Separa gli elementi indicati da Aristotele nel *De generazione et corruptione*[8], (fuoco, aria, acqua e terra) e le loro qualità (caldo, freddo, umido, secco), ordinandoli in modo matematico, in cui ciascun sistema poteva essere messo in relazione con i pianeti dell'astrologia. Una visione olistica comprendente lo schema che unisce il macrocosmo alle funzioni del microcosmo umano, nel quale la predisposizione all'eccesso di uno dei quattro umori stabilisce gli aspetti psichici caratteriali, come pure la costituzione fisica, detta *complessione*. Passata anche

---

[3] Le Goff, J. e Sournia, J. Ch. (eds.), *Per una storia delle malattie*, Bari: Dedalo, 1986; Sournia, J. Ch., *Storia della medicina*, Bari: Dedalo, 1994; Cosmacini, G., *L'arte lunga: storia della medicina dall'antichità a oggi*, Roma: Laterza, 1997; Sedley, D., *Creazionismo: il dibattito antico da Anassagora a Galeno*, Roma: Carocci, 2011; Martelli, M., *L'alchimista antico: dall'Egitto greco-romano a Bisanzio*, Milano: Editrice Bibliografica, 2019; Carena, C. (ed), Ippocrate, *L'arte della medicina*, Torino: Einaudi, 2020.
[4] Gatto Trocchi, C. e Michele Suozzi, R. (eds.), *La regola sanitaria salernitana*, Roma: Newton Compton, 1993; Cruz Cruz, J., *Dietética medieval. El "Régimen de salud" de Arnaldo de Vilanova*, Pamplona: Universidad de Navarra, 1994; Lotti, G. and Lotti Peyron, I. (eds.), *Flos medicinae, ovvero Regola sanitaria salernitana*, Genova: Il melangolo, 2013.
[5] Cavallo, G. e Orlandi, G. (eds.), Rodolfo il Glabro, *Cronache dell'anno mille*, Milano: Fondazione Lorenzo Valla, 1989, 8-19 (I, 2-5).
[6] Il tatto è in funzione degli altri.
[7] Silini, G., *Umori e farmaci. Terapia medica tardo medievale*, Gorle: Iniziative culturali, 2001.
[8] Zanatta, M. (ed.), Aristotele, *La generazione e la corruzione*, Milano: Udine, Mimesis, 2019.

attraverso il *De natura rerum*[9] di Isidoro di Siviglia e nella lettura del *De Universo*[10] di Rabano Mauro, la dottrina fu rielaborata dalla medicina araba, in particolare dal *Canone*[11] di Avicenna, ma riassunta in modo epigrafico da Ibn Butlan, per poi essere dettagliatamente analizzata da Ildegarda di Bingen, per esempio, nel *Libro delle creature*,[12] fino ad arrivare ad Alberto Magno,[13] definendo la cosmologia medievali nei suoi aspetti e combinazioni sulla base del sapere dell'antichità.

I quattro elementi sono pertanto i cardini fisici e spirituali dell'universo; allo stesso modo i temperamenti, corrispondenti agli elementi, sono le qualità: il loro squilibrio comporta la malattia e la dannazione; pertanto, la salute o la salvezza dell'uomo medievale dipendeva dal ripristino dell'equilibrio. In questo ha un ruolo fondamentale l'alimentazione – che corrisponde in ambito religioso all'eucarestia, vale a dire all'atto di mangiare il corpo di Cristo – che consentiva la cura del corpo (o la salvezza dell'anima), somministrando cibi di qualità antitetica all'umore prevalente del paziente, in grado di riportarlo in equilibrio al centro dello schema della teoria degli umori, secondo il motto di Ippocrate *contraria contrariis curantur* (i contrari si curano con i contrari) e Galeno raccomanda in questo ambito di adottare soluzioni personalizzate – diete su misura – che tenessero conto del temperamento prevalente, dell'età, del sesso, dell'ambiente e delle attività che si svolgevano.

Esistono numerose copie non illustrate del *Tacuinum*, tuttavia i primi testimoni della versione miniata compaiono dall'ultimo decennio del Trecento e si rifanno a caratteristiche lombarde legate alla cultura del gotico internazionale della corte viscontea, alle figure di Giovannino de' Grassi, Salomone de' Grassi e alle maestranze che operano in particolare nel cantiere del duomo di Milano: le quattro preziose copie sono quelle di Parigi,[14] di Vienna,[15] di Roma[16] e di Liegi.[17]

Il *tacuinum* di Parigi è il primo della serie ed è appartenuto a Viridis Visconti, mentre quello di Vienna a Giorgio di Liechteinstain.[18] Invece, per l'esemplare della Casanatense, che risale, come i codici di Parigi e di Vienna, alla fine del Trecento, non si conoscono l'origine, i proprietari e i committenti. Importante, tuttavia, per definire l'ambito di produzione è costatare la presenza di medesimi modelli per alcune inquadrature sia nel *Theatrum* di Roma sia nell'*Historia plantarum*,[19] ciò proverebbe l'appartenenza dei due codici alla stessa cultura lombarda e la vicinanza con la bottega di Salomone de' Grassi e con quella del *Tacuinum* di Parigi. L'*Historia*

---

[9] Becker, G. (ed.), *Isidori Hispalensis De natura rerum liber*, Amsterdam: A.M. Hakkert, 1967.
[10] Rabani, M., *De universo libri viginti duo*, in *Patrologia Latina*, CXI, 1952, 9-614, Parigi: ed. J.P. Migne.
[11] Rizzo, G. (ed.), *La cura delle malattie dei soldati: il XXII "fen" del Libro III del "Canone della Medicina"*, Milano-Udine: Mimesis, 2013.
[12] Campanini, A. (ed.), Ildegarda di Bingen, *Libro delle creature. Differenze sottili delle nature diverse*, Roma: Carocci, 2011.
[13] Bonin, T., *Creation as emanation: the origin of diversity in Albert the Great's On the causes and the procession of the universe*, Notre Dame: Ind. University of Notre Dame Press, 2001; Resnick, I e Kitchell, K., *Albertus Magnus and the world of nature*, London: Reaktion Books, 2022.
[14] Paris, Bibliothèque nationale de France, ms. N. A. L. 1673.
[15] Vienna, Österreichische Nationalbibliothek, ms. Series Nova 2644.
[16] Roma, Biblioteca Casanatense, ms. 4182.
[17] Liegi, Bibliothèque Universitaire, ms. 1041.
[18] Rando, D., "Liechtenstein, Giorgio di", in *Dizionario biografico degli italiani*, 5, Roma: Treccani, 2005; Wetter, E., "Il mondo di Giorgio di Liechtenstein. L'internazionalità come programma", in Castelnuovo, E., De Gramatica, F. (eds.), *Il gotico nelle Alpi: 1350-1450*, Catalogo della mostra, Trento, Castello del Buonconsiglio, (20 luglio-20 ottobre 2002), Trento: Castello del Buonconsiglio, 2002, 323-338.
[19] Segre Rutz, V. (ed.), Historia plantarum. *Erbe, oro e medicina nei codici medievali*, Modena: Panini, 2002.

plantarum rimane all'interno della cultura della corte viscontea: il codice, verosimilmente commissionato da Gian Galeazzo Visconti, mostra notevoli rapporti anche con Verona, forse rafforzati dalla presenza a Milano di Regina della Scala, sposa di Bernabò Visconti. A prova del legame tra la cultura lombarda e quella veronese vi è l'azione di Gian Galeazzo, il quale, dopo aver conquistato Verona, confisca numerosi codici che confluiscono a Pavia e poi a Parigi. Proprio a Verona, provenienti dal Palazzo del Tribunale, ora a Castelvecchio, si conservano tre affreschi – staccati e ora su tavola – che riprendono i temi dei *tacuina*. La presenza a Verona di questi affreschi attesta la diffusione nel nord Italia dell'iconografia dei cosiddetti libretti della salute.

I temi trattati nella fonte storico-artistica dei *tacuina* non solo sono un prontuario salutistico, ma diventano emblema della concezione cosmologica medievale, seppure sembri apparentemente laica, non si trova alcun elemento religioso che sia espressione del pensiero teologico del tempo:[20] ma la natura, che è conseguenza della creazione divina, diventa il rimedio naturale alla malattia dell'uomo. Galeno aveva indicato nell'*Ars medica* sei categorie di fattori esterni che possono incidere sull'equilibrio umorale e sull'azione di questi sei fattori, detti *res non naturales*, su cui si concentrano le tavole di Ibn Butlan: l'aria e l'ambiente; i cibi e le bevande; il movimento e il riposo; il sonno e la veglia; le escrezioni e secrezioni; gli affetti dell'anima. La maggior parte delle voci trattate da Ibn Butlan riguardano le sostanze commestibili, ordinatamente divise in sottocategorie di grande rigore logico, cui seguono gli altri fattori ritenuti rilevanti per la salute umana; pertanto l'opera risulta strutturata dalla storiografica in porzioni come le piante commestibili (frutta,[21] frutta secca, verdure[22] e piante aromatiche,[23] cereali,[24] legumi[25] e radici); i prodotti di origine vegetale (pane[26] e alimenti realizzati con cereali; olio;[27] aceto[28]); gli animali e i prodotti di origine animale (latte,[29] prodotti caseari; uova;[30] carne di animale d'allevamento;[31] uccelli;[32] pesci;[33] carni salate e secche); i piatti cucinati[34] di origine varia; i dolci (zucchero, miele, canditi, ecc.); i prodotti vegetali profumati

---

[20] Stroppa, F., "Natura e figura nella rappresentazione dei mesi", in Quintavalle, A.C. (ed.), *Medioevo: Natura e Figura*, Atti del XIV convegno internazionale di studi, (Parma, 20-25 settembre 2011), Milano: Skira, 2015, 447-461.
[21] *Granata dulcia*: Vienna, f. 7; Casanatense, f. VII; Parigi, f. 5; Liegi, f. 4v.
[22] *Blete*: Vienna, f. 27v; Casanatense, f. XLVIII; Parigi, f. 27; Liegi, manca.
[23] *Salvia*: Vienna, f. 37v; Casanatense, f. LXVIII; Parigi, f. 34; Liegi, f. 16.
[24] *Frumentum*: Vienna, f. 42v; Casanatense, f. LXXVIII; Parigi, f. 46v; Liegi, f. 28.
[25] *Faxioli*: Vienna, f. 50v; Casanatense, f. XCIV; Parigi, f. 44v; Liegi, f. 26.
[26] Stroppa, F., "Le immagini e gli usi del pane nel medioevo", in Archetti, G. (ed.), *La civiltà del pane: storia, tecniche e simboli dal Mediterraneo all'Atlantico*, Atti del convegno internazionale, (Brescia, 1-6 dicembre 2014), Spoleto: Fondazione CISAM, 2015, 1211-1338.
[27] Stroppa, F., "Usi, simboli e rappresentazioni dell'olio e dell'ulivo nelle fonti artistiche medievali", in Naso, I. (ed.), *Ars olearia*, I. *Dall'oliveto al mercato nel medioevo - Ars olearia*, I. *From olive grove to market in the Medieval Ages*, Atti del convegno internazionale di studio "Olivo e olio in Liguria e nella regione mediterranea dal medioevo ai nostri giorni", (Sanremo-Taggia, 25-27 maggio 2017), Guarene: CeSA, 2018, 205-228.
[28] *Acetum*: Vienna, f. 85v; Casanatense, f. CLXIV; Parigi, f. 77v; Liegi, f. 58v.
[29] Stroppa, F., "*Lac et caseum* nelle fonti artistiche", 103-182.
[30] *Ova anserum*: Vienna, f. 66; Casanatense, f. CXXV; Parigi, f. 61; Liegi, manca. *Ova galinacea*: Vienna, f. 65v; Casanatense, f. CXXIV; Parigi, f. 60; Liegi, f, 41v. *Ova perdicum*: Vienna, f. 66v; Casanatense, f. CXXVI; Parigi, f. 60v; Liegi, manca.
[31] *Carnes porcine*: Vienna, f. 74v; Casanatense, f. CXXXV; Parigi, f. 71; Liegi, f. 54v.
[32] *Pavones*: Vienna, f. 70; Casanatense, f. CXLI; Parigi, f. 63v; Liegi, f. 44v.
[33] *Pisces recentes*: Vienna, f. 82; Casanatense, f. CLVII; Parigi, f. 78; Liegi, f. 59.
[34] *Pultes ordei*: Vienna, f. 44v; Casanatense, f. LXXXII; Parigi, f. 51v; Liegi, f. 34.

e detergenti (acqua di rose, canfora, ecc.); le acque;[35] i vini;[36] i fiori odoriferi; il canto,[37] la musica[38] e il ballo[39]; gli stati psicologici e i rimedi alle pene.

In questo modo sembrerebbe un semplice elenco illustrato di rimedi alimentari, ambientali e comportamentali. Invece è un condensato di indicazioni salutistiche scaturite da una conoscenza millenaria, rilette in chiave cristiana, che pone al centro dell'universo la vita dell'uomo e la sua cura fisica e spirituale, attraverso azioni e modalità fondamentali per un buon cristiano, pur non indicando riferimenti alla preghiera. La sua realizzazione impone una grande padronanza della materia medica e una sua rilettura in uno schema cosmologico complesso da parte di Ibn Butlan, ma che impone anche al lettore una cultura elevata, che connota un committente di alto rango.

Dato che è estremamente semplificata, per leggerlo e usarlo è necessario avere una conoscenza alle spalle molto stratificata che consenta di coglierne il significato, la struttura e i numerosi rimandi tra scene interne a volte molto complessi e celati: a una attenta analisi sembra di essere di fronte a una sequenza di immagini e di regole che non solo vanno lette in senso lineare, ma anche in un continuo rimando che obbliga il lettore a una lettura trasversale. La complessità è accentuata dalla apparente semplicità della carrellata di immagini.

Il testo presenta nella sequenza della Genesi gli aspetti della Creazione: prima vengono trattati il mondo vegetale esemplificato dagli alberi alla frutta;[40] dai cereali ai legumi; dalle piante aromatiche alle radici, richiamando il testo di Dioscoride.

Poi, come nella Genesi, si passa alla creazione del mondo animale che è presente in tutte le sue specie dai quadrupedi (rappresentanti l'elemento della terra); ai pesci, legati all'acqua; agli uccelli che rimandano all'elemento dell'aria.

Nel mezzo, a intervalli, si focalizzano alcuni cibi e bevande, come il pane e le differenti tipologie di cereali con cui viene realizzato; i prodotti derivanti dal latte (ricotta, formaggio fresco, stagionato, ecc.) e le differenti tipologie di vino e suoi derivati (vino citrino, vino bianco, vino rosso, aceto, ecc.), con rimandi interni, ad esempio la vite che si trova nella sezione delle piante, e la vendemmia, che si trova nella raffigurazione delle stagioni, vale a dire l'autunno. Simile cosa accade con il pane, le cui spighe vengono spesso raffigurate nell'immagine dell'estate. Significativa la scelta di questi tre prodotti, pane, vino e latte, anche dal punto di vista religioso. Per il latte chiaro è il rimando biblico al *Deuteronomio*, in cui si indica agli ebrei di amare il Signore e di osservare le sue prescrizioni al fine di conquistare il paese "che state per entrare a prendere in possesso e perché restiate a lungo sul suolo che il Signore ha giurato di dare ai vostri padri e alla vostra discendenza: terra dove scorre latte e miele".[41] Per pane e

---

[35] *Aqua fontium*: Vienna, f. 88v; Casanatense, f. CLXIX; Parigi, f. 94; Liegi, f. 74.
[36] *Vinum album*: Vienna, f. 86; Casanatense, f. CLXV Parigi, manca; Liegi, manca. *Vinum citrinum*: Vienna, f. 87v; Casanatense, f. CLXVIII; Parigi, f. 76v; Liegi, f. 58. *Vinum rubeum grossum*: Vienna, f. 87; Casanatense, f. CLXVII; Parigi, f. 77; Liegi, manca. *Vinum vetus odoriferum*: Vienna, f. 86v; Casanatense, f. CLXVI; Parigi, manca; Liegi, f. 57v.
[37] *Cantus*: Vienna, f. 103; Casanatense, f. CCIII; Parigi, f. 85v; Liegi, manca.
[38] *Organare cantum vel sonare*: Vienna, f. 103v; Casanatense, f. CC; Parigi, f. 86; Liegi, manca.
[39] *Sonare et balare*: Vienna, f. 104; Casanatense, f. CCI; Parigi, manca; Liegi, f. 64v.
[40] Stroppa, F., "Frutto proibito o albero della vita? Note intorno alla fortuna medievale di un tema iconografico", in Carassale, A. e Naso, I. (eds.), *Il fico: storia, economia, tradizioni. Figs: History, Economy, Traditions*, Atti del convegno internazionale di studi, (Sanremo-Bordighera, 22-23 maggio 2015), Ventimiglia, Philobiblon edizioni, 2016, 185-212.
[41] *Deuteronomio*, 11, 9.

vino evidente è il richiamo all'endiadi eucarística.[42] Tuttavia, tutti i prodotti latte/formaggio; cereali/pane; uva/vino hanno una caratteristica in comune che probabilmente è, insieme ai chiari riferimenti biblici, la motivazione per cui vengono scelti e esplicitati in modo puntuale e con numerose sequenze: la trasformazione umana, attraverso la fermentazione, di un prodotto della Creazione divina. In questo modo si stabilisce ancora un rimando sintetico, ma palese alla connessione tra macro e microcosmo, come Dio ha creato la terra e i suoi componenti, partendo dai quattro elementi; così, sullo stesso modello, anche l'uomo, attraverso l'impegno fisico e lo sforzo intellettuale di essere "architetto", crea dagli elementi della natura prodotti, come pane, vino e formaggio, espressione di una tradizione antica e di civiltà.

Ibn Butlan, dopo aver indicato un complesso sistema di compensazione con qualità attive (caldo e freddo) e qualità passive (secco e umido) in questi alimenti, pone l'accento sui gusti dall'amaro all'acidulo (agreste)[43], dal salato (sale)[44] al dolce (miele,[45] cannamela,[46] canditi,[47] zucchero,[48] ecc.) e ad alcuni esempi di pietanze, che sono esemplificative non tanto di una varietà, ma quanto dei principi della teoria della *quaternità*.

Al comparto alimentare variegato, si aggiungono gli aspetti salutistici legati al contesto ambientale, ma con un chiaro riferimento alla quaternità, cioè alla espressione del microcosmo. Prende in considerazione le stagioni[49] (figura 1) e i venti,[50] espressione dei quattro punti cardinali: queste tavole rappresentano il tempo e lo spazio, ma sono l'esemplificazione biblica della terra nell'universo, come la tradizione storico-artistica indica in numerosi esempi dai manoscritti ai mosaici. Inoltre, sulla base la tradizione vitruviana fornisce indicazioni sugli ambienti, specificano la posizione della casa e in particolare l'uso delle camere per l'inverno[51] e per l'estate.[52]

Infine, pone l'attenzione sulle dualità sonno[53] e veglia;[54] riposo e movimento, che si può declinare nella passeggiata,[55] nella equitazione[56] e nella lotta,[57] come esercizio ginnico: espressione di

---

[42] Stroppa, F., "Le immagini e gli usi del pane nel medioevo", 1211-1338; Stroppa, F., "Il tema eucaristico nella tradizione artistica medievale", in Corcella, A., Lucifora, R. e Panarelli, F. (eds.), *"In vino civilitas". Vite e vino nella civiltà d'Europa, dall'antichità all'evo moderno: letteratura, storia, arte, scienze*, Atti del convegno internazionale, (Potenza, Università degli studi, 11-13 ottobre 2016), Pisa: Edizioni ETS, 2019, 287-321.
[43] *Agrestum*: Vienna, f. 86; Casanatense, f. CLXIII; Parigi, f. 75v; Liegi, f. 56.
[44] *Sal*: Vienna, f. 62v; Casanatense, f. CXVIII; Parigi, f. 66v
[45] *Mel*: Vienna, f. 94v; Casanatense, f. CLXXXI; Parigi, f. 82; Liegi, f. 63v.
[46] *Cana melle*: Vienna, f. 92v; Casanatense, f. CLXXVIII.
[47] *Candi*: Parigi, f. 81v; Liegi, f. 62v.
[48] *Zucharum*: Vienna, f. 92; Casanatense, f. CLXXIX; Parigi, f. 81; Liegi, f. 62.
[49] *Ver*: Vienna, f. 55v; Casanatense, f. CIV; Parigi, f. 103; Liegi, f. 80v. *Estas*: Vienna, f. 54; Casanatense, f. CI; Parigi, manca; Liegi, f. 81. *Autumpnus*: Vienna, f. 54v; Casanatense, f. CII; Parigi, f. 103v; Liegi, f. 81v. *Hyemps*: Vienna, f. 55; Casanatense, f. CIII; Parigi, f. 102; Liegi, f. 82.
[50] *Ventus meridionalis*: Vienna, f. 58; Casanatense, f. CVII; Parigi, f. 101v; Liegi, f. 78v. *Ventus occidentalis*: Vienna, f. 57v; Casanatense, f. CX; Parigi, f. 100; Liegi, f. 79v. *Ventus orientalis*: Vienna, f. 57; Casanatense, f. CIX; Parigi, f. 99v; Liegi, f. 80. *Ventus septentrionalis*: Vienna, f. 58v; Casanatense, f. CVIII; Parigi, manca; Liegi, f. 79.
[51] *Camere hyemales*: Vienna, f. 97v; Casanatense, f. CLXXXVIII; Parigi, f. 98v; Liegi, f. 77.
[52] *Camere estivales*: Vienna, f. 97; Casanatense, f. CLXXXVII; Parigi, f. 99; Liegi, f. 77v.
[53] *Sompnus*: Vienna, f. 100; Casanatense, f. CXCIV; Parigi, f. 89v; Liegi, manca. Cfr. Stroppa, F., "Giacere, dormire e sognare nelle fonti artistiche", in Azzara, C. e Meriani, A. (eds.), *Più di ogni cosa dormiamo. Miti, storia, scienza e tecnologia del sonno*, Atti del convegno internazionale, Salerno, Campus di Fisciano, (18-19 ottobre 2018), Salerno: Francesco D'Amato editore, 2021, 123-145.
[54] *Vigilie*: Vienna, f. 101v; Casanatense, f. CXCIX; Parigi, f. 91; Liegi, f. 69.
[55] *Motus*: Vienna, f. 102v; Casanatense, f. CCII; Parigi, f. 92; Liegi, f. 70.
[56] *Equitatio*: Vienna, f. 102; Casanatense, f. CXCVIII; Parigi, f. 9; Liegi, f. 71v.
[57] *Luctatio*: Vienna, f. 96v; Casanatense, f. CLXXXV; Parigi, f. 95v; Liegi, f. 72.

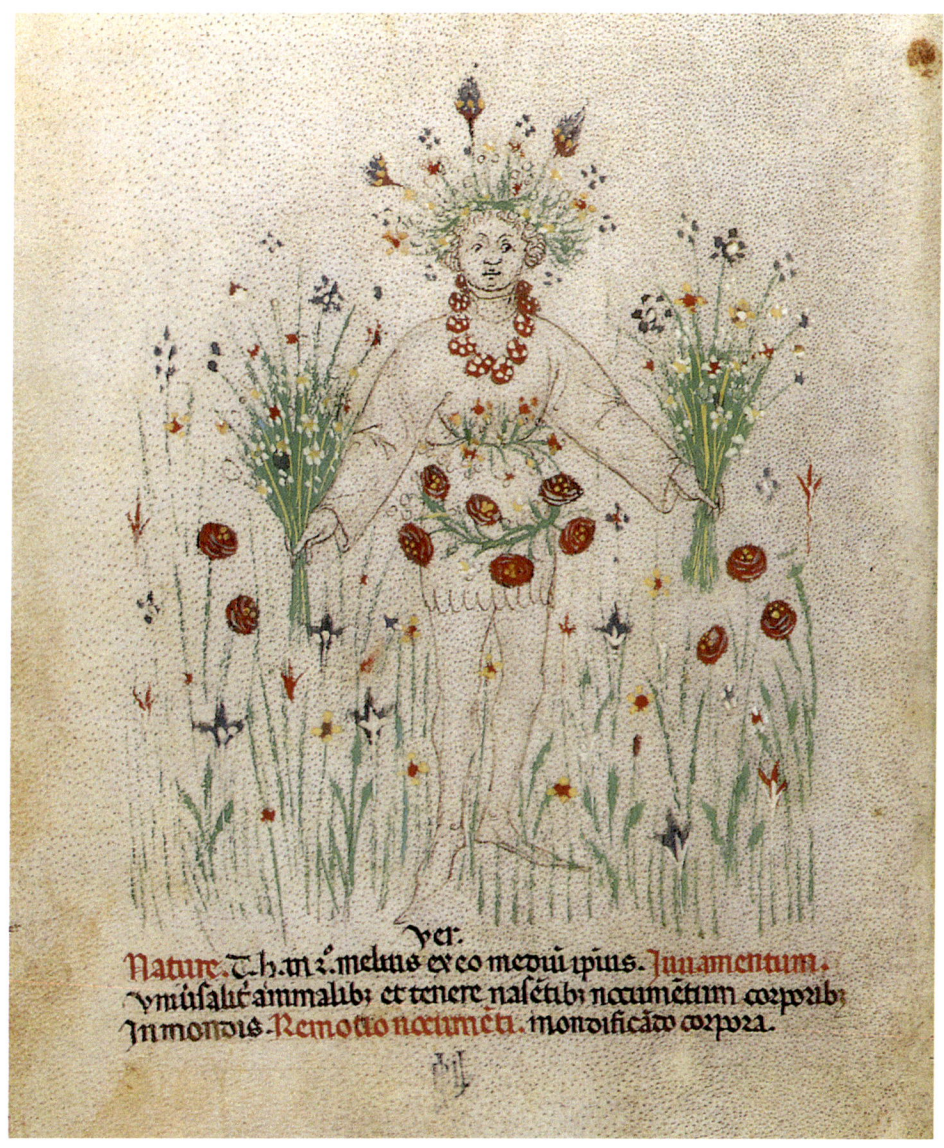

Figura 1. Liegi, Bibliothèque Universitaire, ms 1041, f. 80v, primavera.

buone norme comportamentali che sono da perseguire nella misura della moderazione e da distinguere dagli eccessi come l'ira,[58] l'ubriachezza[59] (figura 2) che può portare al vomito[60] e che deve essere stigmatizzata con scene di rimprovero, come nella *verecondia*.[61]

---

[58] *Ira*: Vienna, f. 98v; Casanatense, f. CXC; Parigi, f. 88; Liegi, f. 66.
[59] *Ebrietas*: Vienna, f. 99; Casanatense, f. CXCI, Parigi, f. 88v; Liegi, f. 66v.
[60] *Vomitus*: Vienna, f. 99v; Casanatense, f. CXCII; Parigi, f. 89; Liegi, f. 67.
[61] *Verecondia*: Vienna, f. 98; Casanatense, f. CLXXXIX; Parigi, f. 86v; Liegi, f. 65v.

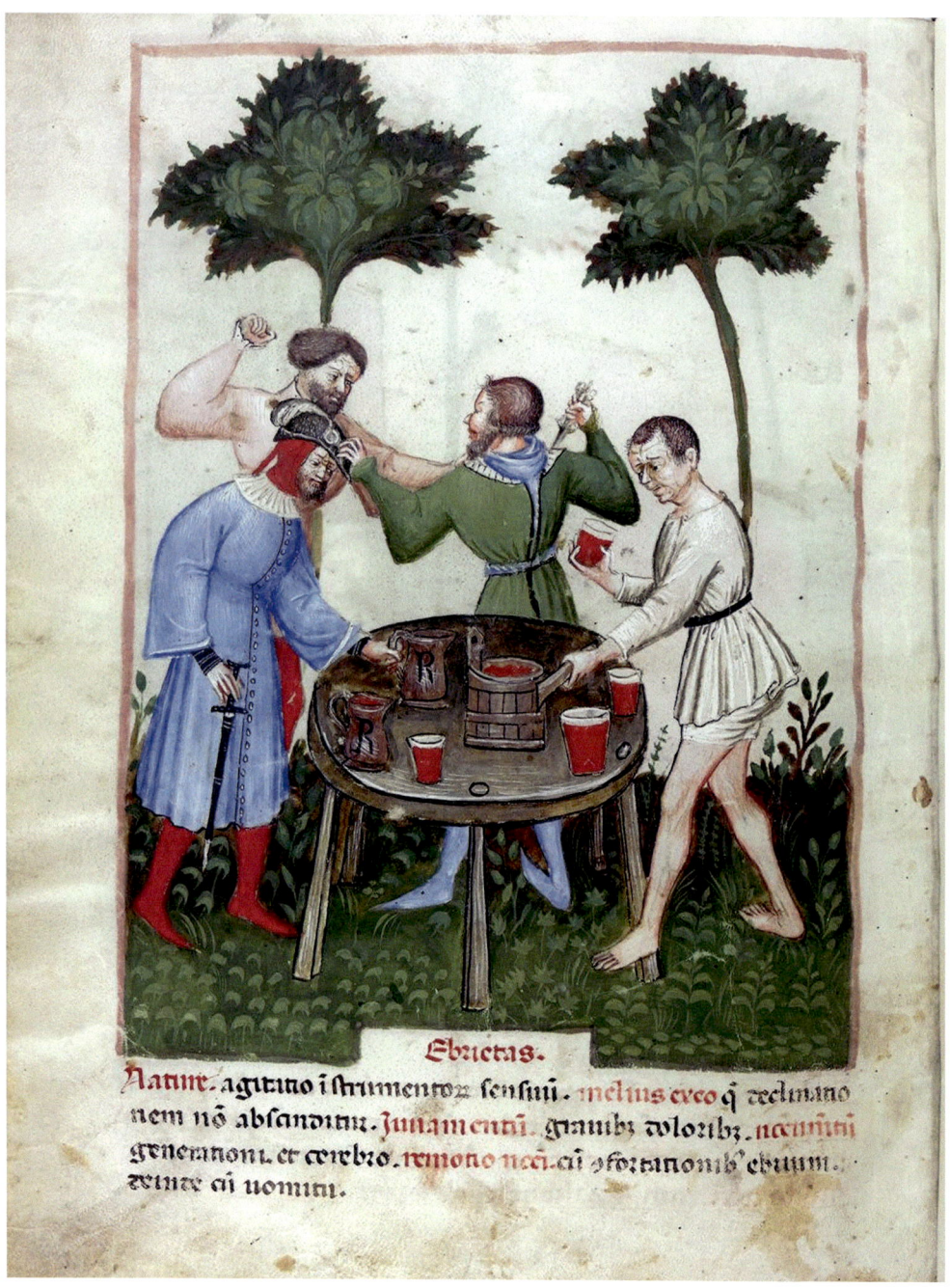

Figura 2. Paris, Bibliothèque nationale de France, ms. NAL 1673, c. 88v, ebrietas.

Da ultimo si focalizza il tema dell'acqua in tutte le sue forme e stati (gassoso, liquido e solido[62]), ma anche legato agli aspetti che si indicano come termali, che richiamano la pulizia del corpo e del bagno.[63] Interesse viene anche riservato agli indumenti, legati al tempo e alla cura della pelle, la lana,[64] il lino[65] e la seta[66] per una migliore traspirazione. Particolare attenzione viene riservata agli sciroppi, ai prodotti detergenti e profumati, ai farmaci, agli antidoti: come olio di mandorle,[67] sciroppo acidulo,[68] acqua di rose,[69] gigli,[70] viole,[71] lattuga,[72] canfora,[73] la triaca,[74] non solo in scene *ad hoc*, ma anche nelle sequenze delle piante, dei fiori, dei frutti e delle radici, che combinati insieme sono espressione di una tradizione degli erbari antichissima,[75] che si sviluppa e si tramanda da Dioscoride.

Un esempio particolare è indicato dalla mandragola[76] (figura 3), erba magica e mitica, che viene indicata con rigore scientifico da Dioscoride soltanto per le sue virtù narcotiche e antidolorifiche, legate all'alto contenuto di alcaloidi, mentre altri testi antichi tramandano proprietà straordinarie, insieme alla leggenda del pericolo mortale conseguente alla raccolta della sua radice che si riteneva avesse fattezze umane e fosse in grado di ribellarsi all'estirpazione emettendo urla capaci di provocare la pazzia e persino la morte. Pertanto, si consigliavano numerose precauzioni per raccoglierla, come il sacrificio di un cane che, legato alla pianta, veniva attirato con il cibo da lontano, in modo che fosse a cadere vittima delle urla mortifere e permettesse al fortunato raccoglitore di entrare impunemente in possesso della radice.

Ciò che appare significativo è la forma antropomorfa della radice che, ancora una volta, richiama in modo evidente la stretta relazione tra micro e macrocosmo, in chiave biblica. Una delle erbe usate nella farmacopea viene raffigurata con le sembianze umane in un chiaro riferimento alla Creazione di Dio: ciò è un elemento cardine della lettura di queste fonti storico-artistiche che sono la sintesi più condensata di una tradizione millenaria, letta in chiave cristiana, che, se non conosciuta, porta alla semplificazione e banalizzazione di un testo complesso, specchio della cosmografia medievale. Per capire la stratificazione di una tradizione di questo tipo e i chiari riferimenti religiosi, basti pensare che, nella cripta della

---

[62] *Nix et glacies*: Vienna, f. 90; Casanatense, f. CLXXIV; Parigi, f. 96v; Liegi, f. 75.
[63] *Aqua calida*: Vienna, f. 89; Casanatense, f. CLXXII; Parigi, f. 97; Liegi, manca. *Balneum*: Liegi, f. 75v.
[64] *Vestis lanea*: Vienna, f. 105; Casanatense, f. CCVI; Parigi, f. 96; Liegi, f. 73v.
[65] *Vestis linea*: Vienna, f. 105v; Casanatense, f. CCVII; Parigi, f. 94v; Liegi, f. 73.
[66] *Vestis de seta* Vienna, f. 106; Casanatense, f. CCV; Parigi, f. 95; Liegi, manca.
[67] *Oleum amigdalarum*: Vienna, f. 91; Casanatense, f. CLXXV; Parigi, manca; Liegi, manca.
[68] *Siropus acetosus*: Vienna, f. 95; Casanatense, f. CLXXIII; Parigi, manca; Liegi, manca.
[69] *Aqua rosacea*: Vienna, f. 93; Casanatense, f. CLXXVII; Parigi, manca; Liegi, manca.
[70] *Lilia*: Vienna, f. 38; Casanatense, f. LXX; Parigi, f. 84; Liegi, f. 12.
[71] *Viole*: Vienna, f. 39; Casanatense, f. LXXI; Parigi, f. 83v; Liegi, f. 12v.
[72] *Lactuce*: Vienna, f. 29; Casanatense, f. LI; Parigi, f. 28; Liegi, f. manca.
[73] *Camphora*: Vienna, f. 94; Casanatense, f. CLXXXII; Parigi, manca; Liegi, manca.
[74] *Triacha*: Vienna, f. 53v; Casanatense, f. C; Parigi, f. 87v; Liegi, f. 37.
[75] Pazzini, A. e Pirani, E. (eds.), *Erbe e consigli: dal Codice 4182 della Biblioteca Casanatense: Theatrum Sanitatis. Liber magistri Ububchasym de Baldach*, Parma: Franco Maria Ricci, 1980; *Di sana pianta. Erbari e taccuini di sanità. Le radici storiche della nuova farmacologia*, Modena: Panini, 1988; Oldoni, M. (ed.), *Gli erbari medievali tra scienza, simbolo, magia*, Atti del VII colloquio medievale, Palermo, (5-6 maggio 1988), Palermo: Officina di studi medievali, 1990; Collins, M., *Medieval herbals. The illustrative Traditions*, London: The British Library Toronto-University of Toronto Press, 2000; Conforti Calcagni, A., *Bellissima è dunque la rosa: i giardini delle signorie alla Serenissima*, Milano: Il saggiatore, 2003; Aliotta, G et al., *Le piante medicinali del Corpus Hippocraticum*, Milano: Guerini, 2003.
[76] *Fructus mandragore*: Vienna, f. 40; Casanatense, f. LXXIII; Parigi, f. 85; Liegi, f. 16v. Orofino, G., "Gli erbari di età sveva", in Oldoni, M. (ed.), *Gli erbari medievali tra scienza, simbolo, magia*, Atti del VII colloquio medievale, (Palermo, 5-6 maggio 1988), Palermo: Officina di studi medievali, 1990, 325-346, 341.

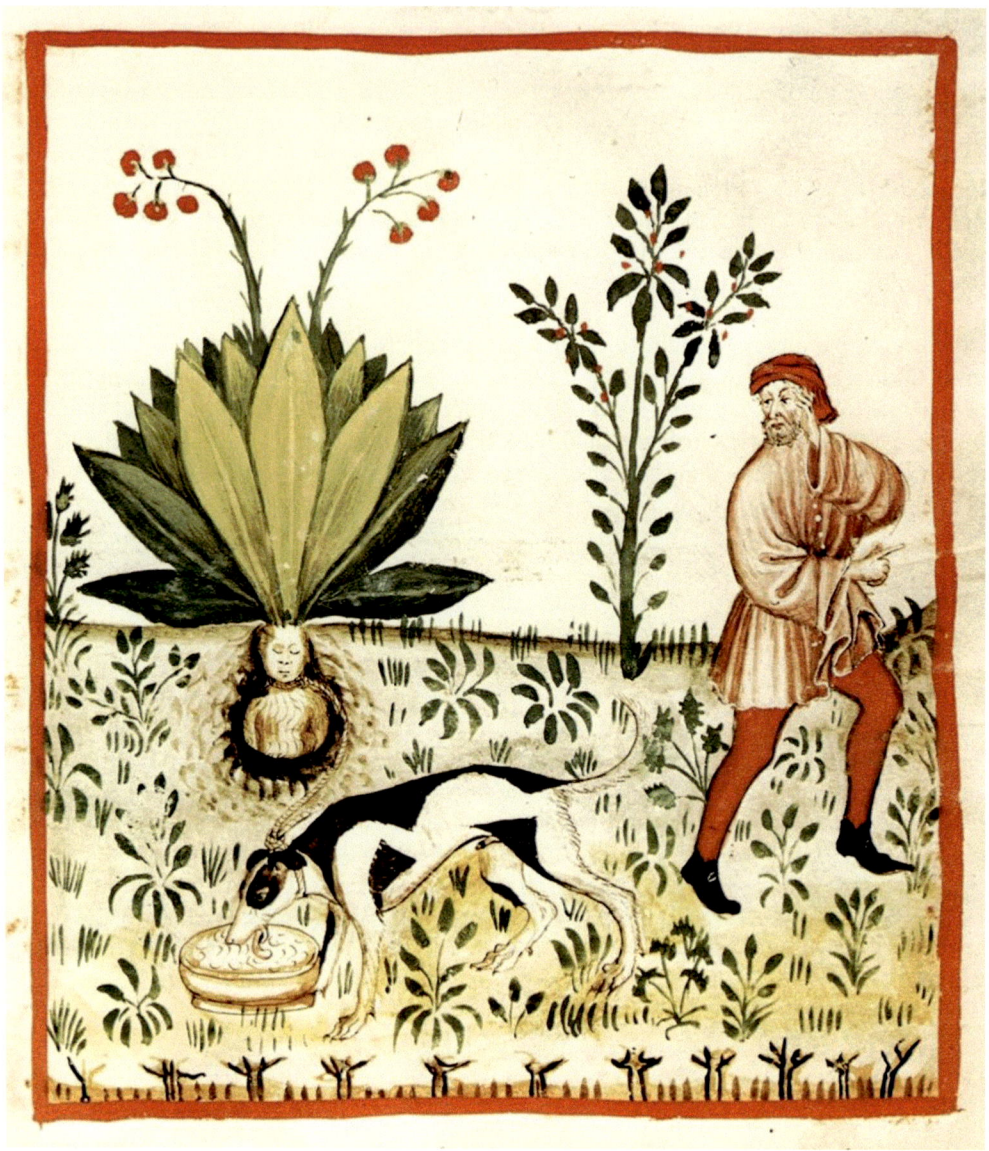

Figura 3. Vienna, Österreichische Nationalbibliothek, ms. Series Nova 2644, c. 40, fructus mandragolae.

cattedrale di Anagni,[77] si ritrovano Ippocrate e Galeno (figura 4), insieme ai quattro elementi e all'uomo, inserito nel cosmo, sulla base dei principi della divina *quaternitate*. Nello spazio sacro, cioè natura e rivelazione, si trovano in equilibrio e il mondo pagano, con le sue conoscenze scientifiche, prende piena luce nella rivelazione cristiana che, nella cripta, racconta la vita umana come storia della salvezza.

---

[77] Cappelletti, L., *Gli affreschi della Cripta anagnina: iconologia*, Roma: Pontificia Università Gregoriana, 2002.

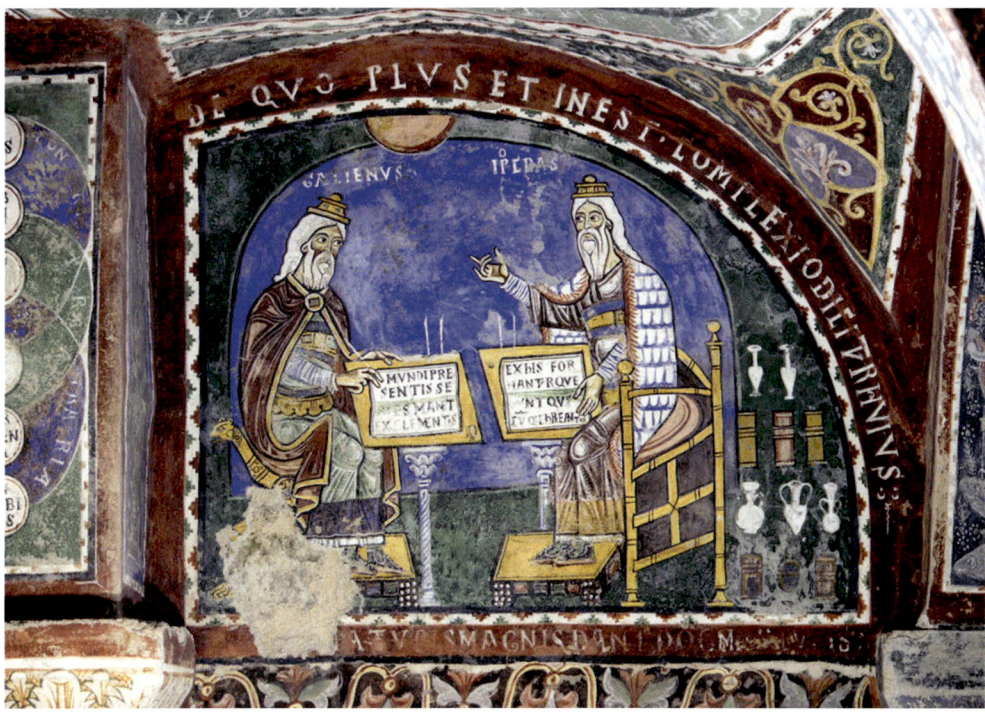

Figura 4. Anagni, cattedrale, cripta di San Magno, Ippocrate e Galeno.

Bibliografia

Aliotta, G *et al.* (2003), *Le piante medicinali del Corpus Hippocraticum*, Milano: Guerini.
Becker, G. (ed.), (1967), *Isidori Hispalensis De natura rerum liber*, Amsterdam: A.M. Hakkert.
Berti Toesca, E. (ed.) (1937), *Il Tacuinum sanitatis della Biblioteca nazionale di Parigi*, Bergamo: Istituto italiano d'arti grafiche.
Bonin, T. (2001), *Creation as emanation: the origin of diversity in Albert the Great's On the causes and the procession of the universe*, Notre Dame: Ind. University of Notre Dame Press.
Campanini, A. (ed.) (2011), Ildegarda di Bingen, *Libro delle creature. Differenze sottili delle nature diverse*, Roma: Carocci.
Cappelletti, L. (2002), *Gli affreschi della Cripta anagnina: iconologia*, Roma: Pontificia Università Gregoriana.
Carena, C. (eds.) (2020), Ippocrate, *L'arte della medicina*, Torino: Einaudi.
Cavallo, G. e Orlandi, G. (eds.), (1989), Rodolfo il Glabro, *Cronache dell'anno mille*, Milano: Fondazione Lorenzo Valla.
Cogliati Arano, L. (1973), *Tacuinum sanitatis*, Milano: Electa editrice.
Collins, M. (2000), *Medieval herbals. The illustrative Traditions*, London: The British Library, Toronto: University of Toronto Press.
Conforti Calcagni, A. (2003), *Bellissima è dunque la rosa: i giardini dalle signorie alla Serenissima*, Milano: Il saggiatore.
Cosmacini, G. (1997), *L'arte lunga: storia della medicina dall'antichità a oggi*, Roma: Laterza.

Cruz Cruz, J. (1994), *Dietética medieval. El "Régimen de salud" de Arnaldo de Vilanova*, Pamplona: Universidad de Navarra.
Gatto Trocchi, C. e Michele Suozzi, R. (eds.), (1993), *La regola sanitaria salernitana*, Roma: Newton Compton.
Le Goff, J. e Sournia, J. Ch. (eds.), (1986), *Per una storia delle malattie*, Bari: Dedalo.
Lotti, G. and Lotti Peyron, I. (eds.), (2013), *Flos medicinae, ovvero Regola sanitaria salernitana*, Genova: Il melangolo.
Mariani Camova, G. *et al.* (1988), *Di sana pianta. Erbari e taccuini di sanità. Le radici storiche della nuova farmacologia*, Modena: Panini.
Martelli, M. (2019), *L'alchimista antico: dall'Egitto greco-romano a Bisanzio*, Milano: Editrice Bibliografica.
Moly-Mariotti, F. (1993), "Contribution à la connaissance des Tacuina sanitatis lombards", *Arte lombarda*, 104, 32-39.
- (2000), "*Tacuinum sanitatis*", in *Enciclopedia dell'arte medievale*, VIII, Roma: Treccani, 61-64.
- (2005), "I *Tacuina sanitatis*", in Rossi, M. (ed.), *Lombardia gotica e tardogotica. Arte e architettura*, Milano: Skira, 211-218.
Oldoni, M. (ed.) (1988), *Gli erbari medievali tra scienza, simbolo, magia*, Atti del VII colloquio medievale, Palermo, (5-6 maggio).
Opsomer-Halleux, C. (1991), *L'art de vivre en santé. Images et recettes du Moyen-Âge. Le Tacuinum sanitatis (manuscript 1041) de la Bibliothèque de l'Université de Liege*, Liege : Ed. du Perron.
Orofino, G. (1990), "Gli erbari di età sveva", in Oldoni, M. (ed.), *Gli erbari medievali tra scienza, simbolo, magia*, Atti del VII colloquio medievale, (Palermo, 5-6 maggio 1988), Palermo: Officina di studi medievali, 325-346.
- (2014), "Il pane e le rose: donne e cereali nell'iconografia dei *Tacuina sanitatis*", in Archetti, G. (ed.), *La civiltà del pane: storia, tecniche e simboli dal Mediterraneo all'Atlantico*, Atti del convegno internazionale, (Brescia, 1-6 dicembre), Spoleto: Fondazione CISAM, 2015, 1339-1355.
Pazzini, A. e Pirani, E. (eds.), (1980), *Erbe e consigli: dal Codice 4182 della Biblioteca Casanatense: Theatrum Sanitatis. Liber magistri Ububchasym de Baldach*, Parma: Franco Maria Ricci.
Poirion, D. e Thomasset, C. (eds.) (1995), *L'art de vivre au Moyen-Âge. Codex vindobonensis series nova 2644, conservé à la Bibliothèque nationale d'Autriche*, Paris: Ed. du Félin.
Pomarici, F. (2018), "I *tacuina sanitatis* miniati: un'idea troppo bella per durare", in *La medicina nel baso medioevo: tradizioni e conflitti*, Atti del LV congresso storico internazionale, (Todi, 14-16 ottobre), Spoleto: Fondazione CISAM, 2019, 365-381.
Rabani, M. (1952), *De universo libri viginti duo*, in *Patrologia Latina*, CXI, 9-614, Parigi: ed. J.P. Migne.
Rando, D. (2005), "Liechtenstein, Giorgio di", in *Dizionario biografico degli italiani*, 5, Roma: Treccani.
Resnick, I e Kitchell, K. (2022), *Albertus Magnus and the world of nature*, London: Reaktion Books.
Rizzo, G. (ed.), (2013), *La cura delle malattie dei soldati: il XXII "fen" del Libro III del "Canone della Medicina"*, Milano-Udine: Mimesis.
Sedley, D. (2011), *Creazionismo: il dibattito antico da Anassagora a Galeno*, Roma: Carocci.
Segre Rutz, V. (2000), "Il Tacuinum sanitatis di Verde Visconti e la miniatura milanese di fine Trecento", *Arte cristiana*, 88, 375-390.
- (ed.), (2002), *Historia plantarum. Erbe, oro e medicina nei codici medievali*, Modena: Panini.
Silini, G. (2001), *Umori e farmaci. Terapia medica tardo medievale*, Gorle: Iniziative culturali.
Sournia, J. Ch. (1994), *Storia della medicina*, Bari: Dedalo.

Stroppa, F. (2011), "*Lac et caseum* nelle fonti artistiche tra età medievale e moderna", in Archetti, G. (ed.), *La civiltà del latte. Fonti, simboli e prodotti dal Tardoantico al Novecento*, Atti dell'incontro nazionale di studio, (Brescia, 29-31 maggio 2008), Brescia: Fondazione Civiltà bresciana, 103-182.

- (2014), "Vite, uva e vino nella tradizione iconografica medioevale e moderna", in Carassale, G. e Lo Basso, L. (eds.), *"In terra vineata". La vite e il vino in Liguria e nelle Alpi Marittime dal medioevo ai nostri giorni. Studi in memoria di Giovanni Rebora*, Atti del convegno internazionale, (Taggia 6-8 maggio 2011), Ventimiglia: Philobiblon edizioni, 306-356.
- (2014), "Aspetti del mondo rurale nelle fonti artistiche tra storia e storiografia (secoli IX-XV)", *Hortus artium medievalium,* 20 (2), 689-699.
- (2015), "Natura e figura nella rappresentazione dei mesi", in Quintavalle, A. C. (ed.), *Medioevo: Natura e Figura*, Atti del XIV convegno internazionale di studi, (Parma, 20-25 settembre 2011), Milano: Skira, 447-461.
- (2015), "Le immagini e gli usi del pane nel medioevo", in Archetti, G. (ed.), *La civiltà del pane: storia, tecniche e simboli dal Mediterraneo all'Atlantico*, Atti del convegno internazionale, (Brescia, 1-6 dicembre 2014), Spoleto: Fondazione CISAM, 1211-1338.
- (2016), "Frutto proibito o albero della vita? Note intorno alla fortuna medievale di un tema iconografico", in Carassale, A. e Naso, I. (eds.), *Il fico: storia, economia, tradizioni. Figs: History, Economy, Traditions*, Atti del convegno internazionale di studi, (Sanremo-Bordighera, 22-23 maggio 2015), Ventimiglia, Philobiblon edizioni, 185-212.
- (2018), "Usi, simboli e rappresentazioni dell'olio e dell'ulivo nelle fonti artistiche medievali", in Naso, I. (ed.), *Ars olearia, I. Dall'oliveto al mercato nel medioevo - Ars olearia, I. From olive grove to market in the Medieval Ages*, Atti del convegno internazionale di studio "Olivo e olio in Liguria e nella regione mediterranea dal medioevo ai nostri giorni", (Sanremo-Taggia, 25-27 maggio 2017), Guarene: CeSA, 205-228.
- (2019), "Il tema eucaristico nella tradizione artistica medievale", in Corcella, A., Lucifora, R. e Panarelli, F. (eds.), *"In vino civilitas". Vite e vino nella civiltà d'Europa, dall'antichità all'evo moderno: letteratura, storia, arte, scienze*, Atti del convegno internazionale, (Potenza, Università degli studi, 11-13 ottobre 2016), Pisa: Edizioni ETS, 287-321.
- (2021), "Giacere, dormire e sognare nelle fonti artistiche", in Azzara, C. e Meriani, A. (eds.), *Più di ogni cosa dormiamo. Miti, storia, scienza e tecnologia del sonno*, Atti del convegno internazionale, (Salerno, Campus di Fisciano, 18-19 ottobre 2018), Salerno: Francesco D'Amato editore, 123-145.

Unterkircher, F. (ed.), (1986), *Tacuinum sanitatis in medicina: Codex vindobonensis series nova 2644 der Österreichischen Nationalbibliothek*, Roma: Salerno Editrice.

Wetter, E. (2002), "Il mondo di Giorgio di Liechtenstein. L'internazionalità come programma", in Castelnuovo, E., De Gramatica, F. (eds.), *Il gotico nelle Alpi: 1350-1450*, Catalogo della mostra, Trento, Castello del Buonconsiglio, (20 luglio-20 ottobre 2002), Trento: Castello del Buonconsiglio, 323-338.

Witthoft, B., (1978), "The Tacuinum sanitatis: a lombard panorama", *Gesta*, XVII-1, 49-60.

Zanatta M., (ed.), (2019), Aristotele, *La generazione e la corruzione*, Milano: Udine, Mimesis, 2019.

Dieta y alimentación desde el Medievo hasta la Modernidad: el caso del Castillo de Torreparedones (Baena, Córdoba)

Alejandro Beltrán Ruiz[1]
Universidad de Granada

José A. Riquelme Cantal[2]
Universidad de Córdoba

Juan Manuel Garrido Anguita[3]
Universidad de Córdoba

1. Material y metodología

Este estudio recoge el análisis del material faunístico recuperado en las campañas de excavación realizadas entre 2006 y 2014 en el Castro viejo del yacimiento de Torreparedones que se encuentra asociado según el registro arqueológico sobre todo a los periodos medieval y moderno, aunque también en algunos puntos se han recuperado materiales correspondientes a periodos anteriores y posteriores, razón por la cual hemos decidido dividir e interpretar el registro ciñéndonos a las fases que presentan más materiales: una fase medieval (previamente musulmana y posteriormente cristiana) que se extiende hasta la Baja Edad Media y una fase moderna de cultura claramente cristiana. Los restos asociados a otras fases, Bronce o Contemporánea sólo han sido inventariados, ya que como indicamos anteriormente no disponen de la suficiente entidad como para realizar un estudio analítico sobre ellos.

La metodología empleada, así como los criterios para la estimación de edad, sexo y medidas óseas sigue la línea de anteriores trabajos realizados.[4] La determinación anatómica y taxonómica de los restos óseos se ha realizado con las colecciones del Laboratorio de Prehistoria y de la Facultad de Veterinaria de la Universidad de Córdoba que han sido complementados por los criterios de otros especialistas.[5]

Dentro de la categoría de ovicaprino se han incluido los restos en los que no ha sido posible diferenciar la oveja y la cabra, por tratarse de fragmentos que carecían de zonas diagnósticas

---

[1] Email: abeltranruiz@ugr.es. Orcid: https://orcid.org/0000-0002-0126-5583.
[2] Email: jriquelme@uco.es. Orcid: https://orcid.org/0000-0002-4959-8029.
[3] Email: z02gaanj@uco.es. Orcid: https://orcid.org/0000-0002-6836-4690.
[4] Riquelme Cantal, J.A., *Contribución al estudio arqueofaunístico durante el Neolítico y la Edad del Cobre en las Cordilleras Béticas: el yacimiento arqueológico de los Castillejos en las Peñas de los Gitanos, Montefrío (Granada)*, tesis doctoral. Universidad de Granada, 1998.
[5] Barone, R., *Anatomie comparée des mammifères domestiques*, Tome I, Ostéologie, Vol. 2, Paris : Vigot Freres, 1976 ; Pales, L. y Lambert, Ch., *Atlas osteologique pour servir a l'identification des mammiferes du quaternaire*, Paris: Éditions du CNRS, 1971.

para su clasificación o éstas eran poco claras. De ahí que, en general, pueda observarse cierta complementariedad entre las piezas asignadas a ovicaprino y las de oveja y cabra, siendo en el primer caso costillas, vértebras y fragmentos de diáfisis de huesos largos fundamentalmente.[6]

Para el caso de restos óseos atribuidos a cerdo/jabalí, dada la dificultad en la diferenciación de ambas especies se ha optado por asignarlos al taxón doméstico, asumiendo que éste pueda verse sobrevalorado. La estimación del número mínimo de individuos (NMI) se ha calculado siguiendo el criterio de escoger entre los huesos pares aquellos que contaran con mayor número de piezas de uno de los lados y observando a su vez la representación de edades dentro de la especie y del hueso seleccionado. El cálculo de la edad de la muerte se ha realizado en función de la fusión de las epífisis en los huesos largos y el desgaste y reemplazo de las piezas dentales, siguiendo los criterios elaborados por el Laboratorio de Arqueozoología de la Universidad Autónoma de Madrid (tabla 1).[7]

	infantil	juvenil	subadulto	adulto	senil
vaca	0-5/9	5/9-24	24-60	60-180	+180
ovicaprino	0-5/9	5/9-24	24-60	60-180	+180
cerdo	0-4/12	4/12-24	24-36	36-150	+150
perro	0-4/5	4/5-6/7	6/7-9/12	9/12-120	+120
ciervo	0-5/12	5/12-12/24	12/24-23/27	23/27-150	+150

Tabla 1. Cohortes de edad de las especies de mamíferos representadas expresadas en meses.

Se han medido todas aquellas piezas óseas que no se encontraban quemadas, presentaban señales de manipulación antrópica o estaban deformadas patológicamente. Las medidas se han realizado con calibres convencionales (error estimado ± 0,5mm.). Se ha seguido la metodología propuesta por Driesch.[8] Todo el material óseo se ha pesado, ofreciéndose los resultados en gramos.

No ha sido posible hacer una diferenciación sexual de las distintas especies de mamíferos determinadas como para incluirla en el corpus de esta investigación, pues hemos de tener en consideración que no han aparecido suficientes elementos diagnósticos, ni se han obtenido las mediciones en número suficiente, ya que el conjunto derestos analizado se encuentra bastante fragmentado dificultando dicho proceso. Sólo en el caso de la presencia de clavijas de ciervo puede estimarse el sexo para dicha especie. La altura en la cruz se ha calculado al objeto de precisar el tamaño de los animales estudiados, ya que pese a ser un dato aproximado posee gran interés al ofrecer resultados significativos cuando se comparan conjuntos de animales procedentes de contextos arqueológicos más o menos alejados geográficamente. La escasa presencia de huesos largos completos en la muestra ósea sólo ha permitido calcular la altura

---

[6] Boessneck, J. et al., "Osteologische Unterscheidungsmerkmahle zwischen Shaf (*Ovis aries* Linné) und Ziege (*Capra hircus* Linné)", Kühn Archiv, 78 (1964), 1-129.
[7] Morales Muñiz, A. et al., "The mammals", en Roselló, E. y Morales Muñuz, A. (eds.), *Castillo de Doña Blanca. Archaeo-environmental investigations in the Bay of Cadiz, Spain (750-500 B.C.)*, Oxford: B.A.R. International, 1994, 37-38.
[8] Von den Driesch, A., *A guide to the measurement of animal bones from archaeological sites*, Cambridge: Harvard University, 1976.

en un limitado número de casos pertenecientes a asno, vaca y oveja. Para hallar los valores de la altura media en la cruz hemos utilizado los criterios unificados de Driesch y Boessneck,[9] utilizando los siguientes índices biométricos de Fock[10] para el ganado vacuno y Teichert[11] en el caso de la oveja. Las representaciones de los esqueletos animales están tomadas de http:/www.archeozoo.org/fr. Además, dichas siluetas están coloreadas en tonos azules siendo los colores más claros los que representan menor número de elementos y los oscuros los que presentan mayor número de restos asociados.

	Medieval	Moderno	Total
caballo	5	7	12
équido	19	42	61
asno	18	53	71
vaca	192	367	559
oveja	32	66	98
ovicaprino	242	308	550
cabra	7	3	10
cerdo	125	174	299
perro	3	2	5
gato	1	5	6
ciervo	14	16	30
liebre		1	1
conejo	6	3	9
carnívoro indet.	1	1	2
aves indet.	4	5	9
Determinados	669	1053	1722
Indeterminados	240	364	604
Total	**909**	**1417**	**2326**

Tabla 2. Número de Restos Determinados e Indeterminados por fases analizadas y especies animales determinadas.

---

[9] Von den Driesch, A. y Boessneck, J., "Kritische Aumerkungen zur Widerristhöhenberechnung aus längemassen vor- und frühgeschtlicher Tierknochen", *Säugetierkundliche Mitteilungen*, 22 (1974), 325-348.
[10] Fock, J., *Metrische Untersuchungen an Metapodien einiger europäischer Rinderrassen*, München: Diss, 1966.
[11] Teichert, M., "Osteometrische Untersuchungen zur Berechnung der Widweristhöhe bei Schafen", en Clason, A. T. (coord.), *Archeozoological Studies. Archeozoological Conference*, Groningen: Biologisch-Archaeologisch Instituut of the State University of Groningen, 1975, 51-79.

2. Análisis faunístico

Los restos analizados suman un total de 2326, de los que 1722 (74.03%) han podido ser identificados anatómica y zoológicamente conformando el número de restos determinados (NRD). Los restantes 604 (25,97%) forman el grupo de los no identificados debido, principalmente, a su pequeño tamaño. Los restos sin identificar son aquellos en los que las características específicas no eran demasiado claras o no existían por tratarse fundamentalmente de esquirlas y restos muy fragmentados (tabla 2).

2.1. Época medieval

En esta etapa cronológica se han analizado un total de 909 fragmentos óseos (tabla 3, figura 1) de los cuales 669 (73,6%) son determinables zoológica y taxonómicamente. Los indeterminados a su vez suman un total de 240 (26,4%), restos que no han podido ser determinados como consecuencia de la intensa fracturación, ya sea antrópica o por la acción de agentes bióticos y abióticos en los depósitos lo que provoca la ausencia de zonas diagnósticas que permitan una clara identificación.

	NRD	%	NMI	%	Peso	%
caballo	5		1		2299	12.96
équido	19	6.28	1	7.55		
asno	18		2			
vaca	192	28.70	9	16.98	8513	47.98
oveja	32		4			
ovicaprino	242	42.00	18	43.40	3783	21.32
cabra	7		1			
cerdo	125	18.68	12	22.64	3029	17.07
perro	3	0.45	1	1.88	41	0.24
gato	1	0.15	1	1.88	6	0.03
ciervo	14	2.09	1	1.88	64 +500	0.36
conejo	6	0.90	1	1.88	5	0.03
carnívoro indet.	1	0.15	1	1.88	2	0.01
aves	4	0.60				
Determinados	669	100	53	100	17742 + 500	100
Indeterminados	240				1957	
Total	909				19699 + 500	

Tabla 3. Fase Medieval. Número de Restos Determinados (NRD), Número Mínimo de individuos (NMI) y Peso de las especies animales determinadas.

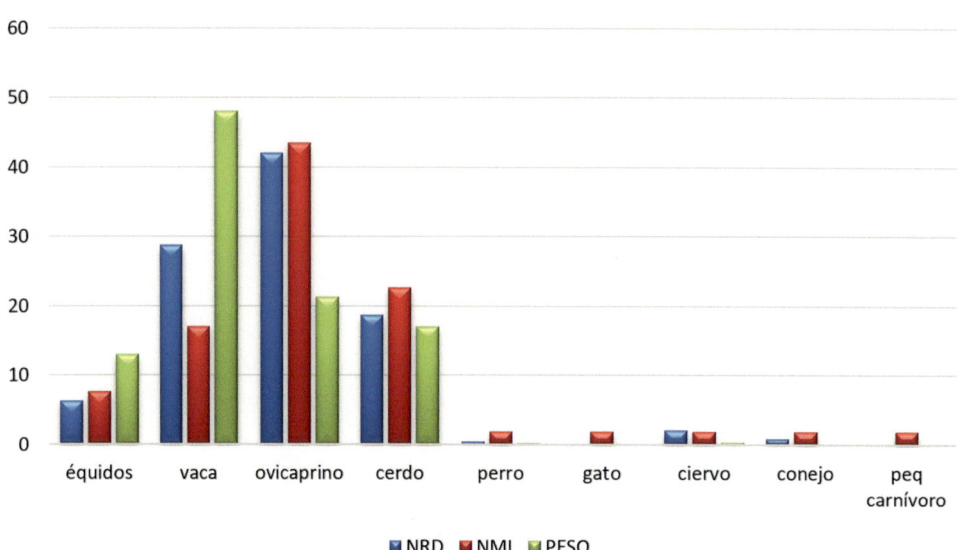

Figura 1. Fase Medieval. Porcentaje de Número de Restos determinados (NRD), Número Mínimo de Individuos (NMI) y Peso de las distintas especies animales determinadas.

	caballo	équido	asno	vaca	oveja	ovicaprino	cabra	cerdo	perro	gato	ciervo	conejo	carnívoro
clavija				2	7		1				10		
neurocráneo				1			1						
viscerocráneo		2		7		13		14					
diente sup.		1		2		10		1					
mandíbula				16		18		24	2	1	1		
diente inf.	1	1	2	4		1		2					
hioide				1									
atlas		1		1				3					
axis				3		3							
sacro						2							
vértebras		6		12		9		5					
costillas		1		27		32		5			1		
escápula		1		6	2	10		7					
húmero				9	8	16	2	7	1				
ulna			1	4	1	1		6					

DIETA Y ALIMENTACIÓN DESDE EL MEDIEVO HASTA LA MODERNIDAD

	caballo	équido	asno	vaca	oveja	ovicaprino	cabra	cerdo	perro	gato	ciervo	conejo	carnívoro
radio	1		2	8		30		5					
carpo			2	1									
metacarpo				9	2	15	1	5					
pelvis		1	1	10		11	1	8		1		2	
fémur		1	2	4		15		8				2	
patella													
tibia	2		3	6	6	36		12				2	1
fíbula													
tarso				3		1							
calcáneo				3		2	1	3					
astrágalo		1	1	4	2								
metatarso		1	1	13	4	9	1	7					
1ª falange		1	3	16		3		1					
2ª falange		1		7		3					1		
3ª falange				8		2							
metápodo	1			5									
Total	5	19	18	192	32	242	7	125	3	1	14	6	1

Tabla 4. Fase Medieval. Desglose anatómico de las distintas especies de mamíferos determinadas.

Las especies determinadas para esta fase son (tablas 3-4, figura 1): caballo, asno, vaca, oveja, cabra, cerdo, perro, gato, ciervo y conejo. Los restos determinados que no ha sido posible asociar a una especie concreta aparecen como ovicaprino, équido, pequeño carnívoro y aves respectivamente.

2.1.1 Équidos (Equus caballus/Equus asinus)

Dentro de esta categoría hemos incluido todos los restos determinados de caballo y asno junto a los que no pudieron ser clasificados a especie y que se engloban bajo el epígrafe de équido. En total se han determinado 5 fragmentos de caballo, 19 de équido y 18 de asno que en conjunto suponen el 6.28% del material identificado, pertenecientes a un número mínimo de 4 individuos (dos asnos, un caballo y un équido) (7.55%). Con un peso total de 2299 gramos (12.96%) estos animales se sitúan en cuarto lugar, tras vaca, ovicaprino y cerdo, en cuanto al peso del material óseo determinado, aunque del estado de los huesos analizados podría deducirse que estos animales no fueron empleados en el consumo alimentario tras

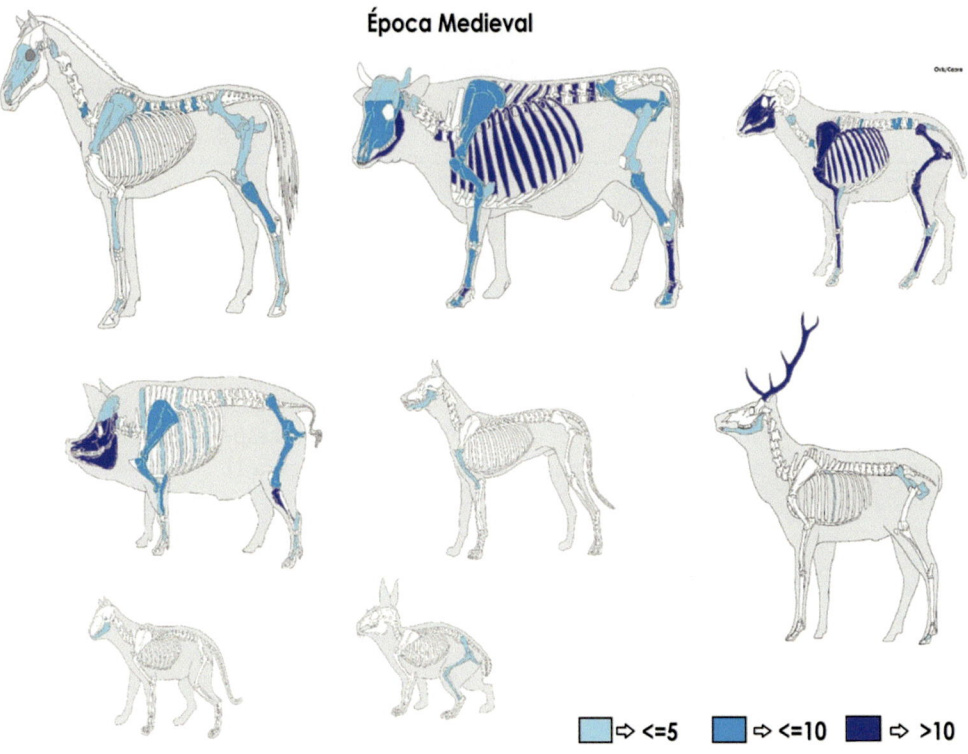

Figura 2. Fase Medieval. Desglose anatómico en el esqueleto de las especies animales determinadas (datos en tabla 4).

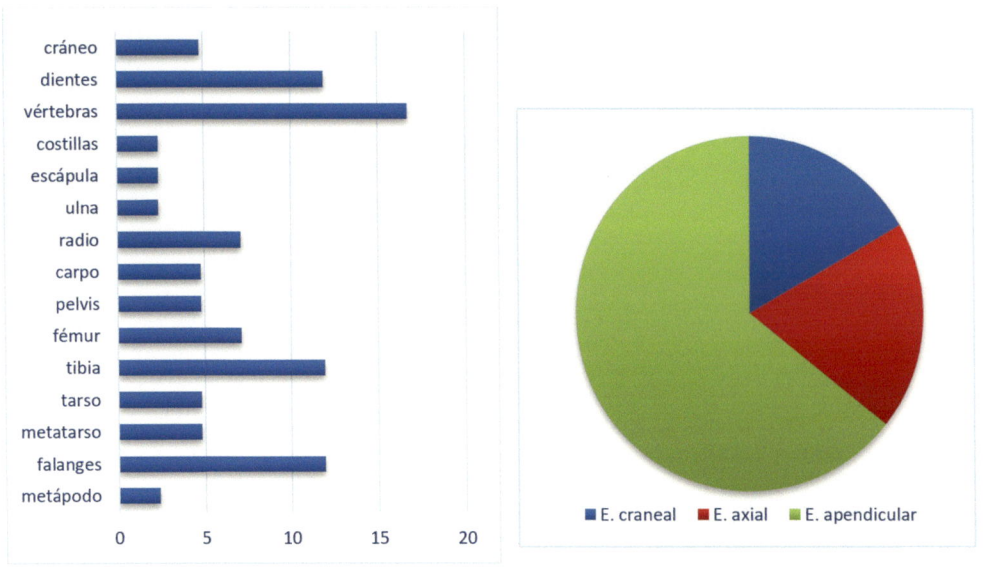

Figura 3. Fase Medieval. Desglose anatómico en el esqueleto de équido.

su dedicación a monta y transporte (tabla 3, figura 1). En relación con la edad de sacrificio predomina la presencia de animales adultos, salvo el caso de un posible juvenil.

Las porciones esqueléticas mejor representadas son las apendiculares, seguidas de axiales y craneales, siendo más numerosos los fragmentos vertebrales, piezas dentales aisladas, tibia y falanges (tabla 4; figuras 2 y 3).

2. 1. 2. Vaca (Bos taurus)

La cabaña bovina se encuentra bien representada. A este respecto, con 192 fragmentos óseos determinados (28.70%) se sitúa en el segundo lugar, tras el ovicaprino, en lo que a NRD se refiere de todas las especies determinadas. Los restos óseos analizados representan a un número mínimo de 9 individuos (16.98%), mientras que el peso del material óseo sitúa a esta especie, con 8513gramos (47.98%), en el primer lugar de todas las especies determinadas en cuanto a la biomasa aportada al consumo alimentario (tabla 3, figura 1).

Los restos recuperados han sido clasificados por cohortes de edad dependiendo del estado de fusión epifisaria y del desgaste y reemplazo de las piezas dentales. De esta forma hemos constatado la presencia de las cohortes de edad juvenil y adulta, aunque con un claro predominio de los animales sacrificados al alcanzar una edad avanzada.

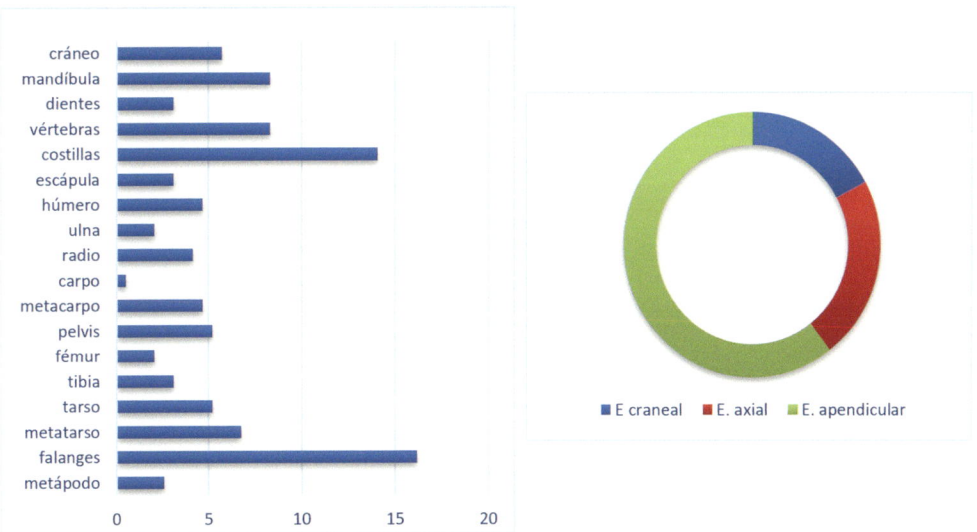

Figura 4. Fase Medieval. Desglose anatómico en el esqueleto de vaca.

Las porciones esqueléticas mejor representadas son las pertenecientes al esqueleto apendicular seguidas por axiales y craneales, destacando por su número los fragmentos de costillas y falanges (tabla 4; figuras 2 y 4). Las huellas de fracturas, cortes y desmembramiento presentes en el material óseo indican que estos animales fueron utilizados principalmente por su carne. También las cohortes de edad representadas podrían estar indicando un sacrificio preferente de animales que habrían alcanzado la madurez, en un intento de obtener un beneficio óptimo, ya que a esta edad proporcionarían la mayor cantidad de carne al haber alcanzado su pleno desarrollo y también satisfaría la consecución de productos secundarios (leche, queso). También pudieron ser utilizados en labores agrícolas y de transporte antes de servir de alimento.

2. 1. 3. Ovicaprino (Ovis aries/Capra hircus)

Dentro de esta categoría hemos incluido todos los restos óseos determinados de oveja y cabra junto a los que no pudieron ser clasificados a especie y que se engloban bajo el epígrafe de ovicaprino. En total se han determinado 32 fragmentos de oveja, 7 de cabra y 242 de ovicaprino que, en conjunto, suponen el 42% del material identificado y representan a un número mínimo de 23 individuos (43.40%), ocupando el primer lugar en cuanto a NRD y NMI de todas las especies determinadas. Con un peso total de 3.783 gramos (21.32%) se sitúa en segundo lugar, tras el ganado vacuno, en cuanto a la biomasa aportada al consumo alimentario (tabla 3, figura 1).

Las porciones esqueléticas mejor representadas son las apendiculares seguidas de axiales y craneales, destacando por su número los fragmentos de tibia, costillas y radio (tabla 4; figuras 2 y 5).

En cuanto a la proporción oveja/cabra existente en la composición de los rebaños, pese a la escasez de material y a la fracturación observada en el mismo, parece que fue la oveja la especie más numerosa en la composición de estos y posiblemente la base del consumo cárnico.

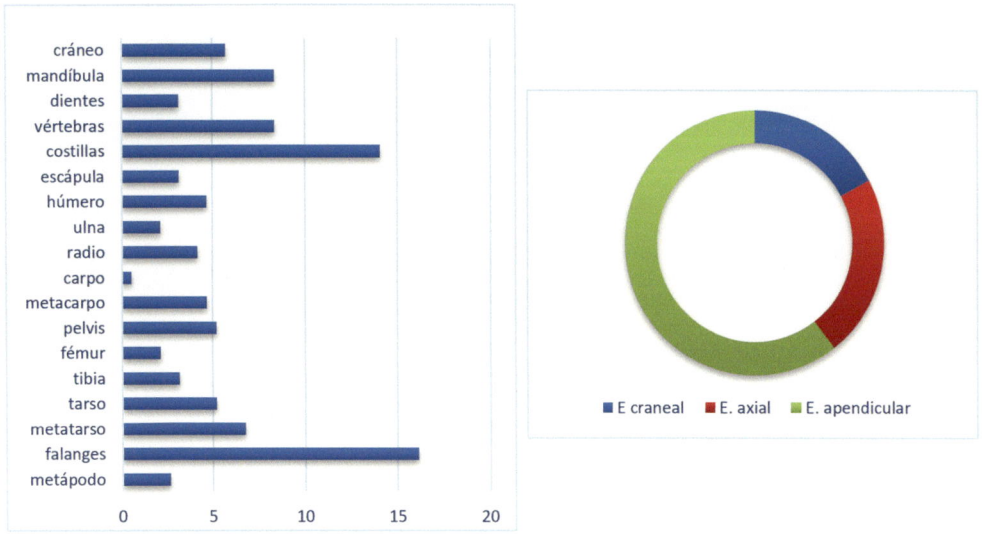

Figura 5. Fase Medieval. Desglose anatómico en el esqueleto de la ovicaprino.

En cuanto a la edad de sacrificio observada en estos animales, aunque se encuentran representadas todas las cohortes (infantiles, juveniles, subadultos, adultos), existiría un marcado predominio de los individuos sacrificados en edad adulta sobre las demás. Esta composición de edad en el material recuperado podría responder a un control y reemplazo del ganado. Por una parte, el mayor número de individuos sacrificados en edad adulta podría responder a la obtención de leche y lana principalmente, así como de carne una vez cumplida su función reproductiva. Por otra, la relativa abundancia de animales infantiles y juveniles podría responder a un sacrificio selectivo de los machos (♂♂), asegurando así el consumo de carne tierna y el reemplazo del rebaño no sacrificando las hembras (♀♀), por lo general, hasta alcanzar la edad adulta. La mayoría de las medidas obtenidas en el material óseo incide en la presencia de un mayor número de hembras adultas.

2. 1. 4. Cerdo (Sus domesticus)

Dentro de la cabaña porcina se han incluido todos los huesos pertenecientes a cerdo doméstico, aunque es necesario poner de manifiesto la dificultad existente a la hora de distinguir entre esta especie y el jabalí, por lo que sería posible que en el material analizado se encontrara algún fragmento perteneciente a la especie silvestre. Se han recuperado un total de 125 fragmentos asignados a esta especie que suponen el 18.68% del NRD y representan a un número mínimo de 12 individuos (22.64%). Con un peso de 3.029 gramos (17.07%) esta cabaña ganadera se sitúa en tercer lugar, tras vacuno y ovicaprino en cuanto a la biomasa aportada al consumo alimentario (tabla 3, figura 1).

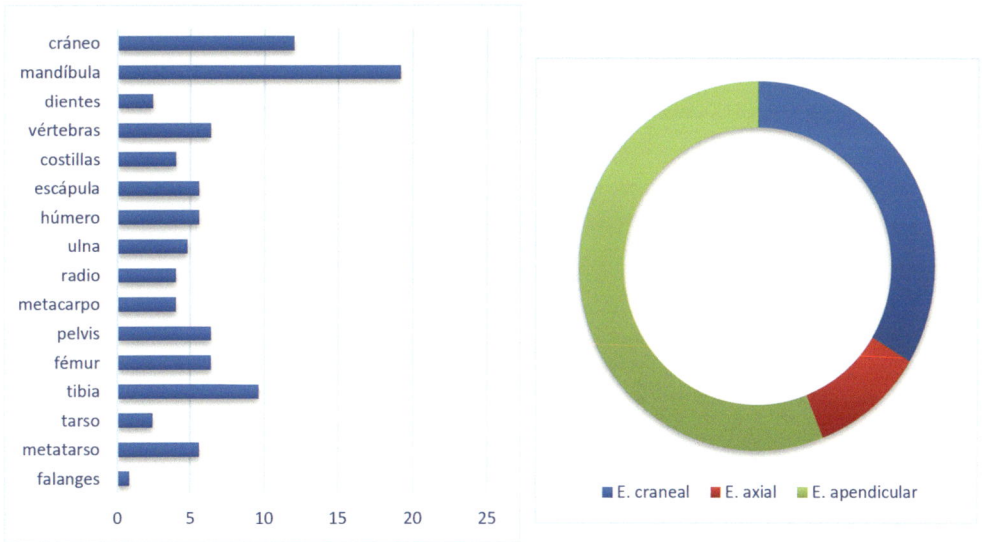

Figura 6. Fase Medieval. Desglose anatómico en el esqueleto del cerdo.

En este caso, las porciones esqueléticas mejor representadas son las pertenecientes al esqueleto apendicular, seguidas por craneales y axiales (tabla 4; figuras 2 y 6). Sólo se encuentran representadas las cohortes de edad infantil, juvenil y adulta, con una mayor abundancia de individuos adultos.

2.1.5. Perro (Canis familiaris)

A esta especie se han atribuido un total de 3 fragmentos óseos (0.45%) que representan a un único individuo adulto (1.88%). El peso del material óseo determinado se eleva a 41 gramos (0.24%) (tabla 3, figura 1). En esta especie animal las escasas porciones esqueléticas representadas pertenecen al esqueleto craneal y apendicular respectivamente (tabla 4; figura 2).

2.1.6. Gato (Felis catus)

El gato se encuentra representado por un fragmento óseo (0.15%) perteneciente a un individuo adulto (1.88%). Con un peso de 6 gramos sólo alcanza el 0.03% del peso del material determinado (tabla 3, figura 1). La única porción ósea recuperada, una mandíbula, pertenece al esqueleto craneal (tabla 4, figura 2).

2.1.7. Ciervo (Cervus elaphus)

El ciervo ha proporcionado un total de 14 fragmentos óseos (2.09%) pertenecientes a un único individuo macho adulto (1.88%). Los 564 gramos que alcanza el material determinado (3.01%) no indican un consumo importante de esta especie, ya que 500 gramos corresponden a restos de clavijas óseas (tabla 3, figura 1).

Las porciones esqueléticas mejor representadas son las craneales seguidas de apendiculares y axiales, destacando por su número los fragmentos de clavija ósea (tabla 4; figuras 2 y 7).

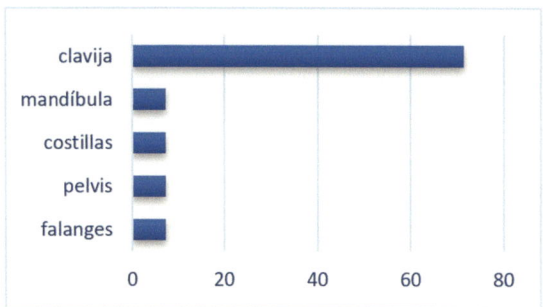 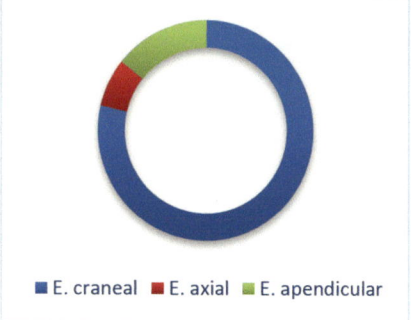

Figura 7. Fase Medieval. Desglose anatómico en el esqueleto de ciervo.

Las clavijas son indicativas de la presencia de machos, aunque no podemos saber las mismas provienen de la recogida en el campo o de la caza, pues se trata en su totalidad de fragmentos de puntas o candiles, pero en ningún caso se ha conservado la zona de la roseta o se encuentran unidas a un fragmento craneal.

2.1.8. Conejo (Oryctolagus cuniculus)

La presencia de conejo en la muestra ósea es escasa, ya que sólo se han determinado un total de 6 restos óseos (0.9%) pertenecientes a un único individuo adulto (1.88%). El peso del material determinado, como es lógico en una especie de pequeño tamaño, sólo supone el 0.03% del total determinado (tabla 3, figura 1). Las porciones esqueléticas representadas pertenecen en su totalidad al esqueleto apendicular (tabla 4, figura 2).

2.1.9. Carnívoro indet

Perteneciente a un pequeño carnívoro indeterminado ha aparecido una tibia de individuo adulto. Los porcentajes de este único resto óseo son: 0.15% del NRD; 1.88% de NMI y 0.01% del peso del material determinado (tabla 3, figura 1).

2.1.10. Aves

Se han podido determinar e identificar varios restos de ave. De gallina esternón y coracoides, junto a húmero y tibiotarso de ave indeterminada.

2.2. Época moderna

De las dos fases estudiadas es la correspondiente a época moderna la que más restos óseos aporta, 1417 de los cuales se han podido identificar zoológica y taxonómicamente un total de 1053 (74,31%), quedando como indeterminados 364 fragmentos óseos (25,69%)debido principalmente a tratarse principalmente de esquirlas y a la falta de zonas diagnósticas.Las especies animales determinadas para este periodo son: caballo, asno, vaca,oveja, cabra, cerdo, perro, gato, ciervo, conejo, liebre, carnívoro *indet.* y aves (tabla 5, figura 8).

	NRD	(%)	NMI	(%)	Peso	(%)
caballo	7		1			
équido	42	9.69	2	8.69	5517	16.72
asno	53		3			
vaca	367	34.85	17	24.64	18383	55.74
oveja	66		13			
ovicaprino	308	35.80	18	46.38	5108 + 140	15.91
cabra	3		1			
cerdo	174	16.52	8	11.59	3455	10.48
perro	2	0.19	1	1.45	6	0.02
gato	5	0.47	1	1.45	19	0.06

	NRD	(%)	NMI	(%)	Peso	(%)
ciervo	16	1.52	1	1.45	152 + 192	1.04
conejo	3	0.28	1	1.45	3	0.01
liebre	1	0.09	1	1.45	1	0.01
carnívoro indt.	1	0.09	1	1.45	3	0.01
aves	5	0.48				
Determinados	1053	100	69	100	32979	100
Indeterminados	364				4689	
Total	1417				37668	

Tabla 5. Fase Moderna. Número de Restos Determinados (NRD), Número Mínimo de individuos (NMI) y Peso de las especies animales determinadas.

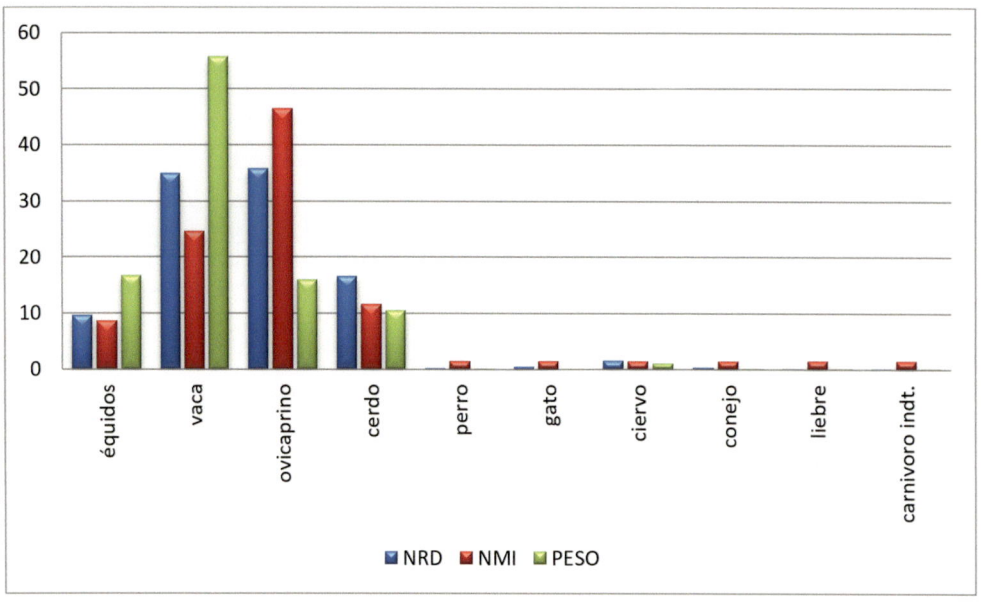

Figura 8. Fase Moderna. Número de Restos Determinados (NRD), Número Mínimo de individuos (NMI) y Peso de las especies de mamíferos determinadas.

Dieta y alimentación desde el Medievo hasta la Modernidad

	caballo	équido	asno	vaca	oveja	ovicaprino	cabra	cerdo	perro	gato	ciervo	conejo	liebre	carniv.
clavija				4	3		1				11			
cráneo														
neurocráneo						3		1						
viscerocráneo		1	3	12		5		19						
dientes sup.	1	5	2	9		25		2						
mandíbula		1	1	30		36		21	1					
dientes in.	1	2	1			4		10			1			
hioide				2										
atlas			1	1		1		3						
axis		1	2			4		2						
sacro				1										
vértebras		1	5	25		16		8						
costillas		2	5	44		56		8						
escápula		2	1	14	2	18		10						
húmero		2	4	12	15	23		15			1			
ulna		1	6	10	3	1		12						
radio		3	1	17	3	27		13			1	1		
carpo			1	4										
metacarpo		2	4	18	3	12	1	4						
pelvis		2	1	9		18		13				2		
fémur		2	1	4	1	10		7		1			1	1
patella										2				
tibia		2	2	7	25	35	1	13			1	1		
fíbula								2						
tarso				1		1								

	caballo	équido	asno	vaca	oveja	ovicaprino	cabra	cerdo	perro	gato	ciervo	conejo	liebre	carniv.
calcáneo		1		11	7	1		9						
astrágalo				4	2	1								
metatarso		2	1	16	2	14								
1ª falange	1	3	3	59		1		2			2			
2ª falange	2		2	30										
3ª falange		1		2	15									
metápodo	2	6	4	7		6			1					
sesamoideo				1										
Total	7	42	53	367	66	308	3	174	2	5	16	3	1	1

Tabla 6. Fase Moderna. Desglose anatómico de las distintas especies de mamíferos determinadas.

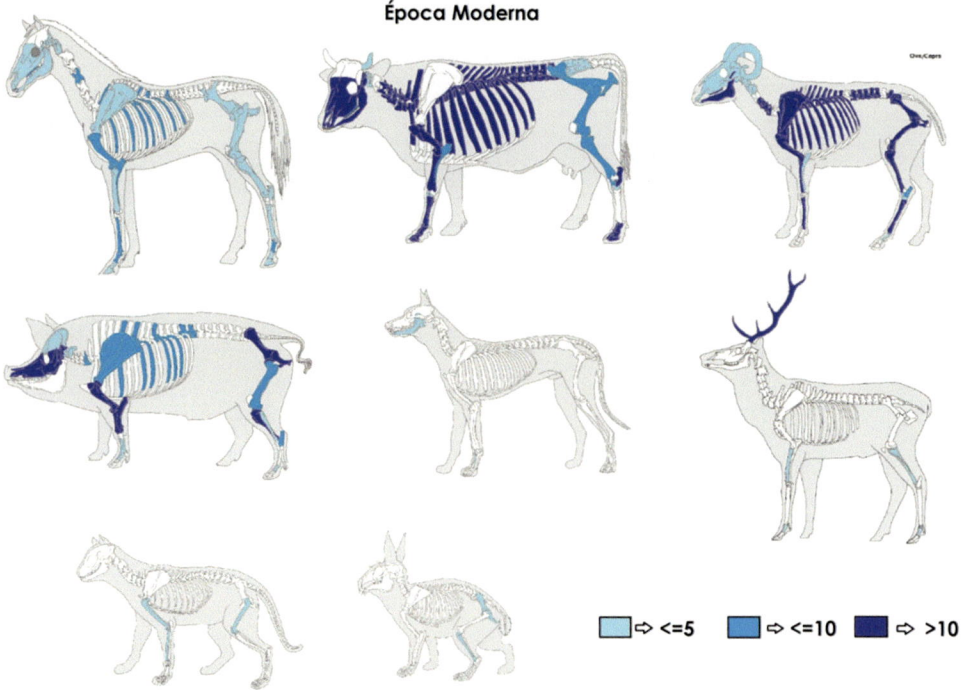

Figura 9. Fase Medieval. Desglose anatómico en el esqueleto de las especies animales determinadas (datos en tabla 4).

2. 2. 1. Équidos (Equus caballus/Equus asinus)

Dentro de esta categoría hemos incluido todos los restos determinados de caballo y asno junto a los que no pudieron ser clasificados a especie y que se engloban bajo el epígrafe de équidos. En total se han determinado 7 fragmentos de caballo, 53 de asno y 42 de équido que en conjunto suponen el 9.69% del material identificado, pertenecientes a un número mínimo de 6 individuos (un caballo, dos équidos *indet.* y tres asnos) (8.69%). Con un peso total de 5517 gramos (16.72%) se sitúa en tercer lugar, tras vaca y ovicaprino, en cuanto al peso del material óseo determinado, aunque del estado de los huesos analizados podría deducirse que estos animales no fueron empleados en el consumo alimentario tras su dedicación a monta y transporte (tabla 5, figura 8).

En relación con la edad de sacrificio son mayoritarios los animales muertos en edad adulta y, sólo en un caso se trataría de un individuo juvenil, dato que incide también en la utilización de estos animales en diversas tareas, pero no en el consumo alimentario.

Las porciones esqueléticas mejor representadas son las apendiculares, seguidas de craneales y axiales, destacando por su número los fragmentos de metacarpo y metatarso (tabla 6, figuras 9 y 10). El único hueso largo completo, un metacarpo de asno, ha proporcionado una altura en la cruz alrededor de los 118.5 cm.

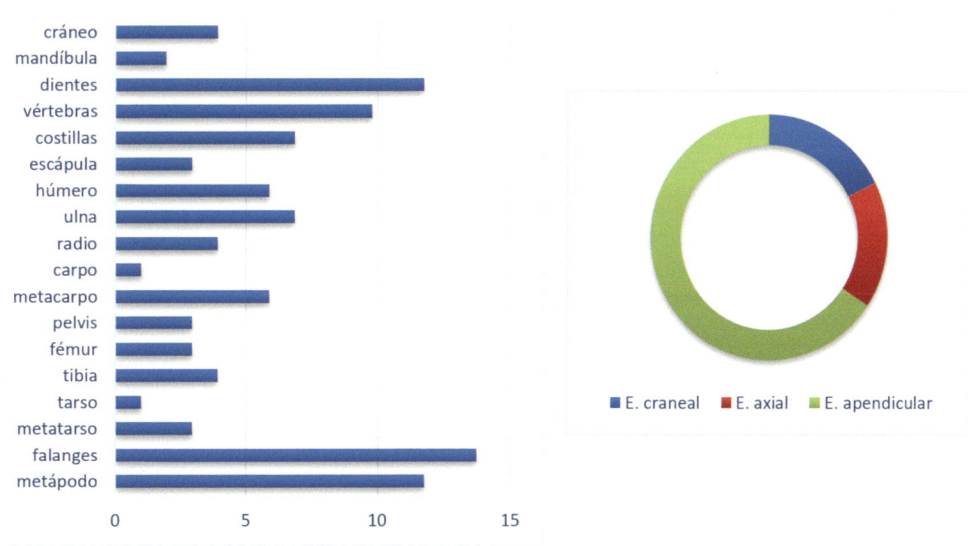

Figura 10. Fase Moderna. Desglose anatómico en el esqueleto de équido.

metacarpo		
longitud máxima	factor	altura en la cruz
201.0	6.0 ♀	120.6
214.0	6.25 ♂	133.7
216.0		135.0
metatarso		
longitud máxima	factor	altura en la cruz
248.0	5.55 ♂	137.6

Tabla 7. Fase Moderna. Altura en la cruz del ganado vacuno.

2.2.2. Vaca (Bos taurus)

La cabaña bovina se encuentra bien representada. A este respecto, con 367 fragmentos óseos determinados (34.85%) se sitúa en el segundo lugar, tras el ovicaprino, en lo que a NRD se refiere de todas las especies determinadas. Los restos óseos analizados representan a un número mínimo de 17 individuos (24.64%), mientras que el peso del material óseo sitúa a esta especie, con 18383 gramos (55.74%), en el primer lugar de todas las especies determinadas en cuanto a la biomasa aportada al consumo alimentario (tabla 5, figura 8).

Las porciones esqueléticas mejor representadas son las pertenecientes al esqueleto apendicular seguidas por axiales y craneales, destacando por su número falanges y fragmentos de costilla, (tabla 6, figuras 9 y 11). Las huellas de fracturas, cortes y desmembramiento presentes en el material óseo indican que estos animales fueron utilizados principalmente por su carne. También las cohortes de edad representadas podrían estar indicando un sacrificio preferente de animales que habían alcanzado la madurez, en un intento de obtener un beneficio óptimo, ya que a esta edad proporcionarían la mayor cantidad de carne al haber alcanzado su pleno desarrollo y también satisfaría la consecución de productos secundarios (leche, queso). A este respecto es interesante constatar una mayoría de hembras adultas (♀ ♀). Los restos recuperados han sido clasificados por cohortes de edad dependiendo del estado de fusión epifisaria y del desgaste y reemplazo de las piezas dentales. De esta forma hemos constatado la presencia de todas las cohortes de edad, aunque con un claro predominio de los animales sacrificados en edad adulta. Por tanto, el ganado vacuno alcanzaría una talla elevada, mayor en los machos en base a su dimorfismo sexual.

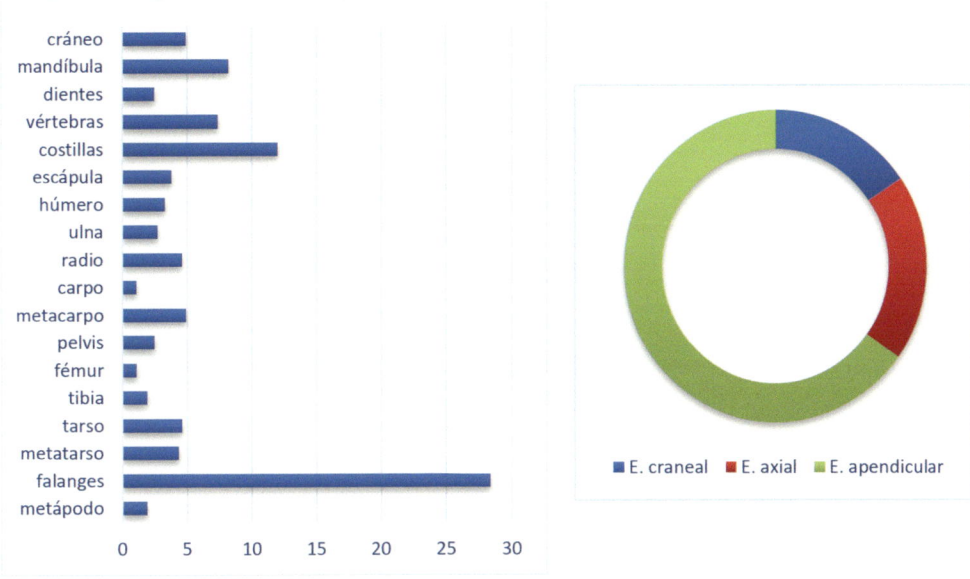

Figura 11. Fase Moderna. Desglose anatómico en el esqueleto de vaca.

2.2.3. Ovicaprino (Ovis aries/Capra hircus)

Dentro de esta categoría hemos incluido todos los restos determinados de oveja y cabra junto a los que no pudieron ser clasificados a especie y que se engloban bajo el epígrafe de ovicaprino. En total se han determinado 66 fragmentos de oveja, 3 de cabra y 308 de ovicaprino que, en conjunto, suponen el 35.80% del material identificado y representan a un número mínimo de 32 individuos (46.38%), ocupando el primer lugar en cuanto a NRD y NMI de todas las especies determinadas. Con un peso total de 5.248 gramos (15.91%) se sitúa en segundo lugar, tras el ganado vacuno, en cuanto a la biomasa aportada al consumo alimentario ya que el equino, aunque aportó un peso más elevado en cuanto al material óseo determinado, no parece que fuese consumido (tabla 5, figura 8).

Las porciones esqueléticas mejor representadas son las apendiculares seguidas de axiales y craneales, destacando por su número los fragmentos de tibia y costillas (tabla 6, figuras 9 y 12).

En cuanto a la proporción oveja/cabra existente en la composición de los rebaños, pese a la escasez de material y a la fracturación observada en el mismo, parece que fue la oveja la especie más numerosa en la composición de estos y posiblemente la base del consumo cárnico.

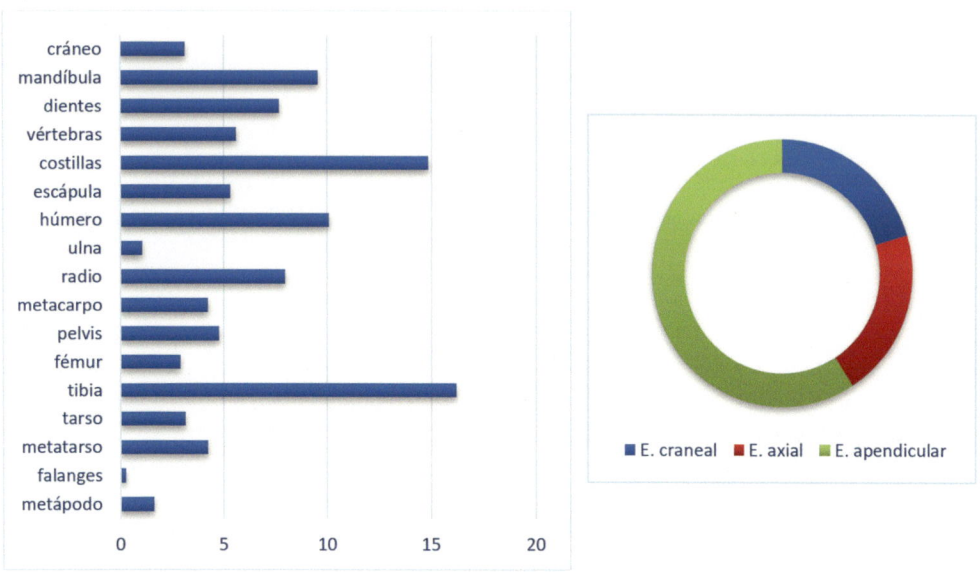

Figura 12. Fase Moderna. Desglose anatómico en el esqueleto de ovicaprino.

radio		
longitud máxima (mm.)	factor	altura en la cruz (cm.)
178.0	4.02	71.5
180.0		72.3
metacarpo		
longitud máxima (mm.)	factor	altura en la cruz (cm.)
141.0	4.89	68.9
fémur		
longitud máxima (mm.)	factor	altura en la cruz (cm.)
150.0	3.53	52.9

Tabla 8. Fase Moderna. Altura en la cruz en los huesos largos de oveja.

En cuanto al sacrificio observado en estos animales, aunque se encuentran representadas todas las cohortes de edad (infantiles, juveniles, subadultos, adultos), existiría un marcado predominio de los individuos sacrificados en edad juvenil y adulta sobre las demás. Esta composición de edad en el material recuperado podría responder a un control y reemplazo del ganado. Por una parte, el mayor número de individuos sacrificados en edad adulta podría responder a la obtención de leche y lana principalmente, así como de carne una vez cumplida su función reproductiva. Por otra, la relativa abundancia de animales infantiles y, sobre todo, juveniles podría responder a un sacrificio selectivo de los machos (♂♂), asegurando así el consumo de carne tierna y el reemplazo del rebaño no sacrificando las hembras (♀♀), por lo general, hasta alcanzar la edad adulta. La mayoría de las medidas obtenidas en el material óseo incide en la presencia de un mayor número de hembras adultas. Se trataría, pues, de animales de talla elevada con valores similares a los alcanzados por esta cabaña ganadera para época medieval.

2.2.4. Cerdo (Sus domesticus)

Dentro de la cabaña porcina se han incluido todos los huesos pertenecientes a cerdo doméstico, aunque es necesario poner de manifiesto la dificultad existente a la hora de distinguir entre esta especie y el jabalí, por lo que sería posible que en el material analizado se encontrara algún fragmento perteneciente a la especie silvestre. Se han recuperado un total de 174 fragmentos asignados a esta especie que suponen el 16.52% del NRD y representan a un número mínimo de 8 individuos (11.59%). Con un peso de 3.455 gramos (10.48%) esta cabaña ganadera no tiene mucha relevancia en cuanto a la biomasa aportada al consumo alimentario (tabla 5, figura 8).

En este caso, las porciones esqueléticas mejor representadas son las pertenecientes al esqueleto apendicular, seguidas por craneales y axiales, destacando por su número los fragmentos mandibulares y craneales, debido a la intensa fracturación de los cráneos para el consumo del cerebro (tabla 6, figuras 9 y 13). Se encuentran representadas todas las cohortes de edad, aunque con un claro predominio de individuos sacrificados en edad juvenil.

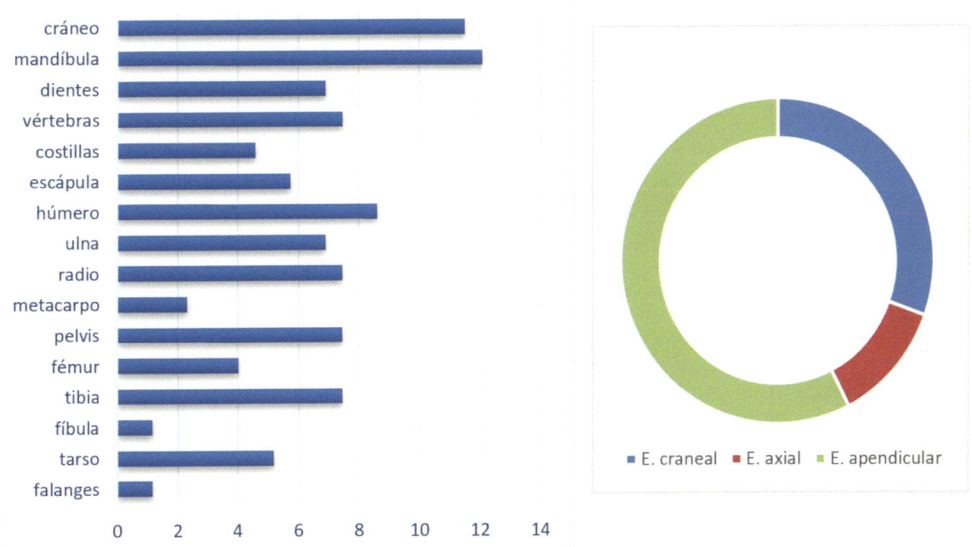

Figura 13. Fase Moderna. Desglose anatómico en el esqueleto de cerdo.

2.2.5. Perro (Canis familiaris)

A esta especie se han atribuido un total de 2 fragmentos óseos (0.19%) que representan a un único individuo posiblemente adulto (1.45%), aunque debido a su estado de conservación no fue posible precisar su rango de edad. El peso del material óseo se eleva a 6 gramos (0.02%) (tabla 5, figura 8. Las dos únicas porciones esqueléticas recuperadas son craneal y apendicular respectivamente (tabla 6, figura 9).

2.2.6. Gato (Felis catus)

El gato se encuentra representado por un total de 5 fragmentos óseos (0.47%) pertenecientes a un único individuo adulto (1.45%). Con un peso de 19 gramos sólo alcanza el 0.06% del peso del material determinado (tabla 5, figura8). En este caso, todas las porciones óseas determinadas pertenecen al esqueleto apendicular (tabla 6, figura 9).

2.2.7. Ciervo (Cervus elaphus)

El ciervo ha proporcionado un total de 16 fragmentos óseos (1.52%) pertenecientes a un único individuo macho adulto (1.45%). Los 152 gramos que alcanza el material determinado, separando los 192 gramos pertenecientes a fragmentos de cuerna (1.04%), sitúa a esta especie en primer lugar, en cuanto a la biomasa aportada al consumo alimentario por las especies silvestres representadas (tabla 5, figura 8).

Las porciones esqueléticas mejor representadas son las craneales seguidas de apendiculares, destacando por su número los fragmentos de cuerna (tabla 6, figuras 9 y 14), aunque el que aparezcan dichos restos no confirma la caza de individuos machos, ya que queda la incertidumbre de si aquellos pudieran provenir de cuernas de desmogue recogidas en el campo.

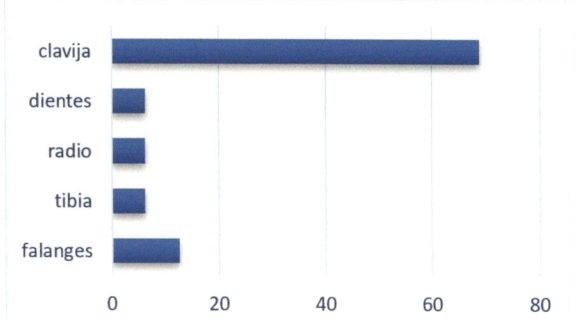
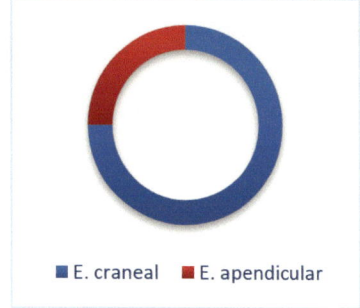

Figura 14. Fase Moderna. Desglose anatómico en el esqueleto de ciervo.

2.2.8. Conejo (Oryctolagus cuniculus)

La presencia de conejo en la muestra ósea correspondiente a esta fase también es escasa, ya que sólo se han determinado un total de 3 restos óseos (0.28%) pertenecientes a un único individuo adulto (1.45%). El peso del material determinado, como es lógico en una especie de pequeño tamaño, sólo supone el 0.01% del total determinado (tabla 5, figura8). Las porciones esqueléticas representadas pertenecen en su totalidad al esqueleto apendicular, (tabla 6, figura 9).

2.2.9. Liebre (Lepus granatensis)

De liebre sólo se ha recuperado un fragmento de fémur correspondiente a un individuo adulto, por lo que los porcentajes aportados por esta especie son muy bajos: NRD 0,09; NMI 1.45%; Peso 0.01% (tablas 5 y 6).

2.2.10. Carnívoro indet

Entre los restos óseos pertenecientes a esta fase aparece un fragmento de fémur perteneciente a un pequeño carnívoro, aunque no se ha podido determinar la especie concreta. Los porcentajes aportados son: NRD 0,09%; NMI 1.45%; Peso 0.01% (tablas 5-6).

2.2.11. Aves

En esta fase se ha podido determinar la presencia de gallina (*Gallus gallus*) a través de la presencia de un fémur y tres tarsometatarsos. También ha aparecido un fragmento óseo perteneciente a un ave, de especie indeterminada, de mayor tamaño.

3. Discusión

El presente estudio sobre la muestra ósea recuperada no aporta unas características que puedan ser consideradas como definitivas, aunque permiten observar cuales podrían ser las especies en las que se basaba el consumo alimentario de los habitantes de este asentamiento. Los indicios sobre las pautas alimentarias observadas deberán ser comparados con los resultados obtenidos en otros yacimientos cercanos de igual cronología.

En época medieval, los restos pertenecientes a équidos han sido escasos, hecho que ha impedido profundizar más allá de la mera distinción de especie, caballo y asno. Por otra parte, no podemos obviar la posible presencia de híbridos (mulo, mula) en el material óseo analizado. No se han apreciado evidencias claras de cortes en el material óseo que pudieran indicar su inclusión en el consumo alimentario. Por ello nos inclinamos más a pensar en cuestiones relacionadas con transporte y trabajo agrícola como ocupación principal de estos animales.

El ganado vacuno es la segunda cabaña ganadera mejor representada, tras el ovicaprino, en cuanto a NRD y la primera en biomasa aportada. En este caso sí se encuentran presentes en el material óseo analizado tanto fracturas como huellas de cortes, que indicarían su inclusión en el consumo alimentario. Se ha determinado la presencia de las cohortes de edad juvenil y adulta, con un predominio de ésta última. Esta situación podría responder tanto a un control y reemplazo de los rebaños buscando tanto la optimización tanto de carne como de productos secundarios (leche, queso) como el empleo de estos animales en tareas de tiro y tracción.

La cabaña ovicaprina se configura como la base alimentaria de la población, con un consumo más significativo de oveja que de cabra. Una mayor presencia de animales sacrificados en edad preferentemente adulta podría indicar la eliminación selectiva de individuos machos, cuya permanencia hasta edad adulta en el rebaño no sería rentable y, por otra parte, el consumo de carne de mayor calidad que la proveniente de animales adultos. El sacrificio de abundantes animales en edad adulta, principalmente hembras, parece apuntar tanto a la obtención de leche y lana como al reemplazo de los rebaños. La altura en la cruz de los escasos animales en los que se ha podido calcular apuntaría a la presencia de animales de elevada talla.

Como parece obvio por el registro arqueológico al que pertenecen los materiales analizados, no debían aparecer restos óseos de cerdo en época medieval islámica por las prohibiciones existentes al respecto. Sin embargo, en otros yacimientos peninsulares de época islámica aparecen restos de esta especie, aunque su número no suele ser elevado, cuyo consumo posiblemente se efectuara principalmente en zonas rurales. Tras la conquista cristina el consumo de cerdo se convierte en una práctica usual. Para el caso de Torreparedones es más factible pensar que los escasos restos de cerdo puedan corresponder a la primera fase de ocupación cristiana, cuando la cultura material preexistente no ha sido por completo sustituida. Siendo, por tanto, adscritos los restos de cerdo a contextos bajomedievales cristianos.

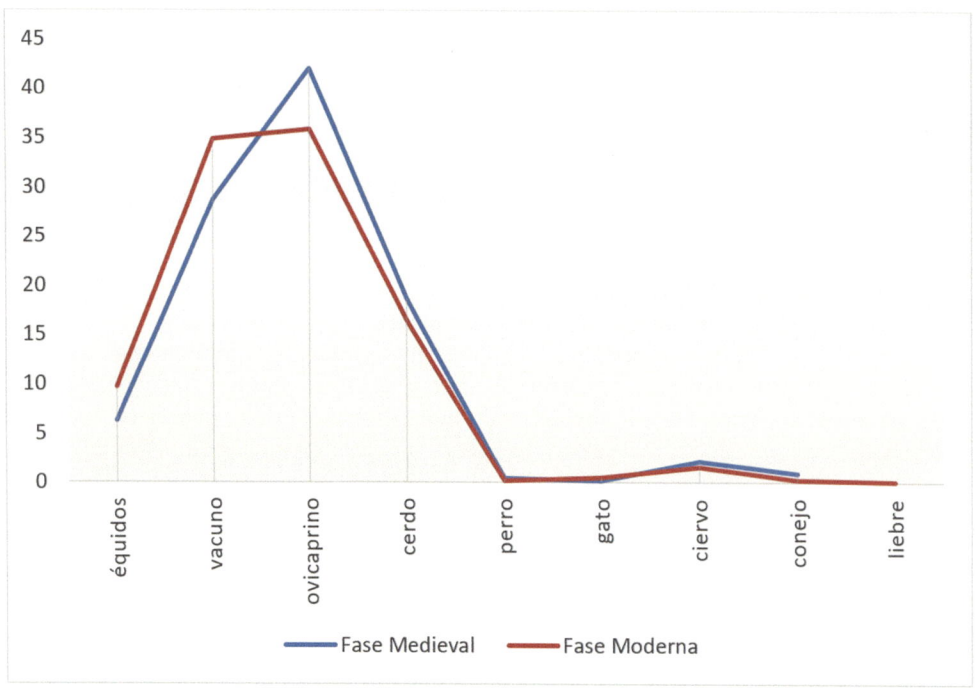

Figura 15. Fases Medieval y Moderna. Número de restos determinados (NRD) de las especies de mamíferos representadas.

La presencia de animales de compañía está confirmada por los escasos restos óseos de perro y gato recuperados, pertenecientes en ambos casos a individuos adultos. Entre las especies de mamíferos silvestres, ciervo y conejo muestran una escasez de material determinado que podría indicar una caza esporádica de ambos animales. Por último, la especie aviar mejor representada es la gallina, aunque su presencia no es muy numerosa.

Para época moderna, los restos pertenecientes a équidos han sido más numerosos que en la época anterior, aunque la intensa fracturación hecho que ha impedido profundizar más allá de la mera distinción de especie, caballo y asno. Tampoco se han apreciado evidencias de cortes en el material óseo que pudieran indicar su inclusión en el consumo alimentario. Por tanto, nos inclinamos a pensar también en cuestiones relacionadas con transporte y trabajo agrícola como ocupación principal de estos animales.

El ganado vacuno en este periodo también se sitúa como la segunda cabaña ganadera mejor representada tras el ovicaprino en cuanto a NRD y NMI y la primera en biomasa aportada. Los restos óseos presentan evidencias de la inclusión de estos animales en el consumo alimentario (cortes, fracturas, marcas de fuego, etc.). Se ha determinado la presencia de todas las cohortes de edad, con un predominio de animales sacrificados en edad adulta, lo cual indicaría tanto un control y reemplazo de los rebaños buscando la optimización de carne y productos secundarios (leche, queso) como el empleo de estos animales en tareas de tiro y tracción. La recuperación de metapodios completos ha permitido constatar la presencia de hembras y machos cuya altura en la cruz alcanza para las primeras los 120.6 cm y para los segundos entre los 133.7 y 137.6 cm. En su conjunto, por tanto, estos animales alcanzarían una talla elevada.

Por su parte, la cabaña ovicaprina se configura como la base alimentaria de la población, con una presencia más numerosa de la oveja en la composición de los rebaños y, por tanto, también en el consumo. Una mayor presencia de animales sacrificados en edad juvenil y adulta podría indicar la eliminación selectiva de individuos machos, cuya permanencia hasta edad adulta en el rebaño no sería rentable y, por otra parte, el consumo de carne de mayor calidad que la proveniente de animales adultos. El sacrificio de abundantes animales en edad adulta, principalmente hembras, parece apuntar tanto a la obtención de leche y lana como al reemplazo de los rebaños. Los huesos largos recuperados completos han proporcionado unas alturas en la cruz que indican la presencia de animales de elevada talla.

Por su parte la cabaña porcina también tiene una relevancia importante en el consumo alimentario, ya que se sitúa en tercer lugar tras ovicaprino y vaca en cuanto a NRD y NMI. Aunque se encuentran representadas todas las cohortes de edad, parece existir un consumo preferente de animales infantiles y sobre todo juveniles tras un periodo justo de cría.

La presencia de animales de compañía responde a los mismos criterios comentados para la fase anterior, hecho lógico si consideramos que se trata de especies sin ningún interés desde el punto de vista alimentario.

La fauna silvestre tiene una presencia escasa y está representada por ciervo, conejo y liebre. Por último, la gallina es la especie mejor representada entre los escasos restos óseos recuperados.

4. Conclusiones

Las propias limitaciones de la muestra analizada imponen unas necesarias precauciones a la hora de plantear hipótesis explicativas. El objetivo de nuestro trabajo se ha reducido a contemplar en los datos obtenidos solamente indicios de fenómenos que, en cualquier caso, deberán ser constatados y comparados de nuevo en yacimientos de características similares.

La fauna doméstica conforma la base cárnica de la dieta alimentaria, basándose principalmente en oveja y cabra en cuanto a NRD y NMI y en el ganado vacuno en cuanto a la biomasa aportada al consumo alimentario. La silvestre, por su parte, está escasamente representada, siendo el conejo la especie más cazada o consumida.

En las especies de macromamíferos (vacuno, équidos) existe un claro predominio de los animales sacrificados o muertos de forma natural en edad adulta, mientras que en los mesomamíferos (ovicaprino principalmente) además de adultos es muy importante el sacrificio de individuos infantiles y juveniles, lo cual indicaría en todos los casos la existencia de técnicas de control y reemplazo de las cabañas ganaderas.

La principal diferencia entre la fase medieval y moderna estriba en el aumento porcentual del ganado vacuno y en menor medida equino, en detrimento del porcentaje de ovicaprinos para la fase moderna. La razón podría radicar en el interés de emplear estos animales en las tareas agrícolas y de transporte.

Bibliografía

Barone, R. (1976), *Anatomie comparée des mammifères domestiques*, Tome I, Ostéologie, Vol. 2, Paris : Vigot Frères.

Boessneck, J. et al. (1964), "Osteologische Unterscheidungsmerkmahle zwischen Shaf (*Ovis aries* Linné) und Ziege (*Capra hircus* Linné)", *Kühn Archiv*, 78, 1-129.

Fock, J. (1966), *Metrische Untersuchungen an Metapodien einiger europäischer Rinderrassen*, München: Diss.

Morales Muñiz, A. et al. (1994), "The mammals", en Roselló, E. y Morales Muñuz, A. (eds.), *Castillo de Doña Blanca. Archaeo-environmental investigations in the Bay of Cadiz, Spain (750-500 B.C.)*, Oxford: B.A.R. International, 37-38.

Pales, L. y Lambert, Ch. (1971), *Atlas osteologique pour servir a l'identification des mammiferes du quaternaire*, Paris : Éditions du CNRS.

Riquelme Cantal, J.A. (1998), *Contribución al estudio arqueofaunístico durante el Neolítico y la Edad del Cobre en las Cordilleras Béticas: el yacimiento arqueológico de los Castillejos en las Peñas de los Gitanos, Montefrío (Granada)*, tesis doctoral, Universidad de Granada.

Teichert, M. (1975), "Osteometrische Untersuchungen zur Berechnung der Widweristhöhe bei Schafen", en Clason, A. T. (coord.), *Archeozoological Studies. Archeozoological Conference*, Groningen: Biologisch-Archaeologisch Instituut of the State University of Groningen, 51-79.

Von den Driesch, A. (1976), *A guide to the measurement of animal bones from archaeological sites*, Cambridge: Harvard University.

Von den Driesch, A. y Boessneck, J. (1974), "Kritische Aumerkungen zur Widerristhöhenberechnung aus längemassen vor-und frühgeschtlicher Tierknochen", *Säugetierkundliche Mitteilungen,* 22, 325-348.

List of contributors

Meritxell Blasco Orellana, Lecturer at the University of Barcelona (Spain), Department of Semitics, Hebrew-Aramei Section, Faculty of Philology.
Ana María Cabo González, Senior Lecturer at the University of Seville (Spain), Department of Integrated Philology, Area of Arabic and Islamic Studies, Faculty of Philology.
Manuela Marai, Postgraduate Researcher at the University of Warwick (UK), Department of Classics and Ancient History, Faculty of Arts Building.
Rafael M. Girón Pascual, Lecturer at the University of Cordoba (Spain), Department of History, Area of Modern History, Faculty of Philosophy and Arts.
Javier López Rider, Lecturer at the University of Cordoba (Spain), Department of History, Area of Medieval History, Faculty of Philosophy and Arts.
Efrén de la Peña Barroso, Faculty of Archivists, Librarians and Archaeologists, nobility section, National Historical Archive (Toledo, Spain).
Wenrui Zhao, Postdoctoral Associate at the University of Cornell (USA), Department of History.
Victoria Recio Muñoz, Lecturer at the University of Valladolid (Spain), Department of Classical Filology, Area of Latin, Faculty of Philosophy and Arts.
Irene Calà, Research Associate at the Institute for Medicine, History and Theory of Medicine in Munich (Germany) and at the Institute for the History, Theory and Ethics of Medicine at the University Hospital of Ulm (Germany).
Susana Phets Ramos, Researcher of the DHuMAR Project (Digital Humanities, Middle Ages and Renaissance), University of Cordoba (Spain).
Gabriele Archetti, Professor of Medieval History at the Università Cattolica del Sacro Cuore (Italy), Department of Modern and Contemporary History, Faculty of Educational Sciences.
Simona Gavinelli, Associate Professor at the Università Cattolica del Sacro Cuore (Italy), Department of Classical Philology, Papyrology and Historical Linguistics, Faculty of Arts and Philosophy.
Francesca Stroppa, Fixed-term Researcher of History of Contemporary Art at the Università Cattolica del Sacro Cuore (Italy), Department of Modern and Contemporary History, Faculty of Educational Sciences.
Alejandro Beltrán Ruiz, Postdoctoral Associate at the University of Granada (Spain), Department of Prehistory and Archaeology, Faculty of Philosophy and Arts.
José Antonio Riquelme Cantal, Senior Lecturer at the University of Cordoba (Spain), Department of History, Area of Prehistory, Faculty of Philosophy and Arts.
Juan Manuel Garrido Anguita, Research Associate at the University of Cordoba (Spain), Department of History, Area of Prehistory, Faculty of Philosophy and Arts.